原因微生物（病名）	潜伏期間/感染経路	出席停止期間（停）/登校・登園可能の目安（登）	ページ
カンピロバクター属菌	2～5日/経口	登 下痢が軽減（菌の排出は数週間～数カ月続く。排便後の始末，手洗いの励行は重要）	231
サルモネラ属菌	12～36時間/経口	登 下痢が軽減（菌の排出は平均5週間続く。排便後の始末，手洗いの励行は重要）	231
マイコプラズマ	1～3週間/飛沫，接触（濃厚）	登 症状が改善し，全身状態が良い	185
A群溶連菌（溶連菌性咽頭炎）	2～5日/接触，飛沫	登 適切な抗菌薬治療開始後24時間以降（24時間以内に感染力はなくなる）	148
パルボウイルス（伝染性紅斑）	16～17日/飛沫，接触	登 発疹のみで全身状態が良い（発疹期の感染力はなし）	94
RSウイルス	4～6日/飛沫，接触（濃厚）	登 発熱，咳などの症状が安定し，全身状態が良い（回復後も手洗いを励行する。ウイルス排出期間は1～3週間）	162
ヒトメタニューモウイルス	4～6日/飛沫，接触	登 RSウイルスと同じ（ウイルス排出期間は1～2週間）	167
EBウイルス（伝染性単核球症）	4～6週間/唾液，飛沫	登 解熱し，全身状態が良い	181
単純ヘルペス（ヘルペス性歯肉口内炎）	2～10日/接触	停 <発熱，全身性の水疱がある>欠席が望ましい 登 <口唇ヘルペス，歯肉口内炎のみ>マスクなどをすれば可	190
エンテロウイルス（手足口病，ヘルパンギーナ）	3～5日/飛沫，経口（糞口），接触	登 本人の全身状態が良い（排便後の始末，手洗いの励行は重要。ウイルスは便中に2～4週間排出されるため，流行の阻止を狙っての出席停止は有効性が低く，現実的でもない）	171
ポックスウイルス（伝染性軟属腫）	2週間以上/接触	停 必要なし（プールの水では感染せず，プールを欠席する必要なし。タオルの貸し借りはしない）	94

初期研修医・総合診療医のための

小児科ファーストタッチ

The First Touch in Pediatrics

岡本 光宏

じほう

序
医療崩壊から学んだ教育改革

　兵庫県立柏原病院は，医師不足による医療崩壊を経験した地方基幹病院です。医師不足を解消すべく，柏原病院が2013年に打ち出した施策は教育改革でした。優れた医学教育を提供し続けることで，初期研修医にとって魅力のある病院にしようと取り組みました。

　まず，初期研修医がどのような教育を受けたいのかを調査しました。柏原病院では，初期研修医と指導医が月に1回ミーティングをし，指導医が教えたいこと，初期研修医が学びたいことが一致するように努力しています。そのミーティングの結果，初期研修医の多くが**「外来に子どもが来たときに，一人で対応できるようになりたい」**と述べました。

　なるほど，それまでの初期研修医に対する小児科教育は「入院患者の担当医として勉強すること」に偏っていました。入院患者は外来患者とは違って，カンファレンスでゆっくり話し合うことができます。教科書や論文を読んで，治療方針を熟考することもできます。問題が起きたときもその都度対応できます。少なくても私は，初期研修医はまず病棟の入院患者から勉強するのが適切だと考えていましたし，私自身もそのような教育を受けてきました。将来小児科医になりたいと考えている初期研修医にとって，この「まずは病棟から」という教育方針は適切かもしれません。病棟診療で経験を積み，ある程度成長して小児科医となってから外来診療を学べばよいでしょう。

　ですが，**多くの初期研修医は小児科医にはなりません**。彼らは内科医・外科医となることを目指しつつ，2年間のローテーション研修の一つとして小児科を選んでいるだけです。小児科医を目指す初期研修医と，ローテーション研修の一つとして小児科にやってきた初期研修医とでは異なった教育がなされるべきです。小児科医にならない初期研修医にとって，小児科研修は長い医師人生のなかで唯一子どもに特化した教育を受けられる期間なのです。

非小児科医にこそ学んでほしい小児科ファーストタッチ

　将来小児科医になるわけではないけれど，それでも**子どもの初期対応くらいは自信をもってできるようになりたい**。初期研修医の想いが，柏原病院の研修医ミーティングで明らかになりました。初期研修医は「外来に来た子どもに，まずは何をするべきなのか」というテーマに強い関心をもっています。研修医ミーティングを経て，彼らに必要な教育は入院患者に対する専門的な治療よりも，小児科外来や救急外来における「子どもへのファーストタッチ」であると私は感じるようになりました。最新のエビデンスに基づいた専門的な治療は，小児科専門医が引き継いでから行えばよいのです。

　ファーストタッチというのは，どのような病気を考え，どのような検査と処置を計画し，どうなれば帰宅，どうなれば入院になるかということを頭にしっかり思い浮かべながら，問診と診察と検査をすることです。鑑別疾患を広く考え，見落としなく診療を進めていくことが大切です。そのため，本書では総論をできるだけ詳しく書きました。そして，小児科学の入門書としてわかりやすくなるように，大切なことは何度も繰り返し書きました。小児科学をある程度知っている人には，くどいと感じるかもしれません。ですが，このくどさこそ教育であると思っています。

　いっぽう，小児科研修の後半になって，ある程度診断能力が向上してきたら，鑑別疾患はスムーズに立てられるようになるでしょう。そういう場合は，本書の各論（第2章以降）を外来診療のリソースとして使用してください。各論はポケットリファレンスとして機能するように，シンプルにまとめました。

　入院を要する疾患の治療については簡略に記述しました。これは，入院後の治療をある程度知っておくことで，外来での対応をスムーズに行うことを目指したためです。入院後の詳細な管理のリソースとして，本書は適切ではありません。本書はあくまで「外来に来た小児に対してどのようなファーストタッチを行い，どのタイミングで小児科専門医に相談するか」を目的に書かれています。

「子どもは小児科医が診る」という時代は続かない

　初期研修医が小児科を効率よく研修するためのリソースとして本書は書かれました。これは，初期研修医に優れた医学教育を提供することで，兵庫県立柏原病院に初期研修医が集まり，やがて成長し，その後もきっと病院を支え続けてくれるだろうという計画の中の一つです。教育の成果は実を結び，2018年の基本的臨床能力評価試験において，当院の2年目研修医は391病院中6位という成績でした。柏原病院の研修医数，医師数はともに増加しており，医師不足問題は解決に向かっています。

　小児科医が偏在・不足するなか，**子どもへのファーストタッチが小児科医ではないという地域は増えていく**と思います。自信をもって子どもへのファーストタッチを行える医師が増えてくれると，私たち小児科医の仕事も楽になります。初期研修医を教育するのは，彼らのためだけではありません。彼らを適切に教育することで，回り回って小児科医である私たちの負担も楽になるはずです。

　小児科専門医ではない医師が，自信をもって子どものファーストタッチができる。くどいくらいに教育的な総論と，シンプルな各論を併せもった本書がその一助となることを願います。本書をとおして，**子どもを診ることができる医師**になりませんか？

2019年2月

兵庫県立柏原病院小児科 医長

岡本　光宏

本書の使い方

1 小児科研修の予習に

- 小児科を研修する前または研修中に，遭遇する頻度が高い症候・疾患（★4つ以上が目安）をあらかじめ学習しておく。

> ★★★★★　週に1回は経験できる
> ★★★★　　1カ月に1回は経験できる
> ★★★　　　3カ月に1回は経験できる
> ★★　　　　3カ月のカンファレンスで経験できる
> ★　　　　　研修中に経験できると幸運

上記の疾患頻度は，小規模な二次病院（小児科医3～5人程度）を想定し独断で定めた。季節によって変動する疾患（例えば細気管支炎）はピーク時の判定から星を1つ減らしている。

2 外来のお供に

- 例えば主訴が発熱，咳嗽の児を診る場合，診察前に第1章 総論の「発熱」と「咳嗽」のページを読んでから診察を開始する。診察後，「上気道炎」，「クループ」，「下気道炎」が鑑別疾患に加われば，その項目も読んでから検査オーダーを出す。

3 熟達度に合わせて

- 小児科研修の序盤では，鑑別疾患の見落としがないように第1章 総論のページを見ながらしっかりと鑑別疾患を立てる。小児科研修に慣れてきたら，ある程度自分で鑑別疾患を立てておき，第2章以降の各論のページを見ながら検査や治療方針を決める。

4 フィードバックに

- 小児科研修中に経験できた症候・疾患について，目次に印をつけておく。研修終了時に目次を見ながら，小児科研修を振り返る。

目　次

本書の使い方　　　　　　　　　　　　　　　　　　　　　v
本書の注意点　　　　　　　　　　　　　　　　　　　　　ix

第1章　総論

1 発　熱	★★★★★	2
2 咳嗽・鼻汁・喘鳴	★★★★★	18
3 腹　痛	★★★★	32
4 嘔吐・下痢	★★★★	43
5 血　便	★★	54
6 頭　痛	★★★	63
7 胸　痛	★★	73
8 発　疹	★★★★★	77
9 けいれん	★★★★★	108

第2章　呼吸器

10 上気道炎	★★★★★	122
11 気管支炎・肺炎	★★★★★	129
12 細気管支炎	★★★	137
13 クループ	★★★★	141

第3章　感染症

14 溶連菌感染症	★★★★	148
15 アデノウイルス感染症	★★★★	152
16 インフルエンザ	★★★★	156
17 RSウイルス感染症	★★★★	162
18 ヒトメタニューモウイルス感染症	★★★★	167

19	手足口病・ヘルパンギーナ	★★★★	171
20	ノロウイルス胃腸炎・ロタウイルス胃腸炎	★★★★	174
21	突発性発疹	★★★	178
22	伝染性単核球症	★★★	181
23	マイコプラズマ感染症	★★★	185
24	単純ヘルペスウイルス感染症	★★★	190
25	おたふくかぜ（流行性耳下腺炎）	★★	198
26	水　痘	★★	202
27	百日咳	★	205
28	中耳炎	★★★★★	209
29	伝染性膿痂疹（とびひ）	★★★★	213
30	肛門周囲膿瘍	★★	217
31	化膿性リンパ節炎	★★★	220

第4章　消化器

32	ウイルス性胃腸炎	★★★★★	226
33	細菌性腸炎	★★	231
34	腸重積症	★	235
35	過敏性腸症候群	★★	239
36	便秘症	★★★★	243

第5章　神経

37	無菌性髄膜炎	★★★	248
38	細菌性髄膜炎	★	252
39	熱性けいれん	★★★★★	258
40	けいれん重積	★★	265
41	胃腸炎関連けいれん	★	271
42	無熱性けいれん	★	274
43	起立性調節障害	★★★	281
44	片頭痛・緊張型頭痛	★★	285

第6章　腎・尿路系

45 尿路感染症	★★★★	292
46 急性腎炎	★	299
47 ネフローゼ症候群	★	305

第7章　アレルギー

48 アナフィラキシー	★★★★	310
49 食物アレルギー	★★★★★	316
50 気管支喘息発作・喘息性気管支炎	★★★★★	320
51 アトピー性皮膚炎・乳児脂漏性皮膚炎	★★★	325
52 多形滲出性紅斑	★	329
53 蕁麻疹	★★	334

第8章　外因

54 熱　傷	★★	340
55 頭部打撲	★★★	344
56 異物誤飲	★★★	347

第9章　その他

57 川崎病	★★★★	354
58 熱源不明熱	★★	360
59 特発性血小板減少性紫斑病（ITP）	★★	364
60 IgA血管炎	★★	371
61 糖尿病性ケトアシドーシス	★	377
62 心筋炎	★	381
63 小児二次救命処置（PALS）	★	385

薬剤索引	389
用語索引	394
プロフィール	415

本書の注意点

1 CRPについて

　CRPの価値は医師や施設によってさまざまである。3歳未満の深部重症細菌感染症の診断において、CRP 7.0mg/dL以上は感度79%、特異度91%で、5.0mg/dL未満は尤度比0.087、検査後確率1.9%で有用だったと報告されている[1]。また、CRP 4.0mg/dL以上をカットオフとした場合では、重症細菌感染症の感度74%、特異度76%という報告もある[2]。一方で、入院時CRP値が3.0mg/dL以下で、基礎疾患なく全身状態良好であれば、抗菌薬治療は待ってもよいという論文もある[3]。これらを踏まえ、本書ではCRP 4mg/dL未満をウイルス感染、4mg/dL以上を細菌感染の目安としているが、CRPはあくまで参考所見であることを肝に銘じる。

　なお、白血球についても同様であり、「小児呼吸器感染症診療ガイドライン2017」には白血球値、CRP値で細菌性とウイルス性を明確に区別することはできないと書かれている[4]。

2 聴診所見について

　発熱と咳嗽を認める小児の病変部位を推定するとき、聴診は重要である。しかし、聴診所見の表現は教科書や医師によって異なる。

　「ネルソン小児科学」では次のように記載されている。気管支炎は呼吸音が粗くなり、coarse cracklesおよびfine cracklesが聴取されるように、散発的なwheezesを伴うようになる[5]。肺炎では一般的に初期において呼吸音は減弱し、散発的な高調および低調なcracklesが病変部位から聞こえる[6]。気管支喘息発作では呼気性喘鳴と呼気相の延長を認め、断続性ラ音（crackles）やラ音（rales）、低音性連続性ラ音（rhonchi）が聴取され、肺野の一部（通常は右下葉背側）の呼吸音減弱がある[7]。細気管支炎では呼気の笛性喘鳴やfine cracklesがあり、polyphonicまたはmonophonicで、呼気は延長する[8]。

「小児呼吸器感染症診療ガイドライン2017」[9]では，連続性副雑音（ラ音），断続性副雑音（ラ音）が時に聴取され，喉頭狭窄症状がなければ気管支炎または肺炎としている。呼吸音減弱および断続性副雑音（ラ音）の聴取があれば，肺炎としている。呼気性喘鳴があれば細気管支炎または喘息＋気道感染としている。

細気管支炎については英国の「NICEガイドライン」が詳しくわかりやすい[10]。細気管支炎は2歳未満に生じ，特に1歳未満に多く，ピークは生後3～6カ月である[10]。局所的なcracklesを認める。cracklesがなく，wheezesを認める場合や，wheezesを繰り返すエピソードがある場合や，本人や家族にアトピー素因がある場合は，喘息性気管支炎の可能性がある[10]。

以上の整合性を取りつつ，非専門医でもわかりやすくした結果，本書では「局所的なcrackles」を気管支炎や肺炎の所見，「肺野に広く聴取されるwheezesやrhonchi」を気管支喘息発作または喘息性気管支炎の所見とし，いずれの所見であっても生後6カ月未満では細気管支炎の所見とした。cracklesは主にcoarse cracklesだが，fine cracklesも含め，一般的に吸気時に聴取されるが，小児においては呼気時にも聴取されうる。wheezesは呼気の高音性連続性ラ音（笛性喘鳴）で，rhonchiは呼気および吸気に聞こえる低音性連続性ラ音である。

3 マイコプラズマとクラミドフィラ・ニューモニエを疑う年齢について

McIntoshは，マイコプラズマは生後4カ月から，クラミドフィラ・ニューモニエは5歳からと報告している[11]。一方で，「ネルソン小児科学」ではマイコプラズマは3歳以前ではまれであり[12]，クラミドフィラ・ニューモニエは全年齢でみられると記載されている[13]。

本書では両者の共通項を採用し，マイコプラズマは4歳以上で，クラミドフィラ・ニューモニエは5歳以上で疑うこととした。

4 意識清明について

呼吸不全の認識,ショックの認識として意識状態の確認は重要である。アナフィラキシーショックの認識,「小児気管支喘息治療・管理ガイドライン2017」における発作強度判定,ウエストレークループスコア,けいれん頓挫の確認,頭部打撲のCT基準,慢性頭痛のCT基準,脱水の評価など,本書においても「意識状態が清明かどうか」を確認させる項目が多い。本書では意識レベルをJCSで表す。

III	刺激しても覚醒しない状態	300	痛み刺激にまったく反応しない
		200	痛み刺激で少し手足を動かしたり,顔をしかめたりする
		100	痛み刺激に対し,払いのけるような動作をする
II	刺激すると覚醒する状態(刺激をやめると眠り込む)	30	痛み刺激を加えつつ呼びかけを繰り返すと,かろうじて開眼する
		20	呼びかけると開眼して目を向けるが,飲み物や乳首を見せても欲しがらない
		10	呼びかけると開眼し,飲み物を見せると飲もうとする。あるいは乳首を見せると欲しがって吸う
I	刺激しなくても覚醒している状態	3	保護者と視線が合わない
		2	あやしても笑わないが,視線は合う
		1	あやすと笑う。ただし不十分で,声を出して笑わない
		0	あやすと声を出して笑う

〔坂本吉正:小児神経診断学.金原出版,1978を参考に作成〕

意識清明とはJCS 0を指すべきであるが,発熱,咳嗽,喘鳴,疼痛など何らかの症状を有する乳幼児は一般的に不機嫌である。これらの児があやされて声を立てて笑うことはあまりない。いつもの不機嫌の状態と比べておかしいかどうかを保護者に聞くのも一つの手段である。「HAPPY!こどものみかた 第2版」にも,「保護者から見ていつもと違うというのは要注意」と記載されている[14]。以上から,筆者はJCS 1~2でかつ保護者が児の状態に違和感をも

たなければ「意識はほぼ清明」と判断している。一方でJCS 3以上は明らかに意識障害である。

引用文献

1) Pulliam PN, et al : Pediatrics, 108 : 1275-1279, 2001
2) Ishimine P : Emerg Med Clin North Am, 31 : 601-626, 2013
3) 黒崎知道：日本小児呼吸器疾患学会雑誌，14：198-204，2003
4) 尾内一信，他・監：小児呼吸器感染症診療ガイドライン2017．協和企画，p207，2016
5) Robert M. Kliegman, 他・著, 衛藤義勝・監訳：ネルソン小児科学 原著第19版．エルゼビア・ジャパン，pp1705-1706，2015
6) Robert M. Kliegman, 他・著, 衛藤義勝・監訳：ネルソン小児科学 原著第19版．エルゼビア・ジャパン，pp1721-1727，2015
7) Robert M. Kliegman, 他・著, 衛藤義勝・監訳：ネルソン小児科学 原著第19版．エルゼビア・ジャパン，pp911-936，2015
8) Robert M. Kliegman, 他・著, 衛藤義勝・監訳：ネルソン小児科学 原著第19版．エルゼビア・ジャパン，pp1701-1705，2015
9) 尾内一信，他・監：小児呼吸器感染症診療ガイドライン2017．協和企画，p202，2016
10) The National Institute for Health and Care Excellence（NICE）: NICE Clinical guideline 9. 2015（https://www.nice.org.uk/guidance/ng9）
11) McIntosh K : N Engl J Med, 346 : 429-437, 2002
12) Robert M. Kliegman, 他・著, 衛藤義勝・監訳：ネルソン小児科学 原著第19版．エルゼビア・ジャパン，pp1203-1206，2015
13) Robert M. Kliegman, 他・著, 衛藤義勝・監訳：ネルソン小児科学 原著第19版．エルゼビア・ジャパン，pp1208-1210，2015
14) 笠井正志，他・編著：HAPPY！こどものみかた 第2版．日本医事新報社，p104，2016

本書のご利用にあたって

本書の記載内容が最新かつ正確であるよう最善の努力をしておりますが，診断・治療法，医薬品添付文書・インタビューフォーム等は最新の知見に基づき変更されることがあります。そのため，本書を利用される際は十分な注意を払われるようお願い申し上げます。

株式会社じほう

第 1 章

総　論

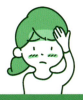

第1章　総論

1 ★★★★★ 発　熱

ファーストタッチ

1 基本姿勢

- 小児で最も多い来院理由が発熱である[1]。
- 悪性腫瘍や膠原病を鑑別する内科とは異なり，小児科では川崎病とPFAPA症候群（初期研修医は知らなくてもよい），新生児のうつ熱，熱中症を除けば，小児の発熱は感染症と考えてよい。
- 感染症では，周囲の流行状況を必ず聴取する。保育園や学校，きょうだいで同様の症状や診断された疾患がないか聞く。
- 小児科の発熱の原因のほとんどが自然治癒性のウイルス感染症である[1]。そのため，小児科外来診療の責務は細菌感染症を見抜くことである。
- 最も多い感染フォーカスは上気道であり，これはウイルス感染である（溶連菌感染症，喉頭蓋炎，細菌性気管支炎を除く）。
- ウイルス性上気道炎は72時間以内に解熱するので（アデノウイルス感染症，伝染性単核球症，インフルエンザを除く），72時間以上発熱が続く場合は血液検査をし，細菌感染がないか考えるべきである。

  Note 小児科関連雑誌でも発熱3～5日で血液検査を行うように書かれている[2], [3]。

- 細菌感染症とは肺炎，尿路感染症，細菌性髄膜炎，中耳炎である。この4つを念頭に置きながら，熱源と重症度を考える。熱源は年齢と発熱以外の症状で絞り込む。

2 症状による熱源推定

- 発熱のみが目立ち，咳嗽が目立たず，咽頭発赤が強い場合は溶連菌（14 p148）を鑑別に加える。
- 7～8月頃で咽頭に小さな水疱が見える場合はヘルパンギーナ（19 p171）である。溶連菌もヘルパンギーナも咽頭痛を認める

が，幼少では咽頭痛は判明しないことも多い。
- ヘルパンギーナと比べて水疱が口腔の前方に集中するのがヘルペス性歯肉口内炎（24 p190）である。単純ヘルペスウイルス1型の初感染で発症し，歯肉や口腔粘膜，唇の裏側，舌に水疱や潰瘍が多発する。歯肉は発赤・腫脹し，出血することもある。高熱（38～40℃）と疼痛を伴う下顎・頸部リンパ節腫脹を伴う。

(1) 発熱＋咳嗽

①喘鳴なしの場合

- 上気道炎（10 p122）を鑑別疾患に加える。
- インフルエンザ流行期であればインフルエンザ（16 p156）を鑑別疾患に加える。
- 扁桃に白苔があれば溶連菌（14 p148），アデノウイルス（15 p152），EBウイルス（22 p181），サイトメガロウイルス（22 p181）を鑑別に加える。
- 咳嗽が強い場合は，4歳以上ではマイコプラズマ（23 p185）を，5歳以上で肺炎像があればクラミドフィラ・ニューモニエによる肺炎を鑑別疾患に加える。

②吸気性喘鳴を伴う場合

- クループ（13 p141）を鑑別疾患に加える。クループの咳は「ケンケン」ではなく，「クォッ，クォッ」のほうが近い。

③局所的なcracklesを伴う場合

- 下気道炎〔気管支炎・肺炎（11 p129），生後6カ月未満では細気管支炎（12 p137）〕を鑑別疾患に加える。

④肺野に広く聴取されるwheezesやrhonchiを伴う場合

- 感冒に伴う気管支喘息発作または喘息性気管支炎（50 p320）か，生後6カ月未満では細気管支炎（12 p137）を鑑別疾患に加える。

(2) 発熱＋鼻汁

- 中耳炎（28 p209）を鑑別疾患に加える。
- 必ず鼓膜所見を取る。鼓膜所見が正常であっても，発熱が72時間以上続く場合は繰り返し鼓膜を確認する。

(3) 発熱＋下痢
①血便がない場合
- ウイルス性胃腸炎（32 p226）を鑑別疾患に加える。夏はエンテロウイルス，冬はノロウイルス（20 p174），春はロタウイルス（20 p174），またアデノウイルス（15 p152）は1年を通して[4]みられる。発症した季節や，周囲の流行状況によって鑑別疾患に加える。
- ロタウイルスはワクチン予防接種（ロタリックス®またはロタテック®）済みであれば鑑別から外す。

②血便がある場合
- 細菌性腸炎（33 p231）を鑑別疾患に加える。原因はカンピロバクター属菌が最多である[5]。加熱の不十分な鶏肉や豚肉を食べて2～5日後の発症が典型的[6]。発熱を伴う。血便は発症から2～4日後に多い[5]。
- サルモネラ属菌も多く，加熱の不十分な鶏肉，卵を食べて12～36時間後の発症が典型的。

(4) 発熱＋嘔吐
- "発熱＋嘔吐"は必ずしも腸炎とはいえない。
- 乳幼児の尿路感染症（45 p292）は主訴が発熱と嘔吐であることが多い[7]。
- 意識レベル低下，けいれん，大泉門膨隆があれば頭蓋内圧亢進症，細菌性髄膜炎（38 p248）を鑑別疾患に加え，小児科専門医に相談する。
- 発熱に伴う脱水によりアセトン血性嘔吐症を来し，嘔吐しているというケースもある。

(5) 発熱＋発疹
- 溶連菌（14 p148），アデノウイルス（15 p152），手足口病（エンテロウイルス，19 p171），麻疹（8 p92），風疹（8 p93），伝染性単核球症（EBウイルス，サイトメガロウイルス。22 p181），多形滲出性紅斑（52 p329），水痘（26 p202）を鑑別に加え，咽頭や口腔粘膜，頭皮を必ず診察する。頭皮に水疱があれば間違いなく水痘である。

Note ただし、麻疹は発疹出現時に口を診てもコプリック斑は認めない。現在わが国は麻疹排除状態であり、MRワクチン接種があれば鑑別から除く。

- 新生児では、黄色ブドウ球菌感染症である新生児TSS様発疹症（NTED, 8 p98）と単純ヘルペスウイルス感染症（24 p190）を鑑別疾患に加え、小児科専門医に必ず相談する。
- 解熱後の発疹は突発性発疹（21 p178）やウイルス性の中毒疹（8 p97）を鑑別疾患に加える。

(6) 発熱＋頸部腫脹

- おたふくかぜ（流行性耳下腺炎、25 p198）、反復性耳下腺炎、化膿性リンパ節炎（31 p220）、川崎病（57 p354）を鑑別疾患に加える。

   Note 前者2つと後者2つは耳下腺と頸部リンパ節の位置で判断できるが、顎下リンパ節や耳下腺部リンパ節は耳下腺の位置と近く、診断に苦慮することもある。**血清アミラーゼ高値は耳下腺炎**を示唆する。

- ネコひっかき病は"発熱＋頸部腫脹"で有名な疾患だが、バルトネラ抗体検査の保険適用がなく、診断が難しい。リンパ節の大きさが3cmを超えるとき[8]や、ネコとの接触があった場合には、アジスロマイシン投与を行う。
- 伝染性単核球症やヘルペス性歯肉口内炎、カポジ水痘様発疹症（24 p191）も頸部リンパ節腫脹を来すが、これらは他の随伴症状およびウイルス抗体検査で診断可能である。
- 上記の経過に合わない場合は、亜急性壊死性リンパ節炎、悪性腫瘍、膠原病、PFAPA症候群を鑑別疾患にあげ、いずれも小児科専門医に相談する。

(7) 発熱＋けいれん

- けいれんを伴えば熱性けいれん（39 p258）。熱性けいれんは疾患ではなく症状である。必ず熱源を考えること。

3 生後3カ月未満の熱源

- 3カ月未満の発熱は肺炎（11 p129）、尿路感染症（45 p292）、細菌性髄膜炎（38 p252）のいずれもが鑑別疾患にあがる。特

第1章 総論

に新生児の発熱では，細菌性髄膜炎を含めた重篤な細菌感染症のリスクは7%[9]。

- 潜在性肺炎が存在するため，3カ月未満ではたとえ呼吸器症状がなくても胸部X線検査を行う。血液検査，尿検査，尿培養も必須である[7]。
- 髄液検査は「新生児」や「白血球数5,000/μL未満か15,000/μL以上の場合」，「重症と認識（後述）した場合」に必須である[10]。

4 発熱の重症度項目

- 表1-1のうち1つでも認めたら重症と認識し，血液検査が必要。

5 胸部X線検査

- 局所的なcracklesがある場合はX線画像を撮影し，肺炎像があれば血液検査が必要である（肺炎は細菌感染である可能性が高い[11]）。

表1-1 発熱の重症度項目

皮膚色	蒼白，まだら，灰色，チアノーゼ[*1]		
活動性	なんとなく元気がない[*2]		
呼 吸	多呼吸	年齢	呼吸数（回/分）[20]
		乳児	53以上
		幼児（1～3歳）	37以上
		就学前小児（4～6歳）	28以上
		学童	25以上
		思春期	20以上
	陥没呼吸		
水 分	ツルゴール低下，CRT延長，口腔粘膜の乾燥		
その他	大泉門の膨隆または陥凹		

[*1] チアノーゼは貧血児だと出現しにくく，現実的ではない。筆者は「小児気管支喘息治療・管理ガイドライン」[19]を参考に，SpO_2 91%以下と置き換えて評価している。

[*2] いわゆる "not doing well" である。小児科研修中に評価できるようになってほしい。

〔The National Institute for Health and Care Excellence (NICE): NICE Clinical guideline 160, 2017 (https://www.nice.org.uk/guidance/cg160)を参考に作成〕

- 生後3カ月未満では，喘鳴や呼吸器症状がなくても，発熱時にはX線検査を行う[9]。潜在性肺炎が存在する。
- 生後6カ月未満で局所的なcracklesまたは肺野に広くwheezesやrhonchiを認めた場合は細気管支炎であるため，胸部X線検査を行う。
- 生後6カ月以降で肺野に広くwheezesやrhonchiを認めた場合は，感染に伴う気管支喘息発作か，喘息性気管支炎である。発作強度（2 p24）が中等症以上であれば，胸部X線検査を行う。
- 「発熱が72時間続く場合」や「重症と認識した場合」，「CRP 4mg/dL以上で感染のフォーカスが不明な場合」は，呼吸器症状が目立たなくても胸部X線検査を行う。呼吸器症状が目立たないものの，胸部X線画像で浸潤影を認めるものを潜在性肺炎とよぶ。発熱（39℃以上），白血球数20,000/μL以上では，約1/4で潜在性肺炎を認める[12]。

  Note 発熱が72時間続いたら胸部X線検査を行うように心がけていれば，マイコプラズマ肺炎やクラミドフィラ・ニューモニエ肺炎のように，cracklesが目立たない肺炎に気づくことができる。

6 尿検査

- 生後3カ月未満の発熱では尿路感染症を鑑別疾患に加え，カテーテル尿で尿検査・尿培養を行う[7]。

  Note 生後3カ月未満の尿路感染症は男児に多く，女児の2〜5倍の頻度である[13]。以降は女児が多く，男児と比べて発症頻度は3〜4倍[13]。

- 2歳未満で問診・診察から呼吸器感染症と考えにくいケースでは，尿路感染症である確率は5％である[13]。これを"5％しかない"とするか，"5％もある"とするかは議論があるだろう。少なくとも重症度項目を認める児では，必ずカテーテル尿で尿検査・尿培養を実施する[7]。
- 2歳未満の尿路感染症診断に有用な情報は，尿路感染症の既往歴，恥骨上部の圧痛である[14]。これらが認められた場合も積極的にカテーテル尿で尿検査・尿培養を実施する。加えて筆者は2歳未満の発熱児で，下痢を伴わない嘔吐や，腰背部を圧迫す

- ると嫌がる所見があった場合も尿検査をしている。
- いかなる年齢であっても、CRP 4mg/dL以上で感染のフォーカスが不明な場合には、尿路感染症を鑑別疾患に加え、尿検査・尿培養を行う。
- トイレットトレーニングが済んでおり、中間尿が採取できる場合は、カテーテル尿を取る必要はない。
- 採尿バッグはコンタミネーションが多いため、培養検査に使うべきではない[15]。しかし尿検査の感度は高いので、尿路感染症を疑っていないが除外したい状況で陰性確認をするときには使用できる[16]。ただし特異度は低いので、ネルソン小児科学では採尿バッグでコロニーを10^5cfu/mL認めた場合は尿路感染症を疑い、カテーテル尿で再検することを推奨している[15]。

7 髄液検査

- 新生児の発熱は、うつ熱を除き髄液検査が必須である[9]。

  Note 活気良好、哺乳良好で、体温上昇以外に所見がなく、衣服を薄着にして15〜30分後に再度検温して体温が正常化する場合はうつ熱と考える[9]。

- 生後1〜2カ月の場合、ネルソン小児科学では髄液検査は必須とされている[9]が、筆者はRochester Criteria[17]を参考に、「白血球数5,000/μL未満または15,000/μL以上の場合」や「重症と認識した場合」にのみ抗菌薬投与前に髄液検査をしている。
- インフルエンザやRSウイルスなど原因が確定している場合は、専門医と相談したうえで髄液検査を省略できる。

8 感染症以外の発熱

- 予防接種後の発熱の場合はワクチンの副反応を考える。肺炎球菌、Hib、四種混合ワクチンによる発熱は接種後0〜2日後、MRワクチンは7〜10日後に出現する[18]。いずれも24時間で解熱する。解熱しない場合は尿路感染症を鑑別疾患に加える。

  Note 予防接種後の発熱と尿路感染症の鑑別は小児科医のなかでも興味深い臨床的テーマである。

- 発熱が5日以上続けば川崎病を鑑別疾患に必ず加える。不全型

川崎病が存在する。
- 白苔を伴う扁桃炎を毎月繰り返す場合はPFAPA症候群という自己免疫性疾患を考え，小児科専門医に相談する。
- 夏で晴天時は熱中症を鑑別疾患に加える。深部体温が上昇する熱中症は緊急処置を要する危険な疾患である。意識状態が清明でなければ必ず小児科専門医に相談する。

9 脱水の評価

- 発熱に伴い水分摂取が低下することは小児ではよくある。表1-1の重症度項目の「水分」でもあるように，ツルゴール低下，CRT（capillary refill time）延長，口腔粘膜の乾燥に注意する。
- 新生児，乳児では大泉門の陥凹に注意する。
- 新生児，乳児では母子手帳を確認する。直近の体重と現在の体重を比較することで脱水の程度を推量できる。

Note 母子手帳を確認する習慣は小児科研修でぜひ身につけてほしい。

- 新生児, 乳児では哺乳量を尋ねる。完全母乳では吸いつき具合，人工乳であれば1回量と回数を確認する。1日に体重（kg）×100mL以上飲めていれば脱水にはならないが，それ未満では脱水になりうる。
- オムツをしている年齢では，保護者に尿量を尋ねれば，尿量低下があるかどうかはすぐわかる。

検査をする基準

1 問診と身体所見だけで診断できる疾患

- 手足口病，ヘルパンギーナ，水痘は検査を用いず診断する。
- おたふくかぜも検査を用いずに診断するのが一般的だが，繰り返す場合や，耳下腺かリンパ節かわからない場合は，抗体検査および血清アミラーゼ測定を行う。

2 迅速検査で一発診断できる疾患

- 鑑別にアデノウイルス，インフルエンザ，溶連菌，RSウイルス，

ヒトメタニューモウイルス，ロタウイルス，ノロウイルスがある場合は迅速検査を行う。

Note　ただしRSウイルスは1歳未満または入院症例またはパリビズマブ（シナジス®）注射中の児に，ヒトメタニューモウイルスは6歳未満かつ画像検査または聴診で肺炎を強く疑う症例に，ノロウイルスは3歳未満の症例に限り保険適用があるので注意。

3 LAMPや抗体検査で診断可能な疾患

- 4歳以上で咳嗽が強く肺炎像があれば，マイコプラズマLAMPを実施する。
- 5歳以上で咳嗽が強く肺炎像があり，マイコプラズマLAMPが陰性であれば，クラミドフィラ・ニューモニエ抗体を提出する。

Note　マイコプラズマLAMP結果が判明するのは後日となることが多い。筆者は胸部X線画像にて肺炎像を確認した時点で血液検査を行うようにしているので，そのときの残血清をマイコプラズマLAMP結果判明後にクラミドフィラ・ニューモニエ抗体検査用に使用することがある。

- 扁桃に白苔を認め，迅速検査でアデノウイルスと溶連菌を除外できたときは，伝染性単核球症（EBウイルス，サイトメガロウイルス）の抗体検査を行う。
  Note　白苔は非常に重要な所見である。
- ヘルペス性歯肉口内炎やカポジ水痘様発疹症は臨床診断可能だが，念のため抗体検査しておくべきである。

4 胸部X線検査

- 発熱に呼気性喘鳴を伴う場合（局所的なcracklesまたは肺野に広く聴取されるwheezesやrhonchi）は，軽症の気管支喘息発作・喘息性気管支炎を除き胸部X線検査を行う。
- 潜在性肺炎が存在するため，生後3カ月未満では喘鳴や呼吸器症状がなくても発熱時には胸部X線検査を行う[9]。
- 生後6カ月未満で局所的なcracklesまたは肺野に広くwheezesやrhonchiを認めた場合は細気管支炎であるため，胸部X線検査を行う。

- 「発熱が72時間続く場合」や「重症と認識した場合」,「CRP 4mg/dL以上で感染のフォーカスが不明な場合」は,呼吸器症状が目立たなくても胸部X線検査を行う。

5 血液検査

- 血液検査は「生後3カ月未満の場合」や,生後3カ月以上であっても「重症と認識した場合」,「発熱が72時間以上続く場合」,「X線画像で肺炎像を認める場合」に行う。血液検査項目の基本は全血算（CBC），CRP，電解質，AST，ALT，LDH，BUN，Cre，血液ガス，血液培養である。
- 特に「生後3カ月未満の発熱で白血球数5,000/μL未満または15,000/μL以上の場合」[9]や「生後3〜36カ月未満でワクチン予防接種（Hibおよび肺炎球菌）を受けておらず，発熱39℃以上かつ白血球数15,000/μL以上の場合」は必ず血液培養を実施し，培養結果が判明するまで経静脈的な抗菌薬投与を行う[21]。

(1) 採血時の注意

- 採血するときは，結果によっては入院が必要になることも念頭に置く。
- 手背で採血する場合は，採血と同時に輸液ルートを確保しておくとよい。

  Note 輸液内容はその病院で最も使用されている初期輸液でよい。脱水が顕著でなければ20mL/kgを目安に2時間かけて投与。血液検査の結果が良好で入院が不要となる場合はすぐに抜針してよい。

- 肘で採血するのが難しくない場合は，とりあえず採血だけしておいて，結果をみて入院が必要なら輸液ルート確保でもよい。

6 尿検査

- 生後3カ月未満の発熱はカテーテル尿で尿検査・尿培養を行う[7]。
- 2歳未満では重症と認識したが呼吸器感染症と考えにくい場合や，尿路感染症の既往歴，恥骨上部の圧痛，下痢を伴わない嘔吐，腰背部を圧迫すると嫌がる所見があれば，カテーテル尿で尿検査・尿培養を必ず実施する。
- いかなる年齢であっても，CRP 4mg/dL以上で感染のフォー

カスが不明な場合には尿検査を行う。

7 髄液検査

- 新生児の発熱は，うつ熱を除き必ず髄液検査を行う。
- 生後1〜2カ月の場合，「白血球数5,000/μL未満または15,000/μL以上」や「重症と認識したとき」は抗菌薬投与前に髄液検査する。ただしインフルエンザやRSウイルスなど原因が確定している場合は，専門医と相談したうえで髄液検査を省略できる。

8 便培養，便潜血

- 腹痛や嘔吐，下痢などの消化器症状があり，「CRP 4mg/dL以上である場合」や「1〜5日前に加熱不十分な鶏肉・豚肉，卵を摂取した場合」は，便培養と便潜血を検査する。

帰宅とする基準

- 重症ではないと認識した場合。
- 輸液や吸入などの処置によって重症から脱した場合。
- 血液検査をした場合，生後3カ月以上ではCRP 4mg/dL未満のとき。
- CRP 4mg/dL以上であっても熱源がはっきりしており，全身状態が良いなら帰宅可。熱源不明で安易に抗菌薬を出さないこと。
- 生後3カ月未満では，CRP 2mg/dL以上であればどんなに全身状態が良くても基本的に入院が望ましく，CRP 2mg/dL未満であっても必ず翌日再診させる[22]。

処方例

2歳，体重12kg。発熱と軽度の咳嗽で受診

処 方

- アセトアミノフェン（アルピニー®またはアンヒバ®）坐剤
  200mg剤　1回2/3個　5回分　38℃以上で使用（6時間以上空ける）

処方の解説

- 解熱薬を上手に使えるように，小児科研修中にぜひトレーニングしてほしい（「保護者への説明例」も参照）。

(1) アセトアミノフェン

- 生後3カ月以上であればアセトアミノフェン処方可。
- 1回10〜15mg/kg。ただし1回500mgを超えない。
- 年齢に応じて坐剤，散剤，錠剤を使い分ける。剤形は保護者の意見を参考に決める。
- 坐剤を切るときは，図1-1のようにシートに入った状態で少し斜めに切る。ハサミで切っても，まな板の上で包丁で切ってもよい。シートから出すと坐剤が滑るため切るのが難しい。また，真横に切ると坐剤は折れやすくなる。

  Note 坐剤は2/3に切る方法だけ熟知すればよい。なぜなら，アセトアミノフェンの投与量は10〜15mg/kgと幅があるからである。体重10kgの児には100mg坐剤を，11〜13kgの児には200mg坐剤の2/3を，14〜20kgの児には200mg坐剤を投与すればよい。筆者の検討では，アルピニー®の場合，シートに印字された"坐"の中心を通るラインの坐剤上の中心点を斜めに切ると，ちょうど2/3となった（同様に，アンヒバ®では"バ"，アセトアミノフェン坐剤「JG」では"フ"の中心）。

- アセトアミノフェンは体温を1.2〜1.4℃下げる[23]。

  Note アセトアミノフェンは解熱効果を認めないことも多いが，咽頭痛などに効くこともあり完全に無効ということはない。

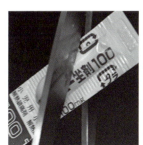
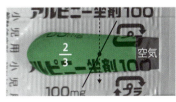

図1-1 坐剤の切り方（アルピニー®の例）

解熱薬の反応が悪いと潜在性菌血症の可能性が上がる[24]という論文も存在するものの，逆の結果の論文のほうが多く[25]，ネルソン小児科学にも「解熱薬の使用により解熱が得られるかどうかで，重症細菌感染症と軽微なウイルス感染症を区別することはできない」と記載されている[26]。**解熱薬で熱が下がらないと保護者は非常に心配するが，問題ないことを説明し安心させる。**

(2) 解熱薬が不要な場合

- おもちゃで遊ぶ，テレビを見る，よく寝るなど全身状態が良ければ解熱薬は使わなくてよい。

  Note 多くのウイルス性疾患は発熱しているほうが早く治ると考えている保護者もいる。確かに解熱薬の使用により有症状期間が延長する傾向にあったという成人研究は存在するが[27]，コクランレビューでは一定の見解に至っていない[28]。少なくとも，食事をとってくれない，ぐずって眠れないといった場合は解熱薬を使うと意外と食べられたり，ぐっすり眠れたりするので，解熱薬を使用する意義がある。

- 解熱薬に熱性けいれんを予防する効果はない[29]とされたが，わが国の研究でアセトアミノフェンが熱性けいれんを予防する可能性が示唆された[30]。現時点で筆者は熱性けいれん予防目的に積極的に解熱薬を使うべきというスタンスを取らないが，熱性けいれんを心配する保護者には解熱薬の使い方を丁寧に指導するようにしている。

再診のタイミング

- 生後3カ月未満の児で帰宅させる場合は必ず翌日再診させる。
- 生後3カ月以上でも輸液や吸入などの処置を行った場合は翌日再診させる。

  Note ただし鼻吸引程度の処置であれば，鼻吸引の方法を指導したうえで，翌日再診させる必要はない。鼻吸引の方法は「鼻水吸引ドットコム」の鼻水吸引のコツ[31]がお勧めである。

- 状態が安定していて輸液や吸入を要さない児は，現時点から36〜60時間後に解熱しない場合に再診。

保護者への説明例

 1歳。主訴は発熱のみ。その他の随伴症状はない。全身状態は良い。熱が出て24時間以内

　熱以外の所見がないため，現時点でははっきりした診断は難しいです。頻度的には普通の風邪であることが多いです。そうであれば2～3日で解熱するはずです。今日は解熱薬をお出しします。お子さんがしんどそうなときは使ってあげてください。

〈解熱薬の使用方法〉

　子ども用の解熱薬は効果がマイルドですので，使っても熱が下がらないときがあります。ですがそれは重症な感染症というわけではありません。熱が下がらなくても，しんどさはいくぶんか取れていることはよくありますので，心配なさらないでください。また，機嫌が良さそうだったり，よく眠れていたりするときは，解熱薬を使わずに様子をみるのもいいでしょう。

　翌々日になっても熱が下がらないときは血液検査，尿検査をしましょう。水分摂取（または哺乳）ができなくなった場合や元気がなくなった場合は，それより早く連絡してください。

 3歳。発熱，軽度の脱水。輸液し，状態が改善

　輸液して少し元気になりましたね。外来で診ていけそうですが，まだ熱が続いているので油断はできません。明日も状態を診たいので，外来予約を取りましょう。今日は解熱薬をお出しします。お子さんがしんどそうなときは使ってあげてください。（〈解熱薬の使用方法〉を説明する）

第 1 章　総論

入院とする基準

- 輸液や吸入などの処置を行っても重症が続く場合。
- 脱水があって，外来での輸液で排尿が確認できない場合。
- 水分摂取が不良な場合。
- 発熱を伴う尿路感染症の場合。
- 細菌性肺炎で全身状態が良好だといえない場合。
- 細菌性（マイコプラズマやクラミドフィラ・ニューモニエを含む）肺炎や急性中耳炎で抗菌薬内服ができない場合。
- 髄液検査を施行した場合。
- 生後3〜36カ月未満でワクチン予防接種（Hibおよび肺炎球菌）を受けておらず，発熱（39℃以上）かつ白血球数15,000/μL以上の場合。
- 生後3カ月以上かつCRP 4mg/dL以上で熱源が不明な場合。
- 生後3カ月未満でCRP 2mg/dL以上の場合。

引用文献
1) Robert M. Kliegman，他・著，衛藤義勝・監訳：ネルソン小児科学 原著第19版．エルゼビア・ジャパン，pp325-327，2015
2) 山中龍宏：小児内科，44（増刊）：14-15，2012
3) 冨田健太朗：小児科診療，77（増刊）：1381-1388，2014
4) 服部文彦，他：小児感染免疫，27：271-278，2016
5) Robert M. Kliegman，他・著，衛藤義勝・監訳：ネルソン小児科学 原著第19版．エルゼビア・ジャパン，pp1130-1133，2015
6) 奥田真珠美，他：小児内科，44（増刊）：368-369，2012
7) The National Institute for Health and Care Excellence（NICE）：NICE Clinical guideline 54. 2017（https://www.nice.org.uk/guidance/cg54）
8) 坂本　泉，他：小児科診療，77：437-441，2014
9) Robert M. Kliegman，他・著，衛藤義勝・監訳：ネルソン小児科学 原著第19版．エルゼビア・ジャパン，pp1044-1047，2015
10) The National Institute for Health and Care Excellence（NICE）：NICE Clinical guideline 160. 2017（https://www.nice.org.uk/guidance/cg160）
11) Robert M. Kliegman，他・著，衛藤義勝・監訳：ネルソン小児科学 原著第19版．エルゼビア・ジャパン，pp1705-1706，2015
12) Bachur R, et al：Ann Emerg Med, 33：166-173, 1999
13) 大友義之，他：小児内科，44（増刊）：644-645，2012
14) 笠井正志，他・編著：HAPPY！こどものみかた 第2版．日本医事新報社，pp97-98，2016

15) Robert M. Kliegman, 他・著, 衛藤義勝・監訳：ネルソン小児科学 原著第19版. エルゼビア・ジャパン, pp2122-2127, 2015
16) McGillivray D, et al：J Pediatr, 147：451-456, 2005
17) Jaskiewicz JA, et al; Febrile Infant Collaborative Study Group：Pediatrics, 94：390-396, 1994
18) 厚生労働省：予防接種後健康状況調査集計報告書 平成23年度前期分. 2012（https://www.mhlw.go.jp/stf/shingi/2r9852000002qflb-att/2r9852000002qfms.pdf）
19) 荒川浩一, 他・監：小児気管支喘息治療・管理ガイドライン 2017. 協和企画, p146, 2017
20) American Heart Association：PALSプロバイダーマニュアル 2015（日本語版）. シナジー, pp29-67, 2015
21) Baraff LJ, et al：Pediatrics, 92：1-12, 1993
22) 下村国寿, 他：日本小児科学会雑誌, 102：885-892, 1998
23) 五十嵐 隆・編：小児科診療ガイドライン；最新の診療指針 第3版. 総合医学社, pp1-4, 2016
24) Mazur LJ, et al：J Pediatr, 115：888-891, 1989
25) Plaisance KI, et al：Arch Intern Med. 160：449-456, 2000
26) ネルソン小児科学 第19版 web版「発熱」（https://www.expertconsult.jp/Home/RCContentListing/RCContentDetail/tabid/153/c/8163/Default.aspx）
27) Goto M, et al; Great Cold Investigators-II：Intern Med, 46：1179-1186, 2007
28) Kim SY, et al：Cochrane Database Syst Rev,（6）：CD006362, 2013
29) Strengell T, et al：Arch Pediatr Adolesc Med, 163：799-804, 2009
30) Murata S, et al：Pediatrics, 142：e20181009, 2018
31) 鼻水吸引ドットコム；鼻水吸引のコツ（http://www.hanamizukyuin.com/hanamizukyuinki/hanamizukyuin_kotsu/）

2 咳嗽・鼻汁・喘鳴

第1章 総論

ファーストタッチ

1 発熱を伴わない咳嗽

- 咳のみを主訴に小児科外来を訪れるケースは意外と多い。保護者は子どもの咳に敏感である。
- 基本的に咳嗽の期間によって鑑別疾患を考える。
- 気道異物，咳き込み嘔吐，百日咳，気管支喘息・喘息性気管支炎，副鼻腔炎については症状による診断が有用であるため，別記する。

(1) 急性咳嗽

①基本姿勢

- 3週間未満の咳嗽を急性咳嗽と定義する[1]。
- 急性咳嗽の原因のほとんどが気道感染症に伴う活動性感染性咳嗽（active-infectious cough）であり，その多くがウイルス性上気道炎である[2]。
- ウイルス性上気道炎の咳は，気道に侵入する異物や病原体などを排除する生体防御機構として「必要な咳」である[3]。乳児では哺乳が良好であれば，幼児ではつらそうでなければ，「咳は気管支炎や肺炎から子どもを守る防御反応[4]なので，心配しなくていいです」と伝えればよい。

②対　応

- 原因微生物は免疫系の成立によって排除されるので[5]，筆者は発熱がない児に検査を行うことはない（ただし例外あり。「検査をする基準」を参照）。
- 有効な治療は鼻吸引である。鼻吸引は咳症状を軽くし，上気道炎症状の期間を短縮する[6]。
- コクランレビューでは，効果は限定的としながらもL-カルボシステインの有用性が記載されており，発症から6〜7日後の咳嗽がプラセボ群では14％認めたのに対し，L-カルボシステイ

ン群では4%だった[7]。
- 非アレルギー性鼻炎患者への抗ヒスタミン薬，非喘息患者への気管支拡張薬は無効である[8]。鎮咳薬も小児の急性咳嗽にうまく適用させることはできない[9]。
- 1週間おきに外来フォローする。
- 咳嗽は1週間で半数，2週間で90%以上が改善する[10]。

(2) 遷延性咳嗽

- 3〜8週間未満の咳嗽を遷延性咳嗽と定義する[11]。
- 遷延性咳嗽では繰り返すウイルス性上気道炎か，感染後咳嗽（post-infectious cough）を考える。

  Note 繰り返す上気道炎は，症状の強さに複数のピークをもち，症状の質も変化する。つまり，乾性咳嗽から始まり，2〜3日後に強い湿性咳嗽となり，1〜2週間かけて改善し，日常生活では気にならない程度の乾性咳嗽となるのだが，また乾性咳嗽が増強し，その2〜3日後に強い湿性咳嗽となり，1〜2週間かけて改善していくというように，症状の質・量に波を感じる。筆者の経験では，保育園に通っている児や，きょうだいが多い幼児に多い。急性咳嗽と同様の対応でよい。

①感染後咳嗽

- 感染後咳嗽は「呼吸器感染症の後に続く，胸部X線検査で肺炎などの異常所見を示さず，通常，自然に軽快する咳嗽」と定義される[12]。
- 乾性咳嗽。就寝前〜夜間，朝に多い[12]。
- 原因微生物として，小児では百日咳菌，マイコプラズマ，クラミドフィラ・ニューモニエ，ライノウイルス，RSウイルスが多い。

  Note ただし遷延性咳嗽となった時点で，原因微生物の菌量は少なくなっているため[13]，例えばマイコプラズマLAMPや百日咳LAMP，RSウイルス迅速検査で診断することはできない。急性咳嗽の時点で原因が診断できなかった場合でも，百日咳，マイコプラズマ，クラミドフィラ・ニューモニエは抗体検査で診断できる場合がある。

②対 応

- 感染後咳嗽に有効とされる治療はない。水平伝播を防ぐ意味で，百日咳菌，マイコプラズマ，クラミドフィラ・ニューモ

ニエには抗菌薬治療を行うが，咳嗽自体には効果がない[5]。
- 非特異的治療として，乾性咳嗽には麦門冬湯，湿性咳嗽にはL-カルボシステインがガイドラインに記載されている[3]。
- 症状が軽度で全身状態が良い場合は，自然に軽快する頻度が高いことを説明し，無検査で無治療の期間を置いてみてもよい[14]。
- 逆に子どものQOLを大きく損ねている場合や，保護者の心配がとても強い場合は，慢性咳嗽に準じた鑑別疾患をあげ，小児科専門医に相談する。

(3) 慢性咳嗽
- 8週間以上続く咳嗽は慢性咳嗽と定義する[11]。感染後咳嗽が8週間続くことはまれであり，慢性咳嗽では後鼻漏症候群（アレルギー性鼻炎または副鼻腔炎），遷延性細菌性気管支炎，気管支喘息，咳喘息，胃食道逆流症，心因性咳嗽を鑑別疾患に加え[15]，小児科専門医に相談する。

(4) 気道異物
- 口の中に物を入れた後での突然の咳き込みや喘鳴といったエピソードが認められた場合，気道異物を鑑別に加える。症例の73％は3歳未満である[16]。
- 異物吸引当初は咳き込みなどの症状が一時軽快し，15～30％で胸部X線画像に異常を認めないことがある[16], [17]ため，疑ったときは小児科専門医に相談する。
- 魚の骨の検出にはCT検査が有用である[16]。

(5) 咳き込み嘔吐
- 嘔吐を伴う場合は咳き込み嘔吐であることが最も多い。まずは咳嗽に対して評価する。
- 乳児の場合で咳き込み嘔吐のエピソードが多く，四種混合ワクチン未接種であれば，百日咳を鑑別疾患に加える。

(6) 百日咳 (27 p205)
- 百日咳の咳嗽も発熱を伴わない。特徴的な咳嗽であり，後述する。

(7) 気管支喘息発作・喘息性気管支炎 (50 p320)
- 肺野に広く聴取されるwheezesやrhonchiは気管支喘息発作

か喘息性気管支炎であり，発熱を伴わないことがある（後述）。
(8) 副鼻腔炎（6 p64）
- 軽快傾向にない湿性咳嗽が10日以上続く場合，副鼻腔炎を考える。副鼻腔炎は発熱を伴わないことが多い。副鼻腔炎では湿性咳嗽や鼻漏，後鼻漏を認める。

2 発熱を伴う咳嗽

- 咳嗽に発熱を伴えば感染症である。発熱（1 p2）を参照しながら，周囲の感染症の流行状況を把握し，熱源を考える。

(1) 喘鳴がない場合
- 上気道炎（10 p122）を鑑別疾患に加える。
- 咳嗽が強い場合は4歳以上でマイコプラズマ（23 p185），5歳以上でクラミドフィラ・ニューモニエによる肺炎を鑑別疾患に加える。

(2) 吸気性喘鳴を伴う場合
- クループ（13 p141）を鑑別疾患に加える。

(3) 局所的なcracklesを伴う場合
- 下気道炎〔気管支炎・肺炎（11 p129），生後6カ月未満では細気管支炎（12 p137）〕を鑑別疾患に加える。

(4) 肺野に広く聴取されるwheezesやrhonchiを伴う場合
- 感冒に伴う気管支喘息発作または喘息性気管支炎（50 p320）か，生後6カ月未満では細気管支炎（12 p137）を鑑別疾患に加える。

3 特徴的な咳嗽

- 特徴的な咳は3つある。

(1) 湿性咳嗽
- 湿性咳嗽は下気道炎を疑わせるが，上気道炎でも痰が絡んで湿性咳嗽になることはある[1]。
- 典型的な上気道炎は，初期は乾性咳嗽で，2〜3日で湿性咳嗽になり，2週間で咳が治まる[1]。
- 軽快傾向にない湿性咳嗽が10日以上続く場合，副鼻腔炎を考える。副鼻腔炎では湿性咳嗽や鼻漏，後鼻漏を認める。

第 1 章　総論

(2) クループ （13 p141）

- クループの咳は「ケンケン」ではなく,「クォッ,クォッ」のほうが近い。特徴的な咳であればクループを鑑別疾患に加える。

  Note　子どもの咳が「ケンケン」だと保護者が訴えても,多くの場合クループではない。小児科専門医であれば待合室にいる子どもの咳で判断できる。

- クループは児が泣くと悪化するので,診察には技術を要する。これは啼泣が気道内の乱流を生じさせ,乳児の場合は気道抵抗が16倍に上昇し,呼吸仕事量が16～32倍に増加するためである[18]。
- 可能であれば,クループが鑑別疾患に加わった時点で小児科専門医とともに診察するのがよい。最終的には嗄声や吸気性喘鳴などを併せて判断する。

(3) 百日咳 （27 p205）

- 乳幼児の場合,「ケンケンケンケン」と息をつぐ間もなく連続的に咳き込む。咳をしている間は息を吸わないので,だんだん顔が赤くなり,最終的には黒くなる。咳が終わるとヒューッと笛が鳴るように息を吸う[4]。この特徴的な咳嗽を見れば,百日咳を鑑別疾患に加える。
- 四種混合ワクチンを接種していないケースでは要注意である。
- ワクチン既接種者や思春期以降での百日咳は,特徴的な咳嗽は目立たない[19]。四種混合ワクチンの効果は3～5年で減弱し,12年で消失する[19]ため,予防接種を受けていても百日咳には罹患する。「夜中に咳き込んで起きる。起きた回数を覚えている」という訴えがあれば百日咳を鑑別疾患に加える[4]。症状が1週間以上続いていれば百日咳LAMPを保険適用できる。

4　鼻　汁

- 鼻汁のみで小児科外来を受診する場合は,感冒後の鼻汁の遷延かアレルギー性鼻炎か副鼻腔炎のいずれかである。
- 通年性アレルギー性鼻炎の有病率は4歳以下で4％,5～9歳で22.5％,10～19歳で36.6％である[20]。この有病率から,4歳以下で鼻汁が遷延する場合では,アレルギー性鼻炎よりも感冒後の鼻汁の遷延または副鼻腔炎を考えるべきである。

(1) アレルギー性鼻炎

- 小児のアレルギー性鼻炎はハウスダストやダニが原因であることが多いため，通年性である[20]。
- アレルギー性鼻炎の診断には特異的IgE抗体検査または皮膚試験によるアレルゲンの同定，および鼻汁好酸球検査が必須である[20]。

Note 誘発試験については耳鼻科医以外では実施が難しいため，本書では省略した。また，特異的IgE抗体検査または皮膚試験で中等度以上陽性であれば診断してもよいとされるが，この場合は感作のみの可能性があることを忘れてはいけない。

- アレルギー性鼻炎は抗ヒスタミン薬やロイコトリエン受容体拮抗薬（LTRA）が適応となるが，長期の管理が必要なので小児科専門医に相談する。

(2) 感冒後の鼻汁の遷延

- 発熱，鼻汁が目立ち，咳嗽がない場合は，溶連菌感染症（14 p148）を鑑別疾患に加える。溶連菌感染症は咳が出ないことで有名[21]。
- 発熱，咳嗽，鼻汁をすべて認め，なかでも鼻汁が強く目立つ場合はRSウイルス感染症（17 p162）の可能性が高い。

Note ネルソン小児科学にも，RSウイルス感染症の最初の兆候は鼻汁であるとの記載がある[22]。

- RSウイルス迅速検査の保険適用は「1歳未満」または「入院症例」または「パリビズマブ（シナジス®）注射中の児」であるので，それ以外の児では検査できないことも覚えておくとよい。

(3) 副鼻腔炎

- 軽快傾向にない鼻漏が10日以上続いている場合は，副鼻腔炎（6 p64）を参照。4歳以下では鼻をかめないことも多いため，鼻吸引を指導する。

5 喘 鳴

- 喘鳴は注意すべき症候である。
- 発熱を伴い，局所的なcracklesを聴取する場合は気管支炎または肺炎（11 p129）である。両者の鑑別には胸部X線検査が

必須である。

Note "発熱＋局所的なcrackles"では胸部X線画像を撮影する。肺炎であれば血液検査によって細菌性かウイルス性かを考えなければならない。

- 肺野に広く聴取されるwheezesやrhonchiは気管支喘息発作か喘息性気管支炎（50 p320）である（発熱の有無は問わない）。
- 生後6カ月未満で局所的なcrackles または肺野に広くwheezesやrhonchiは認めた場合は，細気管支炎（12 p137）である。

Note 本当は月齢以外にも細気管支炎の特徴的な所見は存在するが，小児科専門医でも細気管支炎か気管支炎か喘息性気管支炎かの判断は難しく，ましてや非専門医には不可能である。「生後6カ月未満のcracklesやwheezes，rhonchiは細気管支炎」とシンプルに考えたほうがよい。

6 発作強度

- 気管支喘息発作・喘息性気管支炎では，まずは発作強度を測る（表2-1）。
- 小児で動脈血液ガスを測定することはまれである。小児科医は

表2-1 発作強度判定

発作強度	所　見
小発作	・喘鳴は軽度，横になれる，会話に問題なし ・SpO_2：96％以上 ・$PaCO_2$：41mmHg未満
中発作	・喘鳴は軽度，肋骨下に陥没呼吸あり，座位を好む，会話を句で区切る ・SpO_2：95％以下 ・$PaCO_2$：41mmHg未満
大発作	・喘鳴は著明，陥没呼吸著明，前かがみになる，会話が一語区切り ・SpO_2：91％以下 ・$PaCO_2$：41〜60mmHg
呼吸不全	・喘鳴は消失または減弱，意識レベル低下，会話不能 ・$PaCO_2$：60mmHgより高い

〔荒川浩一，他・監：小児気管支喘息治療・管理ガイドライン 2017.
協和企画，p146，2017より〕

静脈血液ガスで代替する。PvCO₂とPaCO₂との較差は4.41mmHgである[23]ため、PvCO₂が46mmHg以上であれば大発作を考える。

7 気管支喘息発作か喘息性気管支炎か

- 発熱を伴わないwheezesは気管支喘息発作が典型的だが、5歳以下ではウイルス性の下気道感染でwheezesやrhonchiだけが遷延するケースも多く、便宜的に"喘息性気管支炎"と診断する。
- 発熱が伴っていても、下気道感染による"喘息性気管支炎"か、感染に伴う"気管支喘息発作"かを区別できない。小児科専門医はこの2つを区別しようと試みるが、非専門医は区別しなくてよい。

  Note ただし、すでに気管支喘息と診断されている児にwheezesやrhonchiを認める場合は、"気管支喘息発作"とよぶ。

- 5歳以下で呼気性喘鳴を3回起こせば乳幼児喘息と診断する[24]（wheezesやrhonchi、cracklesの有無を問わない。感染に伴うものかどうかも問わない）。長期コントロールが必要になるので、小児科専門医に相談する。

  Note 小児科専門医は、β₂刺激薬吸入の反応、診断的治療が発作予防に有効かどうか、ダニの感作などを考慮して、本当に乳幼児喘息なのか検討しなければならない。

検査をする基準

1 発熱を認めない場合

- 発熱を認めない場合、基本的に検査は必要ない。ただし、以下の場合は検査を行う。

① 「生後6カ月以上でwheezesやrhonchiがあり、気管支喘息発作または喘息性気管支炎の中発作以上であると認識した場合」や「生後6カ月未満で局所的なcracklesまたはwheezesやrhonchiがあり、細気管支炎とした場合」
  - 全血算（CBC）、CRP、電解質、AST、ALT、LDH、BUN、Cre、血液ガス、胸部X線検査

- 1歳未満の場合は，RSウイルス迅速検査を追加
- 6歳未満の場合は，ヒトメタニューモウイルス迅速検査を追加

②発熱や喘鳴を認めなくても，生後3カ月未満で鼻汁が多い場合
- RSウイルス迅速検査
- 生後3カ月未満のRSウイルス感染症は，無呼吸発作（特に生後6週まで[25]）や細気管支炎の重症化リスクが高いため[25]，小児科専門医に相談する

③百日咳が鑑別にあがる場合
- 発熱を認めなくても百日咳LAMPを提出（百日咳は発熱しない[19]）

④軽快傾向にない湿性咳嗽や鼻漏が10日以上続く場合
- ウォーターズ法やコールドウェル法による顔面X線検査，耳鼻科医による鼻道検査

⑤咳嗽が3週間以上続く場合は，以下を考慮
- 四種混合ワクチン未接種であれば，百日咳抗体検査
- 4歳以上であれば，マイコプラズマ抗体検査
- 5歳以上であれば，クラミドフィラ・ニューモニエ抗体検査

Note 前述のとおり，上記の検査は咳嗽の治療目的ではなく，水平伝播を防ぐためである。

2 発熱を認める場合

- 発熱がある場合は，発熱の検査をする基準1〜5（1 p9〜11）に準じて，迅速検査，胸部X線検査，血液検査を計画する。

Note 上記に正しく従えば，発熱・咳嗽のみで上気道炎と診断していても，発熱が72時間以上続く場合は血液検査，胸部X線検査を実施することになる。これにより，マイコプラズマ肺炎やクラミドフィラ・ニューモニエ肺炎のように，cracklesが目立たない肺炎に気づくことができる。

3 検査の注意点

- クループや気管支炎，肺炎など喘鳴がある場合は採血で児が泣き，呼吸不全に至ることがある。そのため，まずはアドレナリン吸入やβ_2刺激薬吸入，必要なら酸素投与を行い，バッグバルブマスク換気をすぐに行える準備をしたうえで採血すること。
- アレルギー性鼻炎や気管支喘息に対する特異的IgE抗体検査は

結果の解釈が難しいため，小児科専門医に一任すべきである。

帰宅とする基準

- 水分摂取ができる場合は帰宅できる。ただし喘鳴があり発作強度が中発作以上で，β_2刺激薬吸入をしても小発作以下にならない場合は入院が必要。
- 発熱を伴う場合は，発熱（1 p12）の項目も参照。

処方例

1歳，体重10kg。鼻汁と湿性咳嗽あり。発熱なし。肺野に広く聴取されるwheezesやrhonchiあり。陥没呼吸は目立たず，SpO_2 96%。喘息性気管支炎の小発作レベルと診断

外来処置

- 吸入β_2刺激薬（以下から1つ選択。◆を混合し，吸入）
  - サルブタモール（ベネトリン®）吸入液0.3mL+◆　吸入
  - プロカテロール（メプチン®）吸入液0.3mL+◆　吸入
  〔◆：クロモグリク酸（インタール®）吸入液2mL〕

処　方

- L-カルボシステイン（ムコダイン®）ドライシロップ
  1日300mg　分3　7日分
- ツロブテロール（ホクナリン®）テープ
  0.5mg剤　1日1枚　7日分

処方の解説

(1) L-カルボシステイン

- 鼻汁や湿性咳嗽には，L-カルボシステインを1日30mg/kg，7日分。ただし1日1,500mgを超えない。
- 基本は分3だが，保育園で昼内服が難しい場合は分2でもよい。
- L-カルボシステインには，ドライシロップ（甘くて水によく溶ける粉薬），シロップ（液体），錠剤がある。保護者または児の好みで決める。

- ドライシロップは2mLの水で溶かせば液体にもなり、数滴の水で溶かせば練り状にもなる。ヨーグルトやプリン、ゼリーに混ぜてあげることもできるため、汎用性が高く好まれがち。
- 生後6カ月未満や、まだ離乳食が始まっていない時期では、シロップも好まれる。
- 錠剤は6歳以上で、本人が飲めるという場合に。

(2) ツロブテロール
- 肺野に広く聴取されるwheezesやrhonchiには、ツロブテロールテープが有効なことがある。
- 生後6カ月以上では0.5mg、3歳以上では1mg、9歳以上では2mg。
- 貼る位置は胸でも背中でもよい。胸に貼ると乳幼児は自分で剥がすことがあるので、背中に貼るほうが好まれる。

(3) 注意点
- 鎮咳薬、いわゆる咳止めを小児にうまく適用することはできない[9]。コデインは咳を止める効果が高いものの、呼吸抑制から死亡にいたる例も散見されるため、2019年からは12歳未満では禁忌となる。
- 鼻汁に対する抗ヒスタミン薬も痰の粘度を増加させるので不要[26]。アレルギー性鼻炎以外には使用すべきではなく、アレルギー性鼻炎に対しても長期のコントロールが必要となるので小児科専門医に相談すべきである。

再診のタイミング

- 咳嗽や鼻汁のみであれば1週間単位でフォローする。
- 喘鳴がある場合、中発作でβ2刺激薬吸入により改善し帰宅しても必ず翌日受診させる。小発作の場合も翌日受診させるが、翌日も小発作であり症状の進行を認めない場合はフォロー間隔を広げていく。
- 喘息性気管支炎は喘鳴消失に7日間かかることを念頭に置いて再診していく[16]。

- 発熱を認める場合は、発熱の再診のタイミング（🔳 p14）を参照。

保護者への説明例

生後10カ月。1週間続く咳嗽と鼻汁が主訴。熱はない。保育園に通っている。全身状態は良い

　咳と鼻が長く続いてかわいそうですね。なんとかしてあげたいですが、この咳も鼻も、気道を守るための防御反応ですので、止めてしまうと肺炎のリスクが増えてしまいます。咳と鼻が自然に治ることが一番望ましいことですが、まずはこのまま熱も出ず、肺炎にもならず、入院にもならないことを目指しましょう。去痰薬は肺炎や中耳炎から子どもをきっと守ってくれますので、これを長く続けましょう。寝る前に鼻水を吸引するのもよいです。鼻吸引の方法について資料をお渡ししますね。また1週間後に見せてください。

1歳。鼻汁と呼気性喘鳴、陥没呼吸を認める。SpO_2 93％。β_2刺激薬吸入後、喘鳴は軽度残るも陥没呼吸は消失し、SpO_2 97％となった。全身状態は良い。喘鳴は今回初めてだが、父親が小児喘息だった

　吸入が効いたようですね、よかったです。今回呼吸が苦しくなったのは風邪ウイルスによって気道に炎症が起きているのか、それとも喘息なのかはわかりません。ただ、お父さんが喘息だったということですから、今後喘息と診断される可能性はあります。目下のところ、まずはいまのしんどい状態が治れば大丈夫です。吸入の効果は一時的ですので、家に帰った後またしんどくなる可能性はあります。息苦しくて夜も眠れないときは危険なサインですので、当院（または夜間診療所）に連絡してください。夜眠れたとしても、必ず明日の朝に再診してください。少し呼吸が楽になるテープをお渡ししますので使ってみましょう。

入院とする基準

- 咳き込み嘔吐で水分摂取ができない場合。
- 喘鳴があり発作強度が中発作以上で，β_2刺激薬吸入をしても小発作以下にならない場合。
- 喘鳴が小発作であったり，中発作で吸入後改善がみられたりしても，夜間救急が充実していない地域では入院させるべきである。
- 細気管支炎も入院させる。
- 発熱を伴う場合は，発熱の入院とする基準（1 p16）を参照。

引用文献
1) 日本呼吸器学会・編：咳嗽に関するガイドライン 第2版．日本呼吸器学会，p7，2012
2) 日本呼吸器学会・編：咳嗽に関するガイドライン 第2版．日本呼吸器学会，pp61-63，2012
3) 日本呼吸器学会・編：咳嗽に関するガイドライン 第2版．日本呼吸器学会，pp14-19，2012
4) 高瀬真人：小児科診療，77：1394-1398，2014
5) 日本呼吸器学会・編：咳嗽に関するガイドライン 第2版．日本呼吸器学会，pp27-29，2012
6) Pizzulli A, et al : Ital J Pediatr, 44 : 68, 2018
7) Chalumeau M, et al : Cochrane Database Syst Rev, (5) : CD003124, 2013
8) 日本呼吸器学会・編：咳嗽に関するガイドライン 第2版．日本呼吸器学会，p68，2012
9) 田中敏博：小児科診療，78：1381-1385，2015
10) Butler CC, et al : BMJ, 327 : 1088-1089, 2003
11) 日本呼吸器学会・編：咳嗽に関するガイドライン 第2版．日本呼吸器学会，pp72-73，2012
12) 日本呼吸器学会・編：咳嗽に関するガイドライン 第2版．日本呼吸器学会，pp53-54，2012
13) 日本呼吸器学会・編：咳嗽に関するガイドライン 第2版．日本呼吸器学会，pp26-27，2012
14) 日本呼吸器学会・編：咳嗽に関するガイドライン 第2版．日本呼吸器学会，p80，2012
15) 日本呼吸器学会・編：咳嗽に関するガイドライン 第2版．日本呼吸器学会，p iv，2012
16) Robert M. Kliegman, 他・著, 衞藤義勝・監訳：ネルソン小児科学 原著第19版．エルゼビア・ジャパン，pp1697-1698，2015
17) 日本呼吸器学会・編：咳嗽に関するガイドライン 第2版．日本呼吸器学会，pp65-66，2012

18) Charles J. Coté, et al：A Practice of Anesthesia for Infants and Children 第2版. エルゼビア, pp55-83, 1993
19) Robert M. Kliegman, 他・著, 衞藤義勝・監訳：ネルソン小児科学 原著第19版. エルゼビア・ジャパン, pp1101-1106, 2015
20) 鼻アレルギー診療ガイドライン作成委員会・編：鼻アレルギー診療ガイドライン；通年性鼻炎と花粉症 2016年版. ライフサイエンス, 2015
21) Robert M. Kliegman, 他・著, 衞藤義勝・監訳：ネルソン小児科学 原著第19版. エルゼビア・ジャパン, pp1681-1683, 2015
22) Robert M. Kliegman, 他・著, 衞藤義勝・監訳：ネルソン小児科学 原著第19版. エルゼビア・ジャパン, p1320, 2015
23) Bloom BM, et al：Eur J Emerg Med, 21：81-88, 2014
24) 荒川浩一, 他・監：小児気管支喘息治療・管理ガイドライン 2017. 協和企画, pp164-174, 2017
25) The National Institute for Health and Care Excellence（NICE）：NICE guideline 9. 2015（https://www.nice.org.uk/guidance/ng9）
26) Robertson CF, et al：Am J Respir Crit Care Med, 175：323-329, 2007

第1章 総論

3 腹痛 ★★★★

ファーストタッチ

1 基本姿勢

- 急激にお腹が痛くなってきた，というケースは緊急を要する疾患かもしれないので，必ず受診させる。
- 3歳未満は「お腹が痛い」と言えない[1]が，保護者はわが子のお腹が痛いかどうか大抵わかる。1歳未満であっても「どこか痛そう」と保護者が気づくことがある。
- 腹痛の原因で最多は便秘症である[2]。成人は便秘症で腹痛を訴えることは少ないが，小児では便秘症による腹痛が多い[2]。
- 次いで腸炎（ウイルス性，細菌性）が多いが，6歳未満では腸重積症[3]，4歳以上では虫垂炎を鑑別疾患に加える。

  Note 腸重積症は特に3歳未満では80〜90％と好発し，1歳未満では65％[4]である。ネルソン小児科学によると，虫垂炎は5歳未満はまれとあるが[5]，日本小児外科学会では2〜3歳からみられるという記載があるため[6]，間をとって4歳以上とした。

- 次に診察で腹痛が起きている部位を考える。鼠径部まで診ること。1歳未満では鼠径ヘルニア嵌頓もある。
- 12歳以上の男子では精巣捻転もあるので陰嚢も必ず診る。
- 左腹部が痛むときは便秘症，右腹部が痛むときは腸重積症や虫垂炎を思わせるが，例外も多いので過信してはいけない。
- 便秘症，腸炎，腸重積症，虫垂炎はいずれも腸蠕動音の亢進も減弱もある。

2 便秘症 (36 p243)

- 嘔吐の有無，排便の頻度，便の性状を聞き，便秘症かどうか考える。
- 下痢をしていないのであれば，その日のうちに排便があっても便秘症は必ず鑑別疾患に加える。

- 多くのケースで，小児科の腹痛の最初の処置は浣腸から始まる。

(1) 浣腸後の対応

- 浣腸後の便は必ず見ること。

  Note 学童期以降の女子の場合，浣腸および観便は女性の医師または看護師に行ってもらう。

- 血便があるなら細菌性腸炎（33 p231）か腸重積症（34 p235）である。

  Note IgA血管炎も血便はあるが，紫斑がない状況で診断することは不可能。

- 便秘症であっても浣腸後に腹痛はすぐに改善しないことがある。20〜30分は様子をみて反応を確認する。ただし，浣腸で腹痛が改善したとしても便秘症だったとは断言できないので，他の鑑別疾患もあげ，腹痛再燃時は必ず受診させる。

- 浣腸後腹痛が治り，その後再燃しない場合は便秘症だったといえる。慢性便秘症でなければフォローは不要。

(2) 慢性便秘症の場合

- 慢性便秘症の定義は「週に2回以下の排便」および「排便時に痛みを伴う」という状況が1カ月以上続いたときとだけを覚えておけばよい。

  Note 慢性便秘症の定義はRome III分類[7]が詳しい。

- 慢性便秘症の場合は長期フォローが必要なので小児科専門医に相談する。

- 1歳以降で，器質的疾患がないいわゆる"機能性便秘症"である確率は95％である[8]。しかし，ヒルシュスプルング病（巨大結腸症）や鎖肛，二分脊椎，甲状腺機能低下症，消化管アレルギーなどの鑑別が必要であり，長期フォローも必要なので小児科専門医に相談する。

(3) その他

- 乳児期で，完全母乳栄養で，腹部が張らず，体重増加良好で，機嫌の良いタイプの便秘は母乳栄養に伴う便減少であり，病的ではない[9]。母親には，「赤ちゃんが苦しそうでない限り，7日に1回排便があればよい[9]。離乳食を開始すれば便の回数は増

第1章　総論

える」と伝える。

3　ウイルス性胃腸炎 (32 p226)

- ウイルス性胃腸炎は嘔吐が腹痛に先行するのが一般的である[2]。
- 下痢を伴っていれば，ウイルス性胃腸炎を第一に考える[10]。
- 夏はエンテロウイルス，冬はノロウイルス（20 p174），春はロタウイルス（20 p174），またアデノウイルス（15 p152）は1年を通して[11]みられる。発症した季節や，周囲の流行状況によって鑑別に加える。ロタウイルスはワクチン予防接種（ロタリックス®またはロタテック®）済みであれば鑑別から外す。
- ノロウイルス，ロタウイルス，アデノウイルスは便の迅速検査が可能（ただしノロウイルスは3歳未満限定）。
- エンテロウイルスは手足口病やヘルパンギーナの所見があれば診断できるが，ない場合は診断できない。
- インフルエンザB型も腹痛を起こす。ただし腹痛からのアプローチではなく，発熱・咳嗽からのアプローチで気づかれることが多い。

4　細菌性腸炎 (33 p231)

- 細菌性腸炎の原因はカンピロバクター属菌が最多である[12]。加熱の不十分な鶏肉や豚肉を食べて2〜5日後の発症が典型的[13]。発熱を伴う。血便は発症から2〜4日後に多い[12]。
- サルモネラ属菌も多く，加熱の不十分な鶏肉や卵を食べて12〜36時間後の発症が典型的[14]。

5　腸重積症 (34 p235)

- 6歳未満（特に3歳未満）で，啼泣や嘔吐が主訴で，外来の待合室で泣いているケースは腸重積症である。必ず腹部エコーをする。

  Note　診察室で泣くのはさまざまな要素があり判断不能だが，待合室でも泣くのは痛がっているため。

6 虫垂炎

- 腹痛の児を診る場合，少なくとも血液検査項目以外のAlvarado Scoreを必ずつける（表3-1）。

  Note 虫垂炎のスコアには，ほかにPediatric Appendicitis Score[15]があるが，エビデンスレベルはAlvarado Scoreに劣る。感度・特異度に両者に差はなく，さらに本書が小児科医向けではないことから，成人にも応用できるAlvarado Scoreを採用した。

- 右下腹部痛や腹膜刺激症状を認める場合は，白血球数や好中球分画を評価するために必ず採血する。
- 7点以上の場合，腹部CTを必ず撮影する。
- 4～6点の場合，CT検査は必須ではないが，虫垂炎の可能性を常に念頭に置きながら診療する。

7 精巣捻転，卵巣捻転

(1) 精巣捻転

- 精巣捻転の頻度は25歳以下の男子の1/4000の頻度で発症し，12～18歳が最多[17]。
- 発症は突然で，陰嚢の強い痛みと発赤を生じる。就寝後1～2時間で起きることが多い。

表3-1 虫垂炎のスコア（Alvarado Score）

心窩部から右下腹部への痛みの移動	1点
食欲不振	1点
嘔気・嘔吐	1点
右下腹部の圧痛	2点
反跳痛	1点
37.3℃以上の発熱	1点
白血球数10,000/μL以上	2点
好中球分画75%以上	1点

3点以下：虫垂炎は否定的（感度95%）[16]
7点以上：急性虫垂炎が疑われる（陽性的中率72%）[16]

〔Alvarado A：Ann Emerg Med, 15：557-564, 1986より〕

- 「陰嚢が痛い」とは恥ずかしくて言えないこともあるので，腹痛では必ず陰嚢を診る。
- 発症後6〜8時間で壊死が進行[17]するので，緊急手術が必要。すぐに泌尿器科に紹介または転院させる。

(2) 卵巣捻転

- 卵巣捻転はどの年齢でも起こりうるが，特に6歳以降の女児の鋭い下腹部痛の場合は鑑別に加える[18]。
- 腹部単純CT検査にて卵巣嚢腫があれば婦人科に相談する。

  Note 正常卵巣の捻転はきわめてまれ。7例中すべてに卵巣嚢腫があったという報告もある[19]。

- 11歳以上の女子の下腹部痛では妊娠を鑑別に加える。腹部CT撮影前に過去2カ月の月経歴を確認し，妊娠反応検査を行う。

  Note 筆者は一度だけ中学生女子の妊娠による腹痛を経験した。児は自分から妊娠の可能性を言わない。気づいてあげることが大切。

8 その他の腹痛

(1) 糖尿病性ケトアシドーシス （61 p377）

- 四肢冷感など末梢循環不全，ケトン臭があれば糖尿病性ケトアシドーシスを鑑別疾患に加え，静脈血液ガスでpHと血糖を同時に測る。アシデミアと高血糖を認めたら小児科専門医に相談する。

(2) IgA血管炎 （60 p371）

- "腹痛＋下腿の発疹（紫斑）"はIgA血管炎である。3〜10歳で好発[20]。
- IgA血管炎のうち腹痛を認めるのは50〜65％だが[21]，腹痛を認めるときは自制できないほど激烈であることが多い。強い腹痛にはステロイドが強く推奨（推奨度A）されている[21]。
- IgA血管炎は腎予後に配慮する必要があるため，小児科専門医に必ず相談する。

  Note 20〜55％に尿検査異常や腎症がある[21]。

- 紫斑を伴わずに腹痛だけで始まるIgA血管炎は14〜36％存在するが[21]，紫斑出現前に診断することは不可能である。

(3) 機能性腹痛 (35 p240)

- 学童期以降で長期（目安として1カ月以上）にわたって続く腹痛は，緊急疾患でない（もちろんクローン病や潰瘍性大腸炎などはあるが）。多くの場合，機能性腹痛でありすぐには軽快しないので，必ず小児科専門医に相談する（紹介は後日でよい）。

検査をする基準

1 血液検査，ルート確保

- 以下の場合は，全血算（CBC），CRP，電解質，AST，ALT，LDH，BUN，Cre，血液ガス，ルート確保を行う。

> - 浣腸しても腹痛が改善しない場合や，いったん改善したが再燃した場合
> - Alvarado Scoreのうち，右下腹部の圧痛または反跳痛を認めた場合
> - 中等症以上の脱水所見（4 p45）がある場合〔皮膚色が蒼白・まだら，皮膚ツルゴール低下，口腔粘膜乾燥，CRT（capillary refill time）延長，大泉門陥凹など〕
> - 腸重積整復前
> - 精巣捻転や卵巣捻転を疑った場合
> - IgA血管炎を疑った場合
> - 発熱が72時間以上続く場合

- IgA血管炎を疑った場合は，凝固系検査（D-ダイマー，XIII因子も），ASO，一般検尿，尿沈渣（連日），溶連菌迅速検査，便潜血を行う。

2 迅速検査

- 下痢または嘔吐を伴う場合，冬であればノロウイルス（保険適用は3歳未満），春であればロタウイルス，周囲に流行があればアデノウイルスを検査する。ただし，ロタウイルスのワクチン予防接種（ロタリックス®またはロタテック®）済みであればロタウイルスではないので検査不要。
- 季節以外にも，周囲の流行状況やカキを食べたかなども重要である。

3 便培養・便潜血

- 「CRP 4mg/dL以上である場合」や「1〜5日前に加熱不十分な鶏肉や豚肉，卵を摂取した場合」は，便培養と便潜血を検査する。

4 腹部エコー検査

- あらゆる年齢の腹痛でエコー検査は行われるが，6歳未満（特に3歳未満）の腹痛は必ず腹部エコーを行い，腸重積症を鑑別する。

5 腹部CT検査

- Alvarado Score 7点以上，または卵巣ヘルニアを疑った場合（思春期女子では妊娠反応検査を先にする）。
- 上記1〜4の検査で診断が確定せず，何らかの感染性腸炎と診断した場合も，腹痛が2〜3日続いたら腹部CT検査を実施する。

帰宅とする基準

- 浣腸で腹痛が改善した場合。ただし，慢性便秘症（週に2回以下の排便かつ排便時に痛みを伴う）の場合は小児科専門に相談する。
- 食事歴や周囲の流行状況，便検査から細菌性腸炎またはウイルス性胃腸炎と考えられ，脱水所見がなく，腹痛が自制内である場合。
- 慢性的な腹痛（1カ月以上を目安）は帰宅とするが，必ず小児科専門医に相談する。

処方例

6歳，体重20kg。腹痛で受診

外来処置

- グリセリン浣腸　40mL　注腸

処　方

- 整腸薬（以下から1つ選択）
  - 乳酸菌・ビフィズス菌製剤（ビオフェルミン®またはラックビー®）
    1日2,000mg　分3　7日分
  - 酪酸菌製剤（ミヤBM®またはビオスリー®）
    1日1,000mg　分3　7日分
- アセトアミノフェン（カロナール®）細粒
  1回200mg　5回分　腹痛時（6時間以上空ける）
- 採血結果や食事歴から細菌性腸炎を疑う場合
  便培養後にホスホマイシン（ホスミシン®）ドライシロップ
  1日800mg　分3　5日分

処方の解説

(1) 整腸薬

- 下痢や便秘に伴う腹痛には，乳酸菌・ビフィズス菌製剤は1日100mg/kg。ただし1日6,000mgを超えない。
- 酪酸菌製剤（ミヤBM®またはビオスリー®）の場合は，1日50mg/kg。ただし1日3,000mgを超えない。
- 基本は分3だが，保育園で昼内服が難しい場合は分2でもよい。
- 整腸薬は下痢にも便秘にも有効な不思議な薬である。

(2) アセトアミノフェン

- 生後3カ月以上であればアセトアミノフェン処方可。
- 1回10〜15mg/kg。ただし1回500mgを超えない。
- 年齢に応じて坐剤，散剤，錠剤を使い分ける。剤形は保護者の意見を参考に決める。

(3) ホスホマイシン

- 細菌性腸炎には，ホスホマイシンカルシウムを1日40mg/kg，

第1章　総論

　　分3。ただし1日3,000mgを超えない。下限量だが細菌性腸炎には十分である。
- 実は細菌性腸炎に対して抗菌薬治療をすべきかは結論が出ていない[14]。しかし，小児科非専門医が小児の細菌性腸炎にファーストタッチする場合は抗菌薬投与が適切である。
- 整腸薬を併用する場合，ビオフェルミンR®やラックビー®Rはホスホマイシン系には有効ではない。ビオフェルミン®またはラックビー®を用いる（使い分ける必要がないミヤBM®やビオスリー®は便利である）。

再診のタイミング

- 浣腸後にいったん改善した腹痛が再燃した場合。
- 腸炎として帰宅となったが，腹痛が自制できないくらい強くなった場合や，翌々日になっても腹痛が持続している場合。
- 食欲不振や嘔吐を合併し，飲水できなくなった場合。
- 便培養を提出している場合は，培養結果が判明する日に合わせて再診予約を取る。
- 下肢に発疹が出てきた場合も再診すべきだが，このケースはまれであり，保護者に不安を与えるので，不要な説明である。

保護者への説明例

 5歳。突然発症した腹痛。浣腸後，腹痛は軽快

　浣腸してウサギのような便と，硬い便が出ました。その後，痛みも治まっていることから，便秘症による腹痛だったのでしょう。1週間分の整腸薬をお出しします。帰宅後すぐにお腹が痛くなるようであれば，ただの便秘症ではないかもしれませんので再度受診してください。また，今後このようなエピソードが繰り返される場合は慢性便秘症かもしれないので，小児科専門の先生に一度診てもらいましょう。

11歳，腹部の右側を痛がる。2日前にバーベキュー。体温37.8℃，Alvarado Score 7点

浣腸しても腹痛が治まらないことから，ただの便秘症ではないと考え，血液検査とお腹のCT検査と便潜血検査をしました。CT検査では虫垂炎ではなさそうです。血液検査では炎症反応が上がっており，便にも少し血が混じっています。2日前にバーベキューをしていることも踏まえると細菌性腸炎を疑います。便の培養検査をし，ホスホマイシンという抗菌薬を飲みましょう。4日後に便培養の検査結果を説明しますので，外来を受診してください。痛み止めとしてアセトアミノフェン錠をお出ししますが，それを飲んでも我慢できないような腹痛がある場合や，翌々日になっても腹痛が続く場合は再診してください。

入院とする基準

- 浣腸後も腹痛が自制できないほど強い場合。
- 食欲不振や嘔吐を合併し，脱水所見を認める場合や，飲水できない場合。
- 腸重積症，虫垂炎，精巣捻転，卵巣捻転，腹痛を認めるIgA血管炎。

引用文献
1) Robert M. Kliegman，他・著，衞藤義勝・監訳：ネルソン小児科学 原著第19版．エルゼビア・ジャパン，pp325-328，2015
2) 土肥直樹：レジデントノート，19：3049-3053，2018
3) 日本小児救急医学会・監：エビデンスに基づいた小児腸重積症の診療ガイドライン．へるす出版，2012
4) 岡田 正：系統小児外科学 改訂第2版．永井書店，pp538-542，2005
5) Robert M. Kliegman，他・著，衞藤義勝・監訳：ネルソン小児科学 原著第19版．エルゼビア・ジャパン，pp1579-1587，2015
6) 日本小児外科学会：急性虫垂炎（http://www.jsps.gr.jp/general/disease/gi/sg2qey）
7) Hyman PE, et al：Gastroenterology, 130：1519-1526, 2006

8) Biggs WS, et al : Am Fam Physician, 73 : 469-477, 2006
9) 村松俊範：小児科診療, 75：1921-1923, 2012
10) 笠井正志, 他・編著：HAPPY！こどものみかた 第2版. 日本医事新報社, p129, 2016
11) 服部文彦, 他：小児感染免疫, 27：271-278, 2016
12) Robert M. Kliegman, 他・著, 衞藤義勝・監訳：ネルソン小児科学 原著第19版. エルゼビア・ジャパン, pp1130-1133, 2015
13) 奥田真珠美, 他：小児内科, 44（増刊）: 368-369, 2012
14) 五十嵐 隆・編：小児科診療ガイドライン；最新の診療指針 第3版. 総合医学社, pp143-145, 2016
15) Samuel M : J Pediatr Surg, 37 : 877-881, 2002
16) Goldman RD, et al : J Pediatr, 153 : 278-282, 2008
17) 岡田 正：系統小児外科学 改訂第2版. 永井書店, pp692-695, 2005
18) 位田 忍, 他：小児内科, 40：727-729, 2008
19) 安井良僚, 他：日本腹部救急医学会雑誌, 33：941-945, 2013
20) Robert M. Kliegman, 他・著, 衞藤義勝・監訳：ネルソン小児科学 原著第19版. エルゼビア・ジャパン, pp1012-1015, 2015
21) 日本皮膚科学 血管炎・血管障害治療ガイドライン改訂版作成委員会・編：日本皮膚科学会雑誌, 127：299-415, 2017

第1章 総論

4 ★★★★ 嘔吐・下痢

ファーストタッチ

1 下痢に対する基本姿勢

- 急性の下痢があれば嘔吐があってもなくても，まずウイルス性胃腸炎（32 p226）である。

  Note 抗菌薬内服をしているのであれば薬剤性もありうる。ほかにもアレルギー性，甲状腺機能亢進症，副腎皮質不全，腫瘍，心因性などが鑑別疾患にあがるが[1]，筆者は"ひづめの音が聞こえたら，シマウマではなく馬を捜せ"の原則から，**急性の下痢はまずは胃腸炎**と考えるようにしている。

- 胃腸炎の原因で，夏はエンテロウイルス，冬はノロウイルス（20 p174），春はロタウイルス（20 p174），またアデノウイルス（15 p152）は1年を通して[2] みられる。発症した季節や，周囲の流行状況によって鑑別に加える。
- ロタウイルスはワクチン予防接種（ロタリックス®またはロタテック®）があり，接種済みであれば鑑別から外す。
- ノロウイルス，ロタウイルス，アデノウイルスは便の迅速検査が可能（ただしノロウイルスは3歳未満のみ）。
- エンテロウイルスは手足口病やヘルパンギーナ（19 p171）の所見があれば診断できるが，ない場合は診断できない。

2 嘔吐に対する基本姿勢

- 下痢がなく，嘔吐だけの場合は胃腸炎とはいえない。

  Note ウイルス性胃腸炎は嘔吐から発症することが多いが，常に"ウイルス性胃腸炎ではないかもしれない"と念頭に置きながら診療にあたる。

- 乳幼児期の尿路感染症（45 p292）の主訴が"発熱＋嘔吐"であることは多い[3]。
- 間欠的な腹痛や不機嫌があれば，腸重積症（34 p235）を鑑別疾患に加える。

第 1 章　総論

- 意識レベル低下，けいれん，大泉門膨隆があれば頭蓋内圧亢進症，細菌性髄膜炎（38 p252）を鑑別疾患に加え，小児科専門医に相談する。
- 腹痛，四肢冷感など末梢循環不全，ケトン臭があれば糖尿病性ケトアシドーシス（61 p377）を鑑別疾患に加え，静脈血液ガスで血糖とpHを同時に測る。高血糖（250mg/dL以上）とアシドーシス（HCO_3^- 18mEq/L未満）を認めたら[4]，小児科専門医に相談する。

(1) アセトン血性嘔吐症

- アセトン血性嘔吐症は小児科外来ではありふれた徴候である。嘔吐や頭痛を認める。アセトン血性嘔吐症は熱性けいれんと同じで，症状でしかない。
- 必ずアセトン血性嘔吐症に至った原因を考える。多いのは感染症（胃腸炎，上気道炎，下気道炎）で水分摂取不良となり，脱水からアセトン血性嘔吐症に至るケースである。
- 尿中ケトン2+以上で診断とする。

    Note 本来，高ケトン血症は血中β-ヒドロキシ酪酸の増加をもって診断する。尿検査で検出できるのはアセト酢酸のみであり，正確に高ケトン血症を把握できているわけではない[5]が，筆者の経験上，簡易的に尿中ケトン2+陽性で高ケトン血症としてもよいと考える。

- 低血糖を伴えばケトン性低血糖である（アセトン血性嘔吐症とケトン性低血糖は非常に近い病態である[5]）。低血糖時の血清を多めに採取できると，引き継ぐ小児科専門医に喜ばれる。

(2) 新生児，乳児の場合

- 新生児，乳児の嘔吐は生理的溢乳であることが最も多い。全身状態が良く体重増加が良好であれば病的な嘔吐ではないので心配いらない[6]。
- 哺乳後の体位，適切な哺乳量，脱気（げっぷ）のさせ方を指導する[6]。指導できない場合は助産師または小児科専門医につなぐ。
- 全身状態が良くない場合や体重増加が不良の場合は，胃軸捻転や腸回転異常，新生児−乳児消化管アレルギーなどを除外する必要があるので，小児科専門医につなぐ。

3 脱水の評価

- 嘔吐・下痢を認める児では，必ず脱水の程度を評価する。以下の（1）～（5）を組み合わせて総合的に判断する。

（1）症状による評価[7]

重症	・意識レベル低下や活気不良 ・血圧低下[*1]
中等症以上	・大泉門の陥凹 ・両目がくぼんでいる ・泣いているのに涙が出ない ・口腔粘膜の乾燥 ・尿量低下（オムツをしている年齢であれば保護者に聞けばわかる） ・ツルゴールの低下 ・CRT 2秒以上（ただし冬季で待合室が寒いときのCRTは参考にならない） ・頻脈[*2] ・手足が冷たい ・多呼吸[*3]だが陥没呼吸がない

[*1] 低血圧の定義は，収縮期血圧が70＋（年齢）×2未満。10歳以上は90未満[8]。
[*2] 頻脈の定義は以下に示す。
[*3] 多呼吸の定義は以下に示す。

年齢	頻脈 啼泣していないときの 覚醒時の心拍数（回/分）	多呼吸 呼吸数 （回/分）
乳児	180以上	53以上
幼児 （1〜3歳）	140以上	37以上
就学前小児 （4〜6歳）	120以上	28以上
学童	118以上	25以上
思春期	100以上	20以上

（2）体重による評価[9]

- 新生児，乳児では母子手帳を確認し，直近の体重と現在の体重を比較することでも脱水の程度を推量できる。

	体重減少率
重　症	10%以上
中等症	6〜9%
軽　症	3〜5%

（3）下痢と嘔吐の回数による評価[10]
- 下痢と嘔吐の回数は脱水の指標となる。筆者の経験では，下痢が1日数回であれば軽症，1日10回未満なら中等症，1日10回以上なら重症の脱水となりうる。嘔吐は1日1〜2回であれば軽症，1日5回未満なら中等症，1日5回以上なら重症の脱水となりうる。

（4）静脈血液ガスによる評価
- 静脈血液ガスでHCO_3^- 15mEq/L未満は重症脱水を示唆する（感度81.8%，特異度71.4%[10]）。
- BE −5〜−10mmol/Lまでは軽症，−15mmol/Lまでは中等症，−15mmol/Lを超えるなら重症の脱水である[10]。

（5）哺乳量による評価
- 新生児，乳児では哺乳量を尋ねる。完全母乳では吸いつき具合，人工乳であれば1回量と回数を確認する。
- 1日に体重（kg）×100mL以上飲めていれば脱水にはならないが，それ未満では脱水になりうると筆者は経験的に感じている。

4 経口補水療法

- 経口補水療法は軽症脱水には非常に有効な治療戦略である。
- OS-1®やアクアライト®は病院の売店や薬局で入手可能。味が気に入らなければ，水で2倍に薄めたりんごジュースも効果が高い[11]。
- 幼児期以降であればスプーンで1杯ずつ飲ませる。ティースプーン1杯はおよそ1mLである。
- 「CDC（米国疾病予防管理センター）ガイドライン」では，3〜4時間で50〜100mL/kgを投与し，下痢や嘔吐のたびに，体重10kg未満には60〜120mL，10kg以上には120〜240mLを投与とある[12]。かなり大変であるが，これができれば点滴は不要である。
- 乳児期の経口補水療法は難しい。母乳は継続し，粉ミルクも薄

める必要はない[12]）。1回量を普段の半分程度の量にし，回数を増やす。
- 離乳食が始まっている場合であれば，OS-1®やアクアライト®をスプーンであげてよい。
- 当院で使用している経口補水療法の指導書を示す（**図4-1**）。

経口補水療法について

経口補水療法の歴史
- 経口補水療法は1968年に誕生した治療です。
- コレラ感染の死亡率を30％から3.6％に改善させ、世界保健機関の統計によると年間100万人の子どもの命を救っています。

経口補水療法の効果
- 嘔吐を繰り返したり、何度も下痢したりして、脱水が心配なお子さんに対して、経口補水療法は有効です。
- 経口補水療法は、点滴と同じ効果があります。

飲ませるもの
- OS-1やアクアライトが望ましいです。手に入らないときはポカリスエットやアクエリアス、2倍に薄めたりんごジュースでも構いません。水1Lに食塩2gと砂糖35gを加えれば、アクアライトと同じ成分の飲み物になります。
- 母乳や粉ミルクを飲んでいるお子さんは、そのまま続けましょう（薄める必要はありません）。

飲ませかた
- 時間をかけて少しずつ飲ませましょう。
- 一例として、次のような飲ませ方があります（これは米国疾病管理予防センターの推奨に準じています）。

□ 体重が10kg未満

最初は5分おきに5mLずつ飲ませましょう。
吐かなければ、5分おきに10mLずつまで増やしましょう。3時間かけて約300mlの水分を摂りましょう。
途中で寝てしまった場合は、30～60分寝たら起こして飲ませてください。
もし吐いてしまったり下痢したりした場合は、そのたびに30分かけて約60mlの水分を追加してください。

□ 体重が10kg以上

最初は5分おきに5mlずつ飲ませましょう。
吐かなければ、5分おきに10mlずつ、15mlずつ、20mlずつまで徐々に増やしましょう。
3時間かけて約600mlの水分を摂りましょう。
途中で寝てしまった場合は、30～60分寝たら起こして飲ませてください。
もし吐いてしまったり下痢したりした場合は、そのたびに30分かけて約120mlの水分を追加してください。

食事の再開（母乳や粉ミルクを卒業しているお子さん向け）
- 長時間の絶食は、小腸の機能を悪化させるため、水分を十分に摂取した後は食事を再開したほうが良いです。
- 経口補水を開始して6時間後から、炭水化物と塩分と水分が多めの食事を再開しましょう。

再診の目安
- 嘔吐を繰り返し、水分を摂取できない場合。
- ぐったりしてきた場合や、顔色が悪くなってきた場合。

図4-1 当院の経口補水療法の指導書

5 輸　液

(1) 軽症脱水の場合
- 脱水が軽症であれば点滴は必要ない。しかし子どもが嘔吐すると，保護者は強く動転する。点滴を希望する保護者は多く，医学的な必要性がないことを理解してもらうには相当の時間と労力が必要であることを覚悟する。

(2) 中等症脱水の場合
- 小児科専門医は中等症の脱水でも経口補水療法を試みるが，非専門医は中等症の脱水に対しては輸液を選択したほうが無難である。その病院で最も使用されている初期輸液でよい。
- 輸液は20mL/kgを1〜2時間かけて投与する。
- 低血糖があるなら，10％ブドウ糖液2mL/kgの静注をする[13]。筆者はブドウ糖の静注ではなく，初期輸液の点滴ボトルに50％ブドウ糖液を追加し，糖濃度が5〜10％になるようにしている。

   Note　米国小児内分泌学会の「低血糖診療ガイドライン2015」によると，低血糖の定義は生後48時間以降の小児では血糖値<54mg/dL[14]。

(3) 重症脱水の場合
- 重症の脱水の場合はショック状態である。速やかに小児科専門医に相談する。
- 専門医はまず生食20mL/kgを5〜10分かけて急速投与し，うっ血性心不全徴候（SpO_2低下や肺雑音の増強，肝腫大）に注意しながら，意識状態が改善するまで繰り返す[15]。

(4) 心疾患を合併する場合
- 心疾患を有する児の脱水徴候では，小児科専門医に相談する。

検査をする基準

1 迅速検査
- 発症した季節や，周囲の流行状況によってノロウイルス，ロタウイルス，アデノウイルスの迅速検査を行う（ただしノロウイルス検査の保険適用は3歳未満）。ロタウイルスはワクチン予防接種済みであれば鑑別から外す。

2 血液検査，ルート確保

- 以下の場合は，全血算（CBC），CRP，電解質，AST，ALT，LDH，BUN，Cre，血液ガス，ルート確保を行う。

  - 中等症以上の脱水所見がある場合
  - 腹痛，四肢冷感など末梢循環不全，ケトン臭がある場合
  - 腸重積整復前
  - 発熱が72時間以上続く場合

3 尿検査

- "発熱＋嘔吐"がみられる2歳未満の児で，下痢がなく，問診や診察から呼吸器感染症と考えにくいケースでは，カテーテル尿で尿検査・尿培養を必ず行う。
- 脱水所見がある場合，尿検査で尿ケトンを把握しておいてもよい。

4 便培養，便潜血

- 「CRP 4mg/dL以上」や「1～5日前に加熱不十分な鶏肉や豚肉，卵を摂取」の場合は細菌性腸炎を鑑別に加え，便培養と便潜血を検査する。

5 その他

- 6歳未満（特に3歳未満）で，嘔吐に間欠的な腹痛・不機嫌があれば腸重積症を考え，腹部エコー検査をする。
- 嘔吐が目立つ場合，腹部X線検査を行ってもよいが，診断的価値は希薄である。鏡面像を認める場合，最も多いのは胃腸炎による麻痺性イレウスだが，確定には至らない。

帰宅とする基準

- 脱水がない場合。
- 軽症脱水では，経口補水療法を理解できる場合。
- 中等症の脱水では，輸液し，排尿が得られ，経口補水療法を理解できる場合。

第1章　総論

処方例

1歳，体重10kg。嘔吐と下痢

処方

- 五苓散顆粒
  1日1.5g　分3　2日分
- ＜嘔吐が強く，五苓散内服できない場合＞ドンペリドン（ナウゼリン®）坐剤
  10mg剤　1回1個　3回分　8時間おきに注腸
- 整腸薬（以下から1つ選択）
  - 乳酸菌・ビフィズス菌製剤（ビオフェルミン®またはラックビー®）
    1日1,000mg　分3　7日分
  - 酪酸菌製剤（ミヤBM®またはビオスリー®）
    1日500mg　分3　7日分

8歳，体重25kg。2日前にバーベキュー。今朝から嘔吐と下痢と腹痛。便潜血陽性，CRP 4.5mg/dL

処方

- ホスホマイシン（ホスミシン®）
  1日1,000mg　分3　5日分
- 整腸薬（以下から1つ選択）
  - 乳酸菌・ビフィズス菌製剤（ビオフェルミン®またはラックビー®）
    1日2,500mg　分3　7日分
  - 酪酸菌製剤（ミヤBM®またはビオスリー®）
    1日1,250mg　分3　7日分

処方の解説

(1) 五苓散

- 五苓散の制吐効果は高い。

  Note　わが国にはランダム化比較試験（RCT）による五苓散の制吐効果を示す論文がある[16]。食欲不振や腹痛を短縮させたという報告もある[17]。筆者の経験では，五苓散内服で吐いてしまっても制吐効果を望める。

- 1日0.15g/kgを20～30mLの湯に顆粒を混ぜ，電子レンジで10～30秒加熱し，完全に溶かす。氷を入れて冷やし，小さじ1杯程度から飲ませる[18]。
- 嘔吐しても，15～30分経過すれば再開する[18]。砂糖を加えてもよい[18]。
- どうしても五苓散を内服できない場合は，ドンペリドン（ナウゼリン®）坐剤を用いる。1回あたり3歳未満で10mg，3歳以上で30mg。8時間以上空けて再使用する。

(2) 整腸薬
- 下痢には乳酸菌・ビフィズス菌製剤を1日100mg/kg。ただし1日6,000mgを超えない。
- 酪酸菌製剤の場合は1日50mg/kg。ただし1日3,000mgを超えない。
- 基本は分3だが，保育園で昼内服が難しい場合は分2でもよい。
- 整腸薬は下痢にも便秘にも有効な不思議な薬である。ただし，嘔吐が強くて内服が難しい場合，整腸薬は必須ではない。

(3) ホスホマイシン
- 細菌性腸炎にはホスホマイシンカルシウムを1日40mg/kg，分3。ただし1日3,000mgを超えない。下限量だが細菌性腸炎には十分である。
- 実は細菌性腸炎に対して抗菌薬治療をすべきかは結論が出ていない。しかし，小児科非専門医が小児の細菌性腸炎にファーストタッチする場合は抗菌薬投与が適切である。
- 整腸薬を併用する場合，ビオフェルミンR®やラックビー®Rはホスホマイシン系には有効ではない。ビオフェルミン®またはラックビー®を用いる（ミヤBM®やビオスリー®は使い分けを要さず便利である）。

(4) 注　意
- 止瀉薬であるケイ酸アルミニウム（アドソルビン®），タンニン酸アルブミン（タンナルビン®），ロペラミド（ロペミン®）は小児の下痢症では使用しない。病原体の排泄

第 1 章　総論

を遅らせる危険性がある[19]。

再診のタイミング

- 尿量が減った場合や，泣いても涙が流れなくなった場合。
- 経口補水療法ができない場合。経口補水療法を指導した場合は，嘔吐症状が治まるまでは毎日脱水状態を再評価する。
- 便培養を提出している場合は，培養結果が判明する日に合わせて再診予約を取る。

保護者への説明例

> ●●● 2歳。嘔吐，下痢で来院
>
> 　嘔吐があると脱水が心配になりますね。現状は，涙はよく流れ，口の中も湿っていて，皮膚の張りも良いです。おしっこも出ているようですから，脱水の程度としては軽症です。この場合は点滴よりも経口補水療法を試すことを提案します。経口補水療法は点滴に比べて，家でも継続でき，子どもにとっても痛くないという利点があります（前述の経口補水療法を説明する）。吐き気止めの薬もお出しします。明日も脱水の状態が見たいので，外来に来てください。もしどうしても自宅で経口補水ができない場合は，当院（または夜間診療所）にご相談ください。

入院とする基準

- 低血糖を認める場合。
- 経口補水療法を自宅で行えない場合（理解不足，マンパワー不足などで）。
- 脱水が重症以上の場合。
- 脱水が中等症で，輸液によっても排尿を確認できない場合。

引用文献

1) 熊谷直樹：小児内科，44（増刊）: 60-61，2012
2) 服部文彦，他：小児感染免疫，27：271-278，2016
3) The National Institute for Health and Care Excellence（NICE）: NICE Clinical guideline 54; Urinary tract infection in under 16s; diagnosis and management. 2017（https://www.nice.org.uk/guidance/cg54）
4) 日本糖尿病学会・編著：糖尿病診療ガイドライン2016．南江堂，pp449-450，2016
5) 五十嵐　隆・編：小児科診療ガイドライン；最新の診療指針 第3版．総合医学社，pp413-417，2016
6) 川内恵美：小児内科，43（増大）: 1615-1618，2011
7) 五十嵐　隆・編：小児科診療ガイドライン；最新の診療指針 第3版．総合医学社，pp81-85，2016
8) American Heart Association：PALSプロバイダーマニュアル 2015（日本語版）．シナジー，pp29-67，2015
9) American Academy of Pediatrics, Provisional Committee on Quality Improvement, Subcommittee on Acute Gastroenteritis. Pediatrics : Pediatrics, 97 : 424-435, 1996
10) Hoxha TF, et al : Med Arch, 68 : 304-307, 2014
11) Freedman SB, et al : JAMA, 315 : 1966-1974, 2016
12) King CK, et al; Centers for Disease Control and Prevention : MMWR Recomm Rep, 52（RR-16）: 1-16, 2003
13) 堀　尚明：小児科診療，77（増刊）: 62-64，2014
14) Thornton PS, et al; Pediatric Endocrine Society : J Pediatr, 167 : 238-245, 2015
15) American Heart Association：PALSプロバイダーマニュアル 2015（日本語版）．シナジー，pp197-233，2015
16) 吉田政己：東洋医学，28：36-38，2000
17) Morita F, et al : Tradit Kampo Med, 4 : 89-93, 2017
18) 森　蘭子：小児科診療，77：1077-1081，2014
19) 吉田　真，他：小児科診療，77（増刊）: 1389-1393，2014

第1章 総論

5 ★★ 血便

ファーストタッチ

- 内科では血便で大腸がんを疑うことがあるかもしれないが，小児科では大腸がんを疑わない。
- 年齢と随伴症状で，血便の原因は絞られる。

1 生後6カ月未満

- 「粉ミルクがメインである場合」，「血便が線状の微量な出血でない場合」，「嘔吐や下痢，体重増加不良を伴う場合」は，小児科専門医に相談すべきである。

(1) リンパ濾胞過形成

- 母乳栄養がメインなら，リンパ濾胞過形成（リンパ濾胞増殖症）を考える。
- 大腸のリンパ節が母乳に含まれるさまざまな物質に対して反応し，腫大する。その過程で大腸粘膜が破れ，出血することがある。
- 便に線状の出血が混じることで気づかれる。出血には痛みは伴わず，児は元気である。
- 数カ月の経過で自然に治る[1]。頻度は比較的多い。

(2) ミルクアレルギー

- 粉ミルクがメインであるなら，ミルクアレルギー（牛乳に対する新生児-乳児消化管アレルギー）を考える。
- 血便単独のこともあるが，嘔吐や下痢，体重増加不良を伴うこともある。
- 新生児-乳児消化管アレルギーは非IgE依存性反応と考えられており[2]，牛乳の特異的IgE抗体検査では診断できない。アレルゲン特異的リンパ球刺激試験（ALST）やパッチテストが有用であるという報告はあるが，診断のゴールデンスタンダードは経口負荷試験である[3]。
- 嘔吐や下痢，体重増加不良を伴う場合は，小児科専門医にすぐ

54

に相談する。
- 血便単独であれば1週間後再診し，改善がなければ小児科専門医に相談する。

2 生後6カ月～6歳未満

- 出血量が多いときや間欠的不機嫌がある場合は入院となる。

(1) 腸重積症 (34 p235)
- 間欠的な不機嫌があれば，腸重積症を考える。
- 血便が主訴であってもなくても，乳幼児が外来の待合室で泣いているケースは腸重積症である。

  Note 診察室で泣くのはさまざまな要素があり判断不能だが，待合室でも泣くのは痛がっている。筆者は"外来の待合室で泣いている"という症状から腸重積症を2例発見した経験をもつ。

- "腹部腫瘤なし"はあてにならない。

  Note 腫瘤を触知できる腸重積症は半数前後である[4]。

- 初期の腸重積症では血便を認めない。逆に血便を認める腸重積症は重積から時間が経過しており，一刻の猶予もない。
- 診断は腹部エコーでtarget signを確認することであるが，技量が足りずエコーで診断できない場合でも，3歳未満で血便と間欠的不機嫌があるのであれば診断的に高圧浣腸をするべきである。

(2) 裂肛，若年性ポリープ
- 発熱，嘔吐，腹痛，下痢の症状がなく，明るい色の血便を認めれば，裂肛または若年性ポリープを考える。

  #### ①裂 肛
  - 裂肛は外科にコンサルトすると肛門鏡で確認してもらえる。
  - 通常1～3歳にみられ[5]，便秘症で硬便を排出したときに生じる。肛門粘膜の6時または12時方向に多い[5]。
  - 一度直腸肛門粘膜に亀裂が生じると，排便のたびに疼痛が生じ，排便を避けるようになり，ますます便秘症が増強する悪循環に陥る[5]。便秘症に対するコントロールを行うことで，裂肛は改善する。

②若年性ポリープ

- 若年性ポリープは小児期のポリープの大部分を占め[6]，直腸・S字状結腸に単発性に発生することが多い[6]。
- 4～6歳の男児に多い[6]。
- 直腸の若年性ポリープは肛門から脱出することもあれば，肛門鏡で確認できることもある。
- 若年性ポリープは悪性化することはなく[6]，出血の緊急性はないものの，血便が繰り返される場合は造影検査や内視鏡検査が必要となるので小児科専門医に相談する。

  Note 若年性ポリープから大量出血を来す可能性があるので，診断がつけば内視鏡的ポリープ切除術が推奨される[6]。

(3) メッケル憩室

- 無痛性で暗赤色またはレンガ色，ブルーベリー色の下血はメッケル憩室を考える。特徴的な便色は，憩室から胃酸が分泌されるためである。
- 2歳に多く[7]，初回の下血は5歳までである[8]。比較的多くの下血がみられ，入院時のHb値も5～6mg/dLまで下がる症例が多い[8]。
- テクネチウム-99mスキャンの感度は85％，特異度は95％である[7]。
- 絶食とH_2ブロッカー投与でほとんどが止血される[8]。とはいえ，入院が必要である。

3 6歳以降

(1) 発熱がある場合

- 発熱に腹痛を伴えば，細菌性腸炎（特にカンピロバクター属菌，サルモネラ属菌。33 p231）が考えられる。
- 便培養を行い，抗菌薬投与を考える。

  Note 細菌性腸炎は全年齢層にありうるが，6歳以上の血便では目立つ。

(2) 発熱がない場合

- 発熱がない場合は注意が必要である。
- 黒色便やタール便であれば，胃十二指腸潰瘍の可能性を考え

る。上部内視鏡検査やヘリコバクター・ピロリ菌検査が必要である。
- 鮮血便であればクローン病や潰瘍性大腸炎を考えなければならないが，これらはエピソードを繰り返すので，症状が発症したばかりで真っ先に疑う疾患ではない。

検査をする基準

1 6歳未満（特に3歳未満）で間欠的腹痛または間欠的不機嫌がある場合

- 腸重積症（34 p235）を考え，腹部エコー検査をする。
- 腸重積症の診断がつけば，全血算（CBC），CRP，電解質，AST，ALT，LDH，BUN，Cre，血液ガス，ルート確保を行う。
- 技量が足りずエコーで診断できない場合でも，3歳未満で血便と間欠的腹痛または間欠的不機嫌があるのであれば診断的に高圧浣腸をするべきである。

2 6歳以上で腹痛がある場合

- 小児科の腹痛は，頻度的に便秘症から疑うのが鉄則ではあるが，血便があるケースでは便秘症に伴う裂肛とは安易に考えず，血液検査を行う。CBC，CRP，電解質，AST，ALT，LDH，BUN，Cre，血液ガス，血液培養，便培養を検査する。
- もしCRPが陰性であれば，便秘症による裂肛を疑う。まだ浣腸を未施行であるなら実施し，腹痛が改善するかどうか確認する。その後，外科に肛門鏡を依頼する。

帰宅とする基準

- 母乳メインである乳児の元気な線状の血便。
- 便秘症による裂肛の血便。
- 細菌性腸炎を考えた場合は，脱水がなく，腹痛がアセトアミノフェンでコントロールできるとき。
- 若年性ポリープの出血はひとまず帰宅できる。

処方例

3歳，体重15kg。腹痛で受診。浣腸すると硬い便にフレッシュな血便を伴う。イチゴゼリー状ではない。腹部エコーで異常なし。血液検査で炎症反応の上昇なし。腹痛は浣腸により消失し，裂肛と診断

外来処置

- グリセリン浣腸　30mL　注腸
- 食事に果物や野菜を加えることを提案

処　方

- 強力ポステリザン®軟膏
  1日2回塗布　3日分
- 整腸薬（以下から1つ選択）
  - 乳酸菌・ビフィズス菌製剤（ビオフェルミン®またはラックビー®）
    1日1,500mg　分3　7日分
  - 酪酸菌製剤（ミヤBM®またはビオスリー®）
    1日750mg　分3　7日分
- 酸化マグネシウム（マグミット®）細粒
  1日750mg　分3　7日分

6歳，体重20kg。発熱，血便，下痢と腹痛で受診。2日前に焼肉屋に行った

処　方

- 整腸薬（以下から1つ選択）
  - 乳酸菌・ビフィズス菌製剤（ビオフェルミン®またはラックビー®）
    1日2,000mg　分3　7日分
  - 酪酸菌製剤（ミヤBM®またはビオスリー®）
    1日1,000mg　分3　7日分
- アセトアミノフェン（カロナール®）細粒
  1回200mg　5回分　腹痛時（6時間以上空ける）
- ＜便培養後＞ホスホマイシン（ホスミシン®）ドライシロップ
  1日800mg　分3　5日分

処方の解説

(1) グリセリン浣腸
- グリセリン浣腸は1回2mL/kg。ただし1回120mLを超えない。

(2) 強力ポステリザン®軟膏
- 裂肛に強力ポステリザン®軟膏を1日2回，3日分を処方するが，気休め程度である（商品名に"強力"とつく薬は大抵強力ではない）。

(3) 整腸薬
- 下痢や便秘がある場合は乳酸菌・ビフィズス菌製剤を1日100mg/kg。ただし1日6gを超えない。
- 酪酸菌製剤（ミヤBM®またはビオスリー®）の場合は，1日50mg/kg。ただし1日3,000mgを超えない。
- 基本は分3だが，保育園で昼内服が難しい場合は分2でもよい。
- 整腸薬は下痢にも便秘にも有効な不思議な薬である。ただし，嘔吐が強くて内服が難しい場合は，整腸薬は必須ではない。

(4) 酸化マグネシウム
- 便が硬い場合は酸化マグネシウムを1日50mg/kg。ただし1日2,000mgを超えない。
- 基本は分3だが，保育園で昼内服が難しい場合は分2でもよい。

(5) アセトアミノフェン
- 生後3カ月以上であれば腹痛に対して処方可。
- 1回10〜15mg/kg。ただし1回500mgを超えない。

(6) ホスホマイシン
- 細菌性腸炎にはホスホマイシンカルシウムを1日40mg/kg，分3。ただし1日3,000mgを超えない。
- 実は細菌性腸炎に対して抗菌薬治療をすべきかは結論が出ていない[9]。

第 1 章　総論

再診のタイミング

- リンパ濾胞過形成の場合はフォロー不要。
- ミルクアレルギー，若年性ポリープで血便以外の症状を認めない場合は，1週間後に再診。血便が続く場合は小児科専門医に相談する。
- 裂肛は1週間後に再診させ，便秘症に対して継続フォローする。「週に2回以下の排便」かつ「排便時に痛みを伴う」という状況が1カ月以上続く場合は，慢性便秘症として小児科専門医に相談する。
- 細菌性腸炎では，腹痛や下痢で水分摂取ができない場合や36〜60時間後に解熱しない場合に再診させる。経過が良好であっても，便培養結果に合わせて再診予約を取る。

保護者への説明例

 3歳。発熱や嘔吐，腹痛，下痢がなく，明るい色の血便を認める

　熱や下痢，嘔吐がないので，感染性の腸炎は考えにくく，年齢的には裂肛や若年性ポリープが考えられます。ただ，便秘症の様子もありませんので，裂肛よりも若年性ポリープの可能性を感じます。ポリープがあった場合，便がポリープの表面をこすって，出血することがあります。大量に出血しない限り，慌ててポリープを切除する必要はありません。経過を観察し，血便を繰り返すようであれば，造影検査や内視鏡検査を考えましょう。1週間後に再診予約を取らせてください。

3歳。腹痛で受診。浣腸すると硬い便にフレッシュな血便を伴う。イチゴゼリー状ではない。腹部エコーで異常なし。血液検査で炎症反応の上昇なし。腹痛は浣腸により消失し，裂肛と診断

便秘症で硬くなった便が，肛門の粘膜を傷つけて血が出ているのだと思います。便秘症を治していきましょう。便を柔らかくする薬と整腸薬をお出しします。1週間後にまた再診して，便の様子を教えてください。その後もしばらく便秘症に対してフォローします。「週に2回以下の排便」かつ「排便時に痛みを伴う」という状況になれば，小児科専門の先生に相談してみましょう。

 生後3カ月。母乳がメイン。便に線状の出血

リンパ濾胞過形成という状態だと考えます。母乳が赤ちゃんの腸管を元気にしすぎて，腸粘膜が活発になると少し血が出てしまうことがあります。赤ちゃんは健康です。母乳をやめる必要はありません。数カ月でこの血便は治まるので安心してください。

入院とする基準

- 腹痛や下痢で水分摂取ができない場合。
- 便培養から腸管出血性大腸菌が検出された場合。
- 腸重積症やメッケル憩室が疑われた場合（すなわち，出血量が多いときや間欠的不機嫌がある場合）。

第1章 総論

引用文献
1) 内田正志:小児内科,44(増刊):64-65,2012
2) Nowak-Węgrzyn A, et al : J Allergy Clin Immunol, 135 : 1114-1124, 2015
3) 伊藤浩明・編:食物アレルギーのすべて;基礎から臨床・社会的対応まで.診断と治療社,pp227-238,2016
4) 五十嵐 隆・編:小児科診療ガイドライン;最新の診療指針 第3版.総合医学社,pp227-233,2016
5) 岡田 正・編:系統小児外科学 改訂第2版.永井書店,p597,2005
6) 岡田 正・編:系統小児外科学 改訂第2版.永井書店,pp592-594,2005
7) Robert M. Kliegman,他・著,衞藤義勝・監訳:ネルソン小児科学 原著第19版.エルゼビア・ジャパン,pp1503-1504,2015
8) 岡田 正・編:系統小児外科学 改訂第2版.永井書店,pp523-528,2005
9) 五十嵐 隆・編:小児科診療ガイドライン;最新の診療指針 第3版.総合医学社,pp143-145,2016

第1章 総論

6 ★★★ 頭 痛

ファーストタッチ

1 基本的な姿勢

- "発熱＋頭痛"では中耳炎，副鼻腔炎，無菌性髄膜炎を鑑別疾患に加える。"発熱があれば感染症"とシンプルに考えるのは頭痛でも同じである。
- ただし，副鼻腔炎の診断基準をみればわかるとおり，副鼻腔炎は発熱を伴わないこともあるため[1]，咳嗽の期間や膿性鼻汁，後鼻漏には注意をする。
- アセトン血性嘔吐症も頭痛の原因として多い。

2 アセトン血性嘔吐症

- アセトン血性嘔吐症は小児科外来ではありふれた徴候である。嘔吐や頭痛を認める。アセトン血性嘔吐症は熱性けいれんと同じで，症状でしかない。
- 必ずアセトン血性嘔吐症に至った原因を考える。多いのは感染症（胃腸炎，上気道炎，下気道炎）で水分摂取不良となり，脱水からアセトン血性嘔吐症に至るケースである。
- 尿中ケトン2＋以上で診断とする。

    Note 本来，高ケトン血症は血中β-ヒドロキシ酪酸の増加をもって診断する。尿検査で検出できているのはアセト酢酸のみであり，正確に高ケトン血症を把握できているわけではない[2]が，筆者の経験上，簡易的に尿中ケトン2＋陽性で高ケトン血症としてもよいと考える。

3 中耳炎 (28 p209)

- 中耳炎による頭痛は実はそれほど多くない[3]。だが，耳鏡で鼓膜を観察することは簡単なので，必ず耳を診る習慣をつける。

第1章 総論

4 副鼻腔炎

- 副鼻腔炎による頭痛は多い[1]。発熱は必須ではない[1]（むしろ，ないことのほうが多い）。鼻漏や湿性咳嗽，後鼻漏を認める。

(1) 診断基準

> ①上気道炎に引き続き10日を超えて遷延して鼻漏[*1]または日中[*2]の咳嗽[*3]を認め，経過中に改善の傾向が認められない場合
> ②上気道炎がいったん軽快したのち，発熱，日中の咳嗽，鼻漏が増悪した場合
> ③39℃以上の発熱と膿性鼻漏が3日以上持続した場合
> なお，上気道炎のほとんどは9日以内に症状が改善傾向となるが，6〜7%は10日以上鼻漏や咳嗽が改善傾向なく持続し，診断基準①で副鼻腔炎と診断される

*1　鼻腔から鼻汁が垂れてみえる。性状は問わない。
*2　夜間に悪化することがあってもよい。
*3　咳嗽の質について記載はないが，急性副鼻腔炎の咳嗽は通常湿性である。鼻漏（または後鼻漏）を伴わず，乾性咳嗽のみが10日以上続く場合，筆者は副鼻腔炎ではないと考える。

〔Wald ER, et al; American Academy of Pediatrics : Pediatrics, 132 : e262-e280, 2013を参考に作成〕

Note　副鼻腔炎の重症度，治療は日本鼻科学会の「急性鼻副鼻腔炎診療ガイドライン」にも詳しく記載してある[4]。鼻漏（なし：0点，少量：1点，中等以上：2点），顔面痛・前頭部痛（なし：0点，軽度：1点，中等以上：2点），鼻汁・後鼻漏（漿液性：0点，粘膿性少量：2点，粘膿性中等以上：4点）で，合計1〜3点で軽症，4〜6点で中等症，7〜8点で重症である。頭痛の訴えが明確にできない小児に対しては，顔面痛・前頭部痛の項目を湿性咳嗽に置きかえる（咳がない：0点，咳がある：1点，睡眠を妨げるほどの咳：2点）[4]。ただし，急性鼻副鼻腔炎ガイドラインでは診断基準が明確ではないため，本書を読む研修医，総合診療医にとっては，診断基準と重症度を一律に理解できる米国小児科学会の基準のほうがわかりやすいと思われる。

(2) 治療

> **①軽症の場合（診断基準①）**
> - 3日間経過観察または抗菌薬治療を行う。
> - 「4週間以内の抗菌薬投与歴」，「喘息」，「中耳炎や肺炎の合併」がある場合は抗菌薬治療を行ったほうがよい。
> - 3日間経過観察を行い，改善がない場合は抗菌薬治療を行う。
>
> **②中等症の場合（診断基準②または③）**
> - 抗菌薬治療を行うべきである。米国では，副鼻腔炎の82%が抗菌薬投与されている。
> - 2歳以上なら，アモキシシリンを1日45mg/kg，分2。
> - 2歳未満や，診断基準②または③による副鼻腔炎，4週間以内に抗菌薬治療を受けた副鼻腔炎では，アモキシシリン・クラブラン酸配合剤（クラバモックス®）を1日96.4mg/kg，分2。

〔Wald ER, et al; American Academy of Pediatrics : Pediatrics, 132 : e262-e280, 2013を参考に作成〕

- 抗菌薬については，米国と日本の起炎菌・耐性菌の比較から，一律にアモキシシリン1日80mg/kg，分2～3でよいという意見もある[5]。筆者は中耳炎と副鼻腔炎の治療をシンプルに理解する目的で，軽症の副鼻腔炎（診断基準①）には抗菌薬非投与，L-カルボシステイン内服，鼻吸引指導で3日間観察し，症状が改善しなければアモキシシリン1日40mg/kg，分3を，中等症の副鼻腔炎（診断基準②または③）にはアモキシシリン1日80mg/kg，分3としている。
- ウォーターズ法やコールドウェル法による顔面X線検査は米国小児科学会では推奨されていない（上気道炎のみでも粘膜肥厚があることや，撮影時に児が泣くと上顎洞の含気が低下するため）[1]。ただ，鼻道所見をとることができない状況では診断の一助になり，上顎洞含気の有無や左右差，粘膜肥厚，液面形成の有無を確認してもよいという意見もある[5]。耳鼻科医に相談しやすい環境であるなら，鼻道検査を依頼するとよい。

5 無菌性髄膜炎 (37 p248)

- 無菌性髄膜炎の起炎ウイルスはエンテロウイルスが最多（80%以上）で，次いでムンプスウイルスが多い[6]。
- 口腔内や全身，耳下腺を診察し，ヘルパンギーナや手足口病

([19] p171），おたふくかぜ（流行性耳下腺炎，[25] p198）がないか確認する。

- ガンマグロブリン大量療法後やワクチン予防接種後に無菌性髄膜炎を経験することがある。

  Note 予防接種ではおたふくかぜワクチンが原因であることが多く，接種後1〜10％に無菌性髄膜炎がみられる[7]。

- 項部硬直は学童期以降では重要な所見である。一方で，新生児や乳児の髄膜炎では項部硬直は認められず，代わりに大泉門膨隆で気づかれることがある[6]。

- いずれの年齢でも，診断には髄液検査が必要である。

  Note 無菌性髄膜炎は対症療法しかないものの，症状が遷延することもあり，髄液検査でしっかりと確定診断しておくことが肝要であると筆者は感じている。

6 その他の感染症

- アセトン血性嘔吐症，中耳炎，副鼻腔炎，無菌性髄膜炎が否定された場合は，頭痛は発熱に付随するものと考え，発熱に対する対応を優先させる。

  Note インフルエンザやアデノウイルスは頭痛を引き起こすことが多いように筆者は感じている。

7 二次性頭痛

- 発熱を伴わない頭痛では，二次性頭痛（器質的疾患）を鑑別する。

  Note ちなみに国際頭痛分類[8]では，中耳炎，副鼻腔炎，無菌性髄膜炎も二次性頭痛の一種である。

（1）頭部MRI・MRA検査による鑑別

- くも膜下出血，脳腫瘍，もやもや病，脳動脈瘤，急性散在性脳脊髄炎（ADEM），慢性硬膜下血腫（虐待や事故による頭部外傷を含む），側頭葉てんかん，一過性脳虚血性発作，起立性調節障害，急性腎炎など，鑑別疾患は多岐にわたるが，血圧測定と頭部MRI・MRA検査で多くを除外できる。

  Note 国際頭痛分類では，起立性調節障害は二次性頭痛ではない。

- 頭部MRI・MRA検査を行う基準は以下のとおりである。

> **①頭部MRI・MRA検査を行う基準**
> - 薬物療法によって6カ月以内に改善しない頭痛
> - 乳頭浮腫，眼振，歩行・運動障害を有する頭痛
> - 片頭痛の家族歴を有さない頭痛
> - 意識障害または催吐を伴う頭痛
> - 睡眠と覚醒を繰り返す頭痛
> - 中枢神経疾患の家族歴や診療歴を有する頭痛など
>
> **②特に緊急で頭部MRI・MRA検査を行う基準**
> - 5歳以下
> - 5分以内に最強点に達する超急性の経過
> - 神経所見の合併
> - 発疹や頭部の圧痛
> - 外傷
> - 感染
> - 高血圧（高血圧に気づくために，必ず血圧測定を行う[1]）

〔日本神経学会，他・監：慢性頭痛の診療ガイドライン2013，医学書院，pp6-8, pp12-15, 2013を参考に作成〕

- 筆者は救急外来における頭痛について，頭痛の強さ，意識レベル，神経症状を確認し，緊急度を決めている。「いままでで経験したことがないほどの強い痛み」や「意識障害」，「けいれんや失調，片麻痺」がある場合は緊急撮影する。

- 「後頭部痛」や「朝に嘔吐する」，「頭痛で目が覚める」は危険な二次性頭痛を疑わせるので，筆者は緊急でないにせよできるだけ早期にMRI・MRA検査を行っている。

(2) そのほか鑑別時の注意

- MRI検査では，念のため副鼻腔炎がないかもチェックする。特に，鼻漏や咳嗽が10日以上持続する場合は注意する。

  Note 上気道炎後に10日以上鼻漏や咳嗽が伴うだけで臨床的には急性副鼻腔炎である[1]。

- 国際頭痛分類に従えば，起立性調節障害は二次性頭痛ではないが[8]，頭痛の鑑別には重要である。まず身体症状項目（43 p283）を確認する。

8 一次性頭痛 (44 p286)

- 感染所見がなく，二次性頭痛が否定されれば，鎮痛薬で様子を

みる。症状が1カ月以上続く場合は，一次性頭痛を念頭に小児科専門医に相談する。

検査をする基準

1 血液検査

- 頭痛に対して血液検査は有用ではないが，血清アミラーゼ高値はおたふくかぜの診断に有用である。
- 中等症以上の脱水では，血液検査，ルート確保を行う。

2 尿検査

- 頭痛と脱水所見を認める場合は尿検査で尿中ケトンを確認してもよい。

3 顔面X線検査，鼻道検査

- 「咳嗽や鼻漏が10日以上続く場合」や「膿性鼻汁，後鼻漏を認める場合」は，ウォーターズ法やコールドウェル法による顔面X線検査，耳鼻科医による鼻道検査を行う。

4 髄液検査

- 「手足口病やおたふくかぜに伴う頭痛」や「項部硬直」がある場合は積極的に髄液検査を行う。
- くも膜下出血の診断にも髄液検査は有用である。

5 頭部MRI・MRA検査

- 「いままでで経験したことがないほどの強い頭痛」や「意識障害」，「けいれんや失調，片麻痺」がある場合は，緊急で頭部MRI・MRA検査を行う。

帰宅とする基準

- 頭痛が自制内で，嘔吐による脱水がなければ外来で経過をみることは可能。ただし，診断のために髄液検査を行った場合は，

髄液検査に関連する痛みの観察をするため入院が望ましい。

処方例

6歳，体重20kg。中等症の副鼻腔炎

処 方

- アセトアミノフェン（カロナール®）細粒
  1回200mg　5回分　痛いときに（6時間以上空ける）
- アモキシシリン（パセトシン®またはサワシリン®）細粒
  1日1,500mg　分3　5日分
- L-カルボシステイン（ムコダイン®）ドライシロップ
  1日600mg　分3　7日分

処方の解説

(1) アセトアミノフェン

- 生後3カ月以上であればアセトアミノフェン処方可。
- 1回10～15mg/kg。ただし1回500mgを超えない。
- 年齢に応じて坐剤，散剤，錠剤を使い分ける。剤形は保護者の意見を参考に決める。

(2) アモキシシリン

- 軽症の中耳炎（28 p209）や副鼻腔炎には，3日間の鼻吸引処置とL-カルボシステイン内服で軽快傾向を認めない場合に限り，アモキシシリンを1日40mg/kg，分3，5日分。ただし1日1,000mgを超えない。

- 中等症以上の中耳炎や副鼻腔炎には，アモキシシリンを1日80mg/kg，分3，5日分。ただし1日1,500mgを超えない。

  Note 実は高用量アモキシシリンの上限については，一定の見解がない。「今日の治療薬」では添付文書外の実地的な処方量として，成人で1日1,500mgの使用について記載がある[11]。「急性鼻副鼻腔炎治療アルゴリズム」[4] および「小児急性中耳炎診療ガイドライン」[12] でも，1日1,500mgを上限としている。小児科関連の本でも高用量アモキシシリンは1日1,500mgを上限とする記載があり[13]，本書でも高用量アモキシシリンの上限を1日1,500mgとした。

（3）L-カルボシステイン

- 中耳炎や副鼻腔炎には，L-カルボシステインを1日30mg/kg，分3，7日分。ただし1日1,500mgを超えない。

（4）その他

- 鼻がかめない年齢は，鼻吸引の指導も大切である。
- 抗菌薬関連の下痢を予防する目的で整腸薬を併用する場合は，ビオフェルミンR®またはラックビー®Rを1日100mg/kg，分3，もしくはミヤBM®またはビオスリー®を1日50mg/kg，分3で処方する。

再診のタイミング

- 発熱を伴っている場合は，現時点から36〜60時間後に解熱しないときに再診（血液検査で炎症反応をフォローすべき）。
- 発熱がなく，重症感がない場合は，鎮痛薬投与で1週間後に再診する。頭痛が続いているようであれば二次性頭痛の鑑別をする目的で頭部MRI・MRA検査を行う。

Note なお，「慢性頭痛の診療ガイドライン2013」にあるとおり，頭痛以外に症状がなく，片頭痛の家族歴がある場合は，画像検索を6ヵ月待機することが可能である。

保護者への説明例

 5歳。2週間続く湿性咳嗽と頭痛

　口を見ると，鼻水が喉の奥に垂れ込んでいました。レントゲンでも副鼻腔に膿がたまっているようにみえます。おそらく副鼻腔炎だと思います。まずは抗菌薬治療をしてみましょう。来週も外来とレントゲンを予約しておきますので，経過を教えてください。もし頭痛が耐えられないくらい痛くなったり，発熱や嘔吐，けいれんなどの新しい症状が出てきたりした場合はご連絡ください。

10歳。発熱と頭痛。おたふくかぜワクチンは未接種で，感染歴なし

耳の下が腫れています。血液検査でアミラーゼが高く，耳下腺炎と診断します。おたふくかぜとして矛盾がありません。この病気は髄膜炎を起こすことがあります。お子さんは頭痛が強く，項部硬直という髄膜炎所見があるので髄膜炎の可能性は高いです。診断には髄液検査が必要です。髄液検査後の安静を保つためにも，入院が望ましいです。髄膜炎症状は7～10日ほど続くこともあり，治るには時間がかかります。鎮痛薬や補液で治療していきましょう。

入院とする基準

- 髄液検査を施行した場合。
- 嘔吐を伴い，脱水がみられる場合。
- 「いままでで経験したことがないほどの強い頭痛」，「意識障害」，「けいれんや失調，片麻痺」などの症状があり，緊急で頭部MRI・MRA画像を撮影し，異常所見を認めた場合（小児神経専門医または脳外科医の協力が必要）。

引用文献
1) Wald ER, et al; American Academy of Pediatrics：Pediatrics, 132：e262-e280, 2013
2) 五十嵐　隆・編：小児科診療ガイドライン；最新の診療指針 第3版．総合医学社，pp413-417，2016
3) 浅井正嗣：小児内科，48：1210-1212，2016
4) 日本鼻科学会 急性鼻副鼻腔炎診療ガイドライン作成委員会・編：日本鼻科学会会誌，49：143-198，2010（http://minds4.jcqhc.or.jp/minds/ar/20130516_Guideline.pdf）
5) 成相昭吉：小児科診療，78：1365-1370，2015
6) 瀬島　斉：小児内科，44（増刊）：694-695，2012
7) 国立感染症研究所：おたふくかぜワクチンについて（https://www.niid.go.jp/niid/ja/allarticles/surveillance/2349-iasr/related-articles/related-articles-440/6832-440r11.html）
8) 国際頭痛学会 頭痛分類委員会・著，日本頭痛学会 国際頭痛分類委員会・訳：国際頭痛分類 第3版beta版．医学書院，pp50-151，2014

第1章 総論

9) 日本神経学会, 他・監:慢性頭痛の診療ガイドライン2013. 医学書院, pp12-15, 2013
10) 笠井正志, 他・編著:HAPPY！こどものみかた 第2版. 日本医事新報社, pp201-207, 2016
11) 浦部晶夫, 他・編:今日の治療薬. 南江堂, p39, 2018
12) 日本耳科学会, 他・編:小児急性中耳炎診療ガイドライン 2013年版. 日本耳科学会, pp71-74, 2013
13) 児玉和彦:症状でひらめく子供のコモンディジーズ. メディカ出版, p127, 2018

第1章 総論

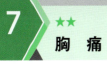

7 ★★ 胸痛

ファーストタッチ

1 基本姿勢

- 胸痛を主訴に小児科外来を受診する患者の頻度は，全体の0.5％。11〜14歳が多い[1]。

  Note 内科のトレーニングを受けた初期研修医は，まず心疾患（冠動脈疾患，心筋炎，不整脈，大動脈解離など）を考えるが，**小児科の胸痛が心疾患である確率は2％しかない**[1]。

- 修復術の既往がある心疾患と川崎病は冠動脈疾患のリスクとなり，マルファン症候群は解離性大動脈瘤のリスクとなる[2]（マルファン症候群は気胸のリスクにもなる[3]）。

2 特発性胸痛

- 小児の胸痛の約50％が特発性胸痛である[1]。原因不明。
- 除外診断が唯一の診断である。
- 胸痛は鋭い痛みで，持続時間は数秒〜数分。深呼吸で増悪することが多い。
- 場所は前胸部正中か乳腺の下。
- 安静時でも運動時でも起こりうる。痛くてうずくまるということはない[1]。

3 肋軟骨炎

- 約20％が肋軟骨炎である[1]。原因不明。
- 運動時や咳嗽時に痛む。
- 左側の胸骨肋骨関節の2〜5番目の複数関節に圧痛がある[1]（ある程度強く押さないとわからないときがある）。痛みは鋭く，持続時間は数秒〜数分[1]。
- 鎮痛薬で経過観察し，数週間で自然軽快する。

第 1 章　総論

4　心因性胸痛

- 約8％が心因性である。

  Note　「HAPPY！こどものみかた」には20〜30％とあるが[3]，特発性胸痛との境界が不明瞭で，正確な頻度は不明である。

- 頭痛や腹痛など症状が多彩で，起立性調節障害（43 p281）や過換気症候群，パニック障害を合併することもある[1]。

5　気管支喘息発作，胸膜炎，気胸

- 約20％が呼吸器疾患由来である[1]。
- 肺野に広く聴取されるwheezesやrhonchiがあれば気管支喘息発作（50 p320）を，胸部X線画像で肺炎像があればマイコプラズマ肺炎（23 p181）に代表される胸膜炎，free airがあれば気胸と診断する。

6　心筋炎，心筋梗塞，不整脈

- 心疾患は約2％である[1]。
- 心筋炎（62 p381），心筋梗塞，不整脈の診断に心電図は有用である。

検査をする基準

- 胸痛患者には全例心電図と胸部X線検査を施行する。これらに異常がなければ肋軟骨炎か特発性胸痛と考える。左側の胸骨肋骨関節の2〜5番目の複数関節に圧痛があれば肋軟骨炎である。
- 心電図に異常があれば，心エコー検査と血液検査〔全血算（CBC），CRP，電解質，AST，ALT，LDH，CK，CK-MB，BUN，Cre，血液ガス，BNP，トロポニンT〕を実施する。
- 胸部X線画像で肺炎像を認めた場合は，マイコプラズマLAMPとCBC，CRP，血液培養を行う。

帰宅とする基準

- 心電図と胸部X線画像に異常がなく，肺野に広く聴取されるwheezesやrhonchiもない場合。

処方例

> 8歳，体重30kg。1カ月前からときどき胸が痛む。心電図と胸部X線検査で異常なし
>
> 🏷 **処 方**
> - アセトアミノフェン（カロナール®）錠
>   1回200mg　1回2錠　5回分　痛いときに（6時間以上空ける）

処方の解説

- 痛みに対するアセトアミノフェンは1回10〜15mg/kg。ただし1回500mgを超えない。
- 年齢に応じて散剤，錠剤を使い分ける。剤形は保護者の意見を参考に決める。

再診のタイミング

- 特発性胸痛や肋軟骨炎であれば再診不要。

保護者への説明例

> 💬 11歳。2カ月前からときどき胸が痛む。痛みは数分で消える
>
> 　心電図，胸部レントゲンに異常がありませんでした。おそらく特発性胸痛という，怖くない胸痛だと思います。痛みはやがて気にならなくなるはずです。もし痛みが長く続き，日常生活にさし障りがあれば，またご相談ください。

入院とする基準

- 心電図と胸部X線画像に異常があるとき。
- 肺野に広く聴取されるwheezesやrhonchiがある場合は，気管支喘息発作（50 p320）を参照。

引用文献
1) 土橋隆俊：小児科診療，80：27-33，2017
2) Robert M. Kliegman，他・著，衞藤義勝・監訳：ネルソン小児科学 原著第19版．エルゼビア・ジャパン，p1782，2015
3) 笠井正志，他・編著：HAPPY！こどものみかた 第2版．日本医事新報社，pp162-166，2016

第1章 総論

8 発疹

★★★★★

ファーストタッチ

1 基本姿勢

- 発疹を正しく診断するのはとても難しい。とにかく写真を撮って，カルテに残す。
- 水痘と麻疹は空気感染するので，必ず隔離してから診察を進める。

- 発疹には治療可能なものと，治療不可能なものがある。治療可能な発疹を見つけ出すトレーニングを優先し，治療不可能な発疹については"わからない"でも結果的にはほとんど問題とならない。

  Note 診断をつけられないことで保護者や患児に不安を与えたり，感染拡大予防の措置が取れなかったりはするので，診断できたほうがよいことに異論はない。

- 治療可能な発疹は，蕁麻疹，多形滲出性紅斑，スティーブンス・ジョンソン症候群，水痘，単純ヘルペスウイルス感染症（ヘルペス性歯肉口内炎，口唇ヘルペス，カポジ水痘様発疹症），伝染性膿痂疹（とびひ），ブドウ球菌性熱傷様皮膚症候群（SSSS），溶連菌感染症，川崎病，アトピー性皮膚炎，IgA血管炎である。
- 治療不可能な発疹は，麻疹，風疹，突発性発疹，伝染性紅斑，伝染性軟属腫（漢方薬や皮膚科的治療は部分的に奏効する），手足口病，ジアノッティ症候群，伝染性単核球症，その他のウイルス感染に関連する中毒疹である。
- 上記疾患とは別に，新生児期や1カ月健診でよく相談される皮膚疾患は，サモンパッチ，ウンナ母斑，単純性血管腫，新生児中毒性紅斑，新生児TSS様発疹症（NTED），乳児血管腫，新生児ざ瘡，乳児脂漏性皮膚炎，太田母斑，異所性蒙古斑，色素性母斑，扁平母斑，おむつ皮膚炎，皮膚カンジダ症が代表的で

第1章　総論

ある。

2　治療可能な発疹への対応

(1) 蕁麻疹（図8-1, 53 p334）

- 発熱なし。掻痒感あり。膨疹。24時間以内に消失する[1]が，別の場所に新規発症するので移動したように見える。
- 小児科外来で蕁麻疹に対応するときは，以下の3点に留意しながら診察を進める。

> ①Ⅰ型アレルギー（非アナフィラキシー）
> - 食物摂取や薬剤によって蕁麻疹が出現する場合は，Ⅰ型アレルギーによる蕁麻疹であり，24時間以内に改善する。
>
> ②アナフィラキシー（48 p310）
> - Ⅰ型アレルギーのうち，呼吸器症状（咳嗽や喘鳴，嗄声）や消化器症状（腹痛や嘔吐），循環器症状（意識レベル低下）を伴う場合はアナフィラキシーである。
>
> ③急性特発性蕁麻疹
> - 呼吸器症状（咳嗽や喘鳴，嗄声）や消化器症状（腹痛や嘔吐），循環器症状（意識レベル低下）がなく，いままでで食物アレルギーの指摘がない（および，初めて摂取したものがない）のであれば，多くが急性特発性蕁麻疹（特に原因のない蕁麻疹）である。
> - アレルギー検査はすべきではない。特にいままで食べていて問題なかった食材に関しては絶対にアレルギー検査をしてはいけない。混乱させるだけである。
> - 急性特発性蕁麻疹は移動しながら，通常は長くても10日以内[2]で軽快する。
>   **Note**　筆者の経験では急性特発性蕁麻疹は2～3歳に多く，24時間以内に改善しない。約5日の経過で改善するケースが多い。
> - 急性特発性蕁麻疹と診断した後も，エピソードが多い場合や1カ月以上遷延する場合は，慢性蕁麻疹を鑑別するために小児科専門医に相談する。

- Ⅰ型アレルギー（非アナフィラキシー）または急性特発性蕁麻疹の場合は，抗ヒスタミン薬の外用，内服を行う。アナフィラキシーの場合は，アドレナリン筋注を速やかに実施できるように準備する。

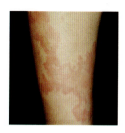

図8-1 蕁麻疹

〔久保田由美子,監:薬剤師・登録販売者のための知っておきたい皮膚症状.じほう,p15,2013より〕

皮膚症状のみのⅠ型アレルギーまたは急性特発性蕁麻疹

処 方

- 抗ヒスタミン外用薬(以下から1つ選択。1日数回,塗布)
  - ジフェンヒドラミン(レスタミンコーワ)クリーム
  - ジフェンヒドラミンラウリル(ベナパスタ®)軟膏
  - クロタミトン(オイラックス®)クリーム
- 抗ヒスタミン内服薬(以下から1つ選択。皮膚症状のみのⅠ型アレルギーでは1日分,急性特発性蕁麻疹では5日分)
  - フェキソフェナジン(アレグラ®)ドライシロップ
    生後6カ月以上:1日30mg 分2(食後)
    2歳以上:1日60mg 分2(食後)
    12歳以上:1日120mg 分2(食後)
  - エピナスチン(アレジオン®)ドライシロップ
    1歳以上:1日0.5mg/kg 分1(ただし1日20mgを超えない)
  - レボセチリジン(ザイザル®)シロップ
    生後6カ月以上:1日1.25mg 分1
    1歳以上:1日2.5mg 分2(朝食後・就寝前)
    7歳以上:1日5mg 分2(朝食後・就寝前)
    15歳以上:1日5mg 分1(就寝前)
  - オロパタジン(アレロック®)顆粒
    2歳以上:1日5mg 分2(朝食後・就寝前)
    7歳以上:1日10mg 分2(朝食後・就寝前)
  - ロラタジン(クラリチン®)錠
    3歳以上:1日5mg 分1(食後)
    7歳以上:1日10mg 分1(食後)

第1章　総論

処方の解説

- 蕁麻疹に対する抗ヒスタミン内服薬が頓用で使われやすいことから，筆者は1日1回の薬が使いやすいと感じている。つまり，生後6カ月以降の乳児にはザイザル®シロップを使用し，1歳以上ではアレジオン®ドライシロップを使用している。

(2) 多形滲出性紅斑（図8-2, 52 p329）

- 口唇ヘルペスの1～2週間後に発症することが多く[3]，基本的に発熱を伴わない。ただし，ヘルペス性歯肉口内炎に伴う多形滲出性紅斑では発熱あり[4]。
- マイコプラズマ肺炎や溶連菌感染症に伴うこともあり，この場合は発熱や呼吸器症状を伴う[5]。
- 5～20mm大の境界明瞭の紅斑で[6]，触ると盛り上がりを感じる。

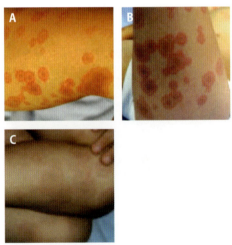

図8-2　4歳，溶連菌感染症に伴う多形滲出性紅斑
境界明瞭で辺縁が盛り上がっている。A：発熱4日目。B：発熱5日目。C：発熱6日目にガンマグロブリン投与をした翌日。
〔Vierucci F, et al : Ital J Pediatr, 39 : 11, 2013より〕

蕁麻疹では紅斑の中央が盛り上がるが，多形滲出性紅斑では境界が盛り上がる。一部環状で，紅斑の中に正常部位が存在する。掻痒感を伴うこともある[7]。癒合して地図状になることもある。粘膜疹はない。

Note 粘膜疹のある多形滲出性紅斑をEM majorとよぶこともあるが[6]，むしろスティーブンス・ジョンソン症候群と考えるべきである。

- 発熱または呼吸器症状がある場合は，マイコプラズマ抗体，マイコプラズマLAMP，胸部X線検査，溶連菌迅速検査を実施する。
- 治療は抗ヒスタミン薬の内服と外用。マイコプラズマ肺炎や溶連菌感染症に伴う多形滲出性紅斑では，抗菌薬投与が有用である。

Note ステロイドは単純ヘルペスウイルス感染だった場合の罹患期間の遷延が危惧される[7]。口唇ヘルペスに対する抗ヘルペス薬は発症予防には有用であるが，多形滲出性紅斑自体に有用という報告はない。

(3) スティーブンス・ジョンソン症候群（図8-3, 52 p330）

- 多形滲出性紅斑に粘膜疹（口腔内や眼）があれば，スティーブンス・ジョンソン症候群である。
- 表皮剥離が体表面積の10%を超えれば中毒性表皮壊死症（TEN）である[8]。TENではニコルスキー現象（一見正常な皮膚をこすると表皮剥離を生じる）を伴う。
- 原因は薬剤，もしくはマイコプラズマ，単純ヘルペスウイルス，

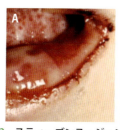 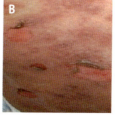

図8-3 スティーブンス・ジョンソン症候群，TEN
A：24歳，マイコプラズマ感染に伴うスティーブンス・ジョンソン症候群。口腔粘膜の剥離がある。B：1歳6カ月，アモキシシリン・クラブラン酸配合剤によるTEN。ニコルスキー現象がみられる。
〔Meyer Sauteur PM, et al：Front Microbiol, 7：329, 2016／
Fathallah N, et al：Pan Afr Med J, 14：38, 2013より〕

溶連菌に代表される感染症である。いずれにしても入院管理が必要である。

(4) 水痘（図8-4, 26 p202）

- 紅斑，水疱，痂皮が同時に存在。新旧混在とも表現する。体の全身に生じ，口腔内や陰部にも認める。頭皮にもあれば間違いなく水痘である。
- 水痘予防接種を受けているか確認することが重要。

  Note 本当はワクチン接種者も軽症水痘は発症しうる。これをブレークスルー水痘という[9]。

- 潜伏期間は14日[9]。発疹は2～3日でピークとなり[9]，5～7日で痂皮化する[9]。すべての発疹が痂皮化すれば登校可能となる。
- 皮疹は痒いので，掻きむしり二次感染を起こすことがある。

> 🔖 **処　方**
>
> - 抗ウイルス薬（以下から1つ選択）
>   - アシクロビル（ゾビラックス®）顆粒
>   1日80mg/kg　分4　5日分（ただし1日3,200mgを超えない）
>   - バラシクロビル（バルトレックス®）顆粒
>   1日75mg/kg　分3　5日分（ただし1日3,000mgを超えない）
> - フェノール・亜鉛華リニメント
>   1日数回　塗布
>   **Note** なければ抗ヒスタミン系の外用薬でもよい。

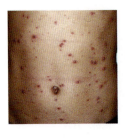

図8-4　水痘
まだ痂皮化がみられない。この後一部が痂皮化することで，新旧混在がわかりやすくなる。
〔https://commons.wikimedia.org/wiki/File:Varicela_Aranzales.jpgより〕

(5) ヘルペス性歯肉口内炎（24 p190）

- 単純ヘルペスウイルス1型の初感染で発症。
- 歯肉や口腔粘膜，唇の裏側，舌に水疱や潰瘍が多発する。歯肉

は発赤・腫脹し,出血することもある。高熱（40〜40.6℃）と疼痛を伴う下顎・頸部リンパ節腫脹を認める[10]。

- 水疱は2〜3日で浅い潰瘍へと進行する[10]。熱は4〜5日[11]，口の中の痛みは1〜2週間続くが[10, 11]，**発症72時間以内の治療は重症度と罹患期間を改善する**[10]。
- 痛みが激しく，水分摂取不良や内服困難になることもあるため，入院を要することも多い。
- ヘルパンギーナの水疱が咽頭後壁や口腔粘膜の後部に限局するのに対し，単純ヘルペスウイルスの水疱は広範囲なのが特徴的だが，臨床所見だけでは鑑別が難しい場合がある。
- リンパ節腫脹は数週間続くことがある[10]。
- 生後6カ月〜5歳に多いが[10]，5歳以降でももちろんみられる。
- 潜伏期間は2〜10日[3]。

> 🏷 **処　方**
> - 抗ウイルス薬（以下から1つ選択）
>   - アシクロビル（ゾビラックス®）顆粒
>   1日80mg/kg　分4　5日分（ただし1日800mgを超えない）
>   - バラシクロビル（バルトレックス®）顆粒
>   体重10kg未満：1日75mg/kg　分3　5日分
>   体重10kg以上：1日50mg/kg　分2　5日分
>   （ただし1日1,000mgを超えない）
> - ビダラビン（アラセナ-A）軟膏
>   1日3回　塗布

(6) 口唇ヘルペス（図8-5，24 p191）

- ヘルペス性歯肉口内炎がいったん治癒した後，潜伏していた単

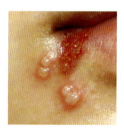

図8-5　口唇ヘルペス
〔久保田由美子，監：薬剤師・登録販売者のための知っておきたい皮膚症状．じほう，p123，2013より〕

純ヘルペスウイルス1型が再活性化し，口唇やその周辺に水疱を形成する。

Note 風邪で熱が出た後に水泡が出現することが多いため，"熱の華"という表現もされるが，口唇ヘルペス自体で熱は出ない。

- 6〜10日以内に瘢痕を残さずに完全に治癒する[10]。
- 抗ウイルス薬の経口投与は罹患期間を改善し，1〜2週間後の多形滲出性紅斑を予防する[3]。

> 🏷 **処 方**
> - 抗ウイルス薬（以下から1つ選択）
>   - アシクロビル（ゾビラックス®）顆粒
>   1日80mg/kg 分4 5日分（ただし1日800mgを超えない）
>   - バラシクロビル（バルトレックス®）顆粒
>   体重10kg未満：1日75mg/kg 分3
>   体重10kg以上：1日50mg/kg 分2 5日分
>   （ただし1日1,000mgを超えない）
> - ビダラビン（アラセナ-A）軟膏
>   1日3回 塗布

(7) カポジ水痘様発疹症（図8-6, 24 p191）

- アトピー性皮膚炎をもつ児が単純ヘルペスウイルスの初感染または回帰発症で，カポジ水痘様発疹症に至る。初感染では症状が強く，回帰発症では軽症である。
- 大きさのそろっている小水疱が集簇する[3]。発熱・リンパ節腫脹などの前駆症状に伴い，顔や頸などの柔らかい場所に水疱が生じる。水疱の中央にへこみがある。
- 水疱は4〜5日で痂皮化するが，さらに新しい小水疱を生じて広範囲に拡大する[3]。
- "水痘様発疹"というが，水痘が頭皮を含めた全身に出現するのに対し，カポジ水痘様発疹症は部分的で播種状であり，水痘と間違えることはない。むしろ，経過中にびらんが生じ，黄色ブドウ球菌の二次感染を合併することがあり，伝染性膿痂疹との鑑別に苦慮する。
- 1〜4週間で治癒する[3]。治癒後は色素沈着を残すが，数カ月の

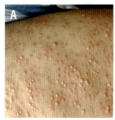
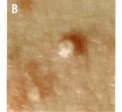
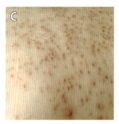

図8-6 カポジ水痘様発疹症
アトピー性皮膚炎既往あり。同胞が6日前に口唇ヘルペス。胸部から発疹出現し，徐々に拡大。発症7日目に発熱し，播種状に水疱疹を認めた（A）。水疱は一部中心臍窩を伴う（B）。発症10日目に水疱は消失し，痂疲化した（C）。

〔著者撮影〕

経過で徐々に消退する。
- 小児科におけるカポジ水痘様発疹症は多くが初感染であり，重症化しやすい。ウイルス血症から無菌性髄膜炎を引き起こす懸念もあるため，入院のうえ抗ウイルス薬点滴が望ましい[3]。
- 症状が限局的であれば外来での治療も可能だが，アトピー性皮膚炎のコントロールが必要であるため，小児科専門医に必ず相談する。

(8) 伝染性膿痂疹（図8-7, 29 p213）

- いわゆる"とびひ"。鼻の孔の周囲に多いが，全身に出ることもある。びらんや痂皮を認める。
- びらんで培養検査を提出する。黄色ブドウ球菌またはA群溶連菌が検出される。

> 🟢 **処 方**
> - 抗菌薬（以下から1つ選択）
>   - セファレキシン（ケフレックス®）ドライシロップ
>   1日25～50mg/kg 分4 5日分（ただし1日1,000mgを超えない）

第1章　総論

- セファクロル（ケフラール®）細粒
  1日20〜40mg/kg　分3　5日分（ただし1日750mgを超えない）
- セフジニル（セフゾン®）細粒
  1日9mg/kg　分3　5日分（ただし1日300mgを超えない）
- セフカペン（フロモックス®）細粒
  1日9mg/kg　分3　5日分（ただし1日300mgを超えない）
- セフジトレン（メイアクトMS®）細粒
  1日9mg/kg　分3　5日分（ただし1日300mgを超えない）
- ファロペネム（ファロム®）ドライシロップ
  1日15mg/kg　分3　5日分（ただし1日600mgを超えない）
- ＜72時間後も改善がない・MRSA検出の場合に変更＞ホスホマイシン（ホスミシン®）ドライシロップ
  1日80mg/kg　分3　5日分（ただし1日3,000mgを超えない）
- ＜アトピー性皮膚炎がある場合に併用＞ステロイド外用薬

処方の解説

- 第三世代経口セフェム系薬は，薬剤によって用量・上限が若干異なる。本書では，シンプルに理解する目的で第三世代経口セフェム系薬の通常量を1日9mg/kg，1日上限300mgとする。また，黄色ブドウ球菌を狙って第一世代経口セフェム系薬を使用することは非常に合理的である。

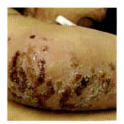

図8-7　伝染性膿痂疹
厚い黄色の痂皮が生じている。
〔Siegfried EC, et al：J Clin Med, 4：884-917, 2015より〕

(9) ブドウ球菌性熱傷様皮膚症候群（SSSS，図8-8）

- 発熱とともに口囲，眼瞼，鼻の孔の発赤から始まり，頸部，腋窩，陰部の発赤，ニコルスキー現象（一見正常な皮膚をこする

と表皮剥離を生じる），接触痛を伴う。
- 入院が必要。

(10) 溶連菌感染症（図8-9, 14 p148）
- いわゆる"猩紅熱"。溶連菌が出す外毒素によって発疹が生じる。

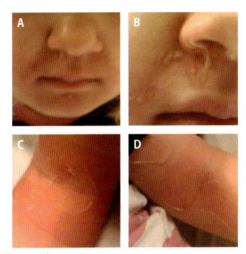

図8-8　5歳，SSSS
A：右鼻孔から発症。B：ニコルスキー現象あり。C，D：発症2日目には肘，腋窩，臀部に熱感，疼痛を伴う落屑が出現。
〔Aydin D, et al：Clin Case Rep, 4：416-419, 2016より〕

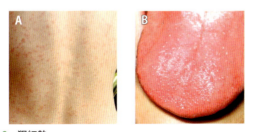

図8-9　猩紅熱
A：小さくつぶつぶとした紅斑がある。B：赤くぶつぶつとした舌。
〔https://commons.wikimedia.org/wiki/File:Scarlet_fever_2.jpg／
https://commons.wikimedia.org/wiki/File:Scharlach.JPGより〕

- 発熱や苺舌が先行する。舌には最初白い苔ができ，その苔が落ちるとぶつぶつとした赤い舌を覗かせる。
- 発症から24〜48時間で，体に砂をまいたような小さな赤い湿疹ができる[10]。頸部から始まり体や四肢に広がる[12]。口周りにはできないので，口周りだけ白く浮いて見える[12]。
- 発疹は小さくつぶつぶとした紅斑で，少し盛り上がっていて鳥肌様である。痒みあり。脇や肘や鼠径部に多い。3〜4日で発疹は消え始め，引き続き落屑が顔面から下方へ進み，軽い日焼け様に見える[12]。
- 発症から2週間後に急性腎炎フォローのために尿検査をするかどうかは賛否がある。

> 🌿 **処 方**
>
> ● アモキシシリン（パセトシン®またはサワシリン®）
>   1日40mg/kg　分3　10日分（ただし1日1,000mgを超えない）
>   **Note** 抗菌薬治療によって発疹が強くなることがある。これは薬疹ではなく，溶連菌が死ぬことで外毒素がばらまかれ，皮膚症状が悪化するためである。

(11) 川崎病（図8-10, 57 p354）

- 5日以上の発熱，リンパ節腫脹，発疹，結膜充血，硬性浮腫，苺舌を認める。発疹の形は非特異的で，どんな形の発疹であっても川崎病は否定できない。
- 入院が必要。

(12) アトピー性皮膚炎（図8-11, 51 p325）

- 保湿や洗浄などの適切なスキンケアにもかかわらず，乳児で2カ月以上，1歳以上で6カ月以上続く湿疹があればアトピー性皮膚炎である[13]。湿疹とは搔痒感のある紅斑のことである。

  Note 例えば，2週間スキンケアしても良くならない場合や，両親にアトピー性皮膚炎や喘息の既往歴がある場合は，アトピー性皮膚炎の可能性が高い。

- アトピー性皮膚炎は最初の管理でその後の食物アレルギーのリスクが変わるため，疑ったら，早めに小児科専門医に相談する。

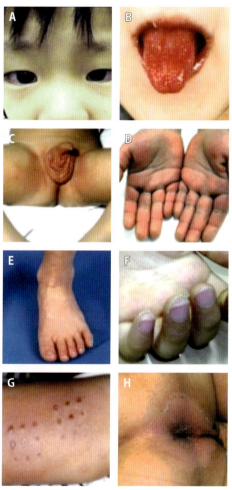

図8-10 川崎病
A：両側性の結膜充血, B：苺舌と発赤・腫脹した口唇, C：会陰部に認めた紅斑, D：手掌紅斑と硬性浮腫, E：足の紅斑と腫脹, F：指の落屑, G：BCG痕の発赤, H：肛門周囲の紅斑。
〔Kim DS：Yonsei Med J, 47：759-772, 2006より〕

- スキンケアとして非ステロイド系外用薬（スタデルム®など）を処方しないこと。

  Note 非ステロイド系外用薬の抗炎症効果は，ステロイド外用薬と比較すると極めて弱く，アトピー性皮膚炎に対して有効であるというエビデンスはない[13]。また副作用として接触皮膚炎があり，湿疹を増悪させてしまう可能性もある[13]。すでにわが国でもブフェキサマク（アンダーム®）が販売中止となった。アトピー性皮膚炎の治療における非ステロイド系外用薬の有用性は乏しく，副作用を考慮すると使用は推奨されない[13]。

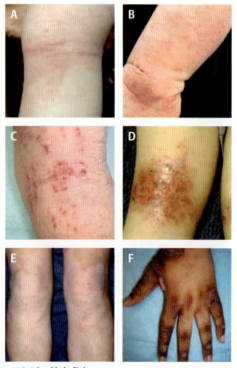

図8-11　アトピー性皮膚炎
A：紅斑，B：丘疹・海綿状小水疱，C：掻き傷，D：浸潤性の紅斑，E：色素沈着，F：苔癬化。

〔Siegfried EC, et al：J Clin Med, 4：884-917, 2015より〕

(13) IgA血管炎（図8-12, 60 p371）

- 2013年まではヘノッホ・シェーンライン紫斑病とよばれていた。
- <u>下肢や臀部の紫斑</u>が特徴。この疾患の紫斑は少し盛り上がっているため、触知可能（palpable purpuraという）。紫斑なので、圧迫しても消退しない。
- 腹痛が強ければ入院し、ステロイド治療を行う。
- 腹痛がなければ入院不要だが、長期にわたる尿検査フォローが必要であるため、必ず小児科専門医に相談する。

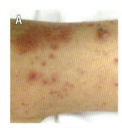 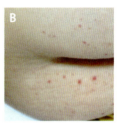

図8-12　5歳，IgA血管炎
下肢（A）や臀部（B）に触知可能な紫斑を認める。
〔Modi S, et al : Urol Case Rep, 6 : 9-11, 2016より〕

🌿 症状に応じて処方

- **腹痛または関節痛がある場合**
  - アセトアミノフェン（カロナール®）細粒
    1回10〜15mg/kg（ただし1日1,500mgを超えない）
  - 安静も重要
- **鎮痛薬が無効な腹痛がある場合**
  - プレドニゾロン散
    1日1mg/kg　分2　14日分（ただし1日30mgを超えない）
    その後14日間かけて漸減終了
- **＜溶連菌陽性の場合＞アモキシシリン（パセトシン®またはサワシリン®）**
  1日40mg/kg　分3　10日分（ただし1日1,000mgを超えない）
- **紫斑が強い場合に考慮**
  - カルバゾクロム（アドナ®）散
    1日1.5mg/kg　分3　14日分（ただし1日90mgを超えない）
  - ビタミンC（シナール®）配合錠
    1日20mg/kg　分3　14日分（ただし1日600mgを超えない）

第1章　総論

> **Note** シナール®がない場合，筆者はハイシー®を1日50mg/kg，分3（ただし1日2,000mgを超えない）で処方している。
> - 安静も重要
> ● ＜凝固第XIII因子90％以下の場合に考慮＞乾燥濃縮ヒト血液凝固第XIII因子（フィブロガミンP®）静注用
>   1回12〜20mL　1日1回　静注

3 治療不可能な発疹への対応

(1) 麻疹（図8-13）

- 発熱3日目に頬粘膜の臼歯（奥歯）が当たるあたりに白色の小斑点を複数認めれば，コプリック斑である。
- 発熱4日目に一度解熱するが，半日後に再発熱して発疹が出現する。発疹は耳後部から始まり，顔面や四肢末端へ広がる。最初は鮮紅色だが，次第に暗赤色になり，色素沈着を残す。
- 国内では麻疹は2015年から排除状態であり，現在は真っ先に疑うべき疾患ではないものの，時折部分的な流行をみせるので注意する。

> **Note** 2018年4月の沖縄での流行をみる限り，MRワクチンを接種した小児も麻疹を発症しうることが示されたが，頻度を考えれば圧倒的にMRワクチン未接種者が罹患している。したがって，予防接種歴は非常に重要である。麻疹患者と接触した場合，接触から72時間以内に麻疹ワクチンを接種することで発症を防げる可能性がある。

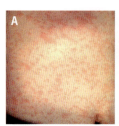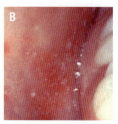

図8-13　麻疹
A：鮮紅色だが，この後次第に暗赤色になり，色素沈着を残す。
B：コプリック斑。歯肉と接した頬粘膜に白色の小斑点がみられる。
〔https://phil.cdc.gov/details.aspx?pid=3168／
https://phil.cdc.gov/details.aspx?pid=6111より〕

- コプリック斑後の発疹や，7日以上続く発熱と色素沈着を残す発疹を認めた場合は麻疹である可能性が高い。各地の衛生研究所と協力して確定診断を行う。
- 潜伏期間は8～12日[14]。
- 発疹に伴う発熱が解熱した後，3日を経過するまで出席停止。空気感染し，1時間は空気中に生存ウイルスが浮遊する。

(2) 風疹（図8-14）

- 発熱とともに全身に発疹が出現する。発疹の性状は非特異的で，発疹だけで診断することは不可能。
- 耳介後部のリンパ節腫脹は風疹に特徴的[15]。
- MRワクチン接種済みであれば除外する。
- 妊婦への接触に注意。
- 潜伏期間は14～21日[16]。
- 発疹が消失するまで出席停止。

(3) 突発性発疹（図8-15, 21 p178）

- 3日間発熱し，解熱後に発疹が生じる。発疹は顔面，体幹から始まり四肢に広がっていく。発疹は3日で消える。
- 外用薬は不要。
- 原因ウイルスはヒトヘルペスウイルス6Bと7であるため，生涯2度の突発性発疹を罹患することはありうる。

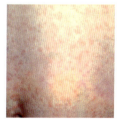

図8-14　風疹
発疹の性状は非特異的である。
〔https://phil.cdc.gov/details.aspx?pid=4514より〕

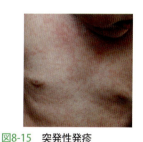

図8-15　突発性発疹
体幹と顔面から始まるのが特徴的。
〔https://upload.wikimedia.org/wikipedia/commons/3/37/Sestamalattia.JPGより〕

(4) 伝染性紅斑（図8-16）

- 頰がりんごのように赤くなるので，りんご病ともよばれる（平手打ち様ともいう[17]）。その後四肢に紅斑が広がり，紅斑の中心部から色が消退するため，レース様になる。
- ウイルス排出期間は発疹出現7日前から発疹出現まで。つまり**発疹が出て伝染性紅斑と診断されたときには誰にも感染しない**[17]。
- 6～12歳に多い[17]。
- 痒みが強ければ，抗ヒスタミン外用薬を処方する。
- **妊婦と遺伝性球状赤血球症の患者では感染注意。**
- 潜伏期間は16～17日[17]。

(5) 伝染性軟属腫（図8-17）

- 通称"みずいぼ"。ドーム状に隆起する1～5mm大の充実性丘疹[18]。有茎性のものもある[19]。**体幹，腋窩に多い**[18], [19]。
- 伝染性軟属腫の周囲に軽い紅斑または湿疹を伴うことがある[18]。
- 小児科医は経過観察またはヨクイニンを処方し，皮膚科医は凍

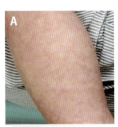
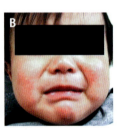
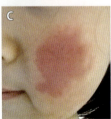

図8-16　伝染性紅斑
A：レース状紅斑，B：蝶形紅斑，C：頰に紅斑を認める。境界明瞭で平手打ち様である。

〔A, B：東京都立小児総合医療センター感染症科
堀越裕歩氏より提供／C：著者撮影〕

結療法を行うことが多い。経過観察した場合は6〜9カ月ほどで治る[18]。
- プールの水では感染しないので、プールの授業を欠席する必要はない。ただしタオルの貸し借りはしない[18]。

(6) 手足口病（図8-18, [19] p171）

- 手足口の水疱。臀部に出ることもある。発熱を伴う。**夏に多い。**
- 3日で解熱するが、皮疹は1週間続く[20]。**解熱薬による対症療法**しかない。
- 糞便感染で4週間ウイルス排出が続く[21]。

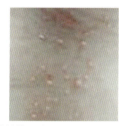

図8-17 伝染性軟属腫
腋窩に小さな真珠のような白色丘疹が散在している。
〔Siegfried EC, et al：J Clin Med, 4：884-917, 2015より〕

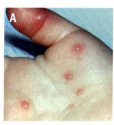
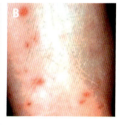
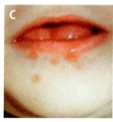

図8-18 エンテロウイルス71型による手足口病
手（A），足（B），口（C）に小水疱を認める。
〔Yee PT, et al：Viruses, 8：E1, 2015より〕

第1章　総論

(7) ジアノッティ症候群（図8-19）

- B型肝炎ウイルス，EBウイルス，サイトメガロウイルスによる皮疹。
- 顔面，四肢，臀部に米粒大（2〜4mm）の丘疹が左右対称に出る[22]。色調は正常〜紅色[22]。体幹や肘窩や膝窩に出ることはまれ[22]。発熱や掻痒感を伴わない。
- 生後6カ月〜3歳に多い[22]。アトピー性皮膚炎はリスク因子。
- 20〜30日持続後，落屑や色素沈着を伴わずに消退する[22]。
- B型肝炎ウイルス検査，EBウイルス抗体検査，サイトメガロウイルス抗体検査を行う。

　Note　EBウイルス感染によるものが比較的多いとされる。伝染性単核球症と異なる臨床症状を呈する理由は，宿主の年齢による免疫応答の特性に起因するものだといわれている[22]。

- 自然治癒するため治療は特に必要ないが，アトピー性皮膚炎がベースになって掻痒感を伴う場合はステロイド外用薬を使用してもよい[22]。

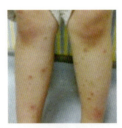

図8-19　4歳，ジアノッティ症候群
米粒大でやや紅色の小丘疹が左右非対称に散在している。
〔Llanora GV, et al : Asia Pac Allergy, 2 : 223-226, 2012より〕

(8) 伝染性単核球症（図8-20, 24 p181）

- 体幹，上肢を中心にさまざまな皮疹を生じる。
- 38℃以上の高熱が1〜2週間持続し[23]，皮疹に先行する。白苔を伴う扁桃炎，リンパ節腫脹，肝腫大を認める。
- EBウイルスまたはサイトメガロウイルスが原因である。
- 解熱薬による対症療法しかない。

(9) その他のウイルス感染に関連する中毒疹（図8-21）

- 上記の所見の経過として説明できない場合に初めて"中毒疹"という。ただし，頻度は最多である。

4 新生児期や1カ月検診でよく相談される皮膚疾患への対応

(1) サモンパッチ

- 瞼や額，鼻の下にみられる赤あざ。新生児の20〜30％にみられる[24]。
- 3歳までに消えるが，鼻の下のあざは消えにくい。1歳半を過ぎても目立つ場合はレーザー治療をする[24]。

(2) ウンナ母斑

- 後頸部にみられる赤あざ。新生児の10〜20％にみられる[24]。

    Note　コウノトリが赤ちゃんを運んでくるときについたクチバシの跡というほほえましい言い伝えがある。

- 3歳までに50％は消えるが，消えないものもいる。大きくなると髪の毛に隠れて通常目立たない。目立つ場合はレーザー治療をする。

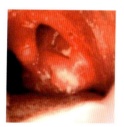

図8-20　19歳，EBウイルスによる伝染性単核球症
扁桃に白苔を認める。発症5日目。発熱，咽頭痛，倦怠感あり。咽頭痛は9日間，倦怠感は29日間続いた。
〔Balfour HH Jr, et al：Clin Transl Immunology, 4：e33, 2015より〕

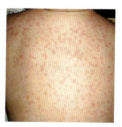

図8-21　ウイルス感染に関連する中毒疹
細かい紅斑および丘疹。
〔Siegfried EC, et al：J Clin Med, 4：884-917, 2015より〕

（3）単純性血管腫（図8-22）

- 新生児の1〜2%にみられる[25]。
- **全身のどの部位でもみられる**。出生時からある。盛り上がらない。拡大することはないが，自然消退もしないので，目立つ場合はレーザー治療をする。
- 顔面の片側にあればスタージ・ウェーバー症候群，四肢に広範囲にあればクリッペル・トレノネー・ウェーバー症候群を考え，小児科専門医に相談する。

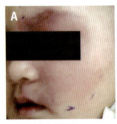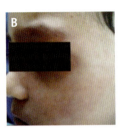

図8-22　単純性血管腫
A：治療前，B：パルス色素レーザー後。
〔Thajudheen CP, et al：J Cutan Aesthet Surg, 7：32-36, 2014より〕

（4）新生児中毒性紅斑

- **日齢1〜3に全身に散在する紅斑**を認める[26]。形は大小不同で，中心に黄色の膿疱様の膨らみを認めることもある。数が多いと癒合する。沐浴後に目立つ。搔痒感は伴わないので湿疹ではない。

  Note　頻度は非常に多く，筆者の経験では正期産児の3割に認める。早産児や低出生体重児ではまれ[27]。

- 1週間で自然に消える。治療は不要で，外用薬も必要ない[26]。

  Note　原因は不明だが，筆者は「出生時のストレスが皮膚に現れただけです。自然にストレスは抜けるので，勝手に治ります」と説明することが多い。

（5）新生児TSS様発疹症（NTED，エヌテッド）

- **日齢2に，発熱とともに2〜3mm程度の丘疹状紅斑が全身に出現**する。

- 診断基準は以下のすべてを認めることである。

  - 発疹
  - 「38℃以上の熱」,「CRP 1〜5mg/dL」,「血小板数15万/μL未満」のいずれか
  - 他疾患の除外

- 臍からの黄色ブドウ球菌感染が原因である。早産児では抗菌薬を投与する[28]。
- 新生児発熱である時点で鑑別疾患が多岐にわたるので,必ず小児科専門医に相談する。

(6) 乳児血管腫（図8-23）

- 生直後にはないが,数日してから出現する。半分に切った苺のように盛り上がってくる。
- 生後3〜6カ月で最も大きくなる[28]。小さいものは6〜7歳までに自然に消退する[29]。
- 顔や手など露出部にあるものや腫瘤型に対しては,レーザー治療またはプロプラノロール（ヘマンジオル®）シロップ内服で治療できる[30]。治療する場合は小児科専門医に相談する。

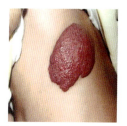

図8-23 乳児血管腫
腫瘤型であり,苺を半分に切って貼り付けたような外観をしている。
〔Pandey V, et al : J Cutan Aesthet Surg, 7 : 37-41, 2014より〕

(7) 新生児ざ瘡

- 生後1カ月前後にできるニキビである[26]。鼻から頬にかけて出る。額や下顎にも多い。体幹にはできない。
- スキンケア（せっけんで優しく洗う,よくすすぐ,十分に保湿する）にて1〜2カ月で治る[26]。

第1章　総論

(8) 乳児脂漏性皮膚炎（図8-24, 51 p325）

- 生後1カ月頃から，頭部や額，眉，耳周囲，頬，頸部から前胸部にかけて湿疹ができる。湿疹とは掻痒感のある紅斑のことである。黄白色の鱗屑を伴うこともある。
- 全乳児の1/3が経験するありふれた疾患である[26]。
- スキンケア（せっけんで優しく洗う，よくすすぐ，十分に保湿する）で治るが，難渋する場合はミディアムクラスのステロイド外用薬を用いる。
- ステロイド外用薬で経過しても再発し，管理に難渋する場合はアトピー性皮膚炎を疑う[13]。

(9) 太田母斑

- 三叉神経に沿った青あざ。有病率0.1〜0.3%[31]。
- 自然消退しないのでレーザー治療をする。

(10) 異所性蒙古斑

- 臀部，背部以外の蒙古斑。思春期までに96%が消える[32]。

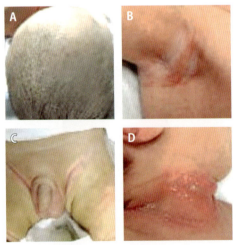

図8-24　乳児脂漏性皮膚炎
頭皮（A），腋窩（B），鼠径部（C），頸部（D）に湿疹を認める。皮疹の様子だけでアトピー性皮膚炎と鑑別することは困難。
〔Siegfried EC, et al : J Clin Med, 4 : 884-917, 2015より〕

- 顔にできた場合，太田母斑との鑑別が難しい。顔面になければ基本的に治療不要。

  Note 6～7歳まで待機し自然消退しないものにはレーザー治療という考え方や，皮膚が薄い幼少期のほうがレーザー治療の効果が高いという考え方もある[32]。

- 顔にあれば太田母斑との鑑別も併せて皮膚科に相談する。

(11) 色素性母斑

- "黒あざ"であり，組織的にはホクロと同じ。新生児の1～2%にみられる[33]。
- 1.5cm未満を小型，1.5cm～20cm未満を中型，20cm以上を巨大と分類する[34]。新生児期にみられる色素性母斑の多くが中型である。
- 巨大色素性母斑（成人期で20cm以上に拡大したものも含む）は，悪性黒色腫を4.5～10％で発症する[33]。巨大なものは悪性腫瘍予防目的に外科的切除する。
- 小型～中型は悪性化のリスクは低いが，美容目的で外科的切除またはレーザー治療を行ってもよい。
- 巨大色素性母斑は神経皮膚黒色症を合併することがあり，この場合予後不良である[33]。

(12) 扁平母斑（図8-25）

- 新生児の10％にみられる[35]。出生時あるいは生後早期にみられ，辺縁はやや不整な淡褐色斑である。
- 皮膚の成長の割合と一致して大きくなるが，急速に広がること

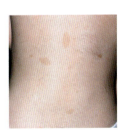

図8-25　扁平母斑
0.5cm以上の扁平母斑が6個以上あり，神経線維腫症1型を疑われた。
〔McKeever K, et al：Ulster Med J, 77：160-163, 2008より〕

- はなく，悪性化することもない。
- レーザー治療の有効率は20〜30％と低い[36]。化粧品で対応することもある。
- 0.5cm以上の扁平母斑が6個以上あれば，神経線維腫症1型の可能性がある。神経線維腫症1型における扁平母斑は通常1〜5cm大の長円形で，全身に散在する。
- 家族歴がない場合は経過観察し，3歳で雀卵斑様色素斑（腋窩あるいは鼠径部）を認めた場合や眼科診で虹彩小結節を認めた場合に雀卵斑様色素斑と診断される。

(13) おむつ皮膚炎（図8-26）

- おむつに覆われた部位は常に高温多湿で，頻繁に尿・便が付着し，おむつ替えの際に拭き取る刺激やおむつで擦れる刺激が加わるため，接触皮膚炎が生じやすい。
- おむつの接触が原因となる場合は臀部，陰嚢，陰茎，大陰唇，恥骨部など皮膚の凸部や，おむつのギャザー部に生じやすい[37]。
- 尿・便による科学的刺激が原因となる場合は肛門周囲，尿道口周囲に生じやすい[37]。
- 鑑別疾患として皮膚カンジダ症と亜鉛欠乏が有名で，特に後述する皮膚カンジダ症との鑑別が重要である。

> 🍀 処 方
>
> - 亜鉛華軟膏または白色ワセリン，ジメチルイソプロピルアズレン（アズノール®）軟膏
>   - おむつ替えのときに厚めに塗布[38]
>   - 尿や便で軟膏が汚染した場合も，強く清拭してはいけない。清拭の刺激が皮膚炎を悪化させる。筆者は，軟膏の表面だけを優しく拭き取り，また軟膏を塗り足すようにしている
>   - 強く汚染した場合はシャワーで洗浄
> - ミディアムクラスのステロイド外用薬（ロコイド®やキンダベート®）
>   - 症状が強い場合に外用[38]

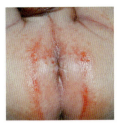

図8-26 おむつ皮膚炎
〔https://upload.wikimedia.org/wikipedia/commons/b/bf/Irritant_diaper_dermatitis.jpgより〕

(14) 皮膚カンジダ症（図8-27）

- 乳児寄生菌性紅斑ともいう。おむつ皮膚炎と類似しているため，誤診されやすい[38]。おむつ内が真菌の繁殖に適した高温多湿であることから起こる。
- 陰部，鼠径部，臀部に紅斑，丘疹，小水疱，小膿胞を認める。
- おむつ皮膚炎との鑑別として，①皮疹の出現部位が凸部ではなく，くびれや皺，ひだの部分にみられること，②紅斑の上にオブラート状の薄い皮が正常皮膚との境界部に襟飾り状にみられること，③紅斑局面の辺縁に丘疹，小膿胞がみられることが特徴である[38]。
- 鱗屑を用いたKOH直接鏡検法でカンジダ胞子や仮性菌糸を確認することで診断できる[38]。皮膚培養では便中のカンジダを検出するだけであり，診断には至らない[38]。

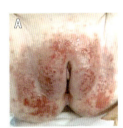
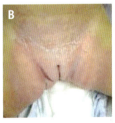

図8-27 カンジダ皮膚炎
鼠径部のしわや陰部のひだにまで皮疹を認める。
〔Siegfried EC, et al : J Clin Med, 4 : 884-917, 2015より〕

処 方

- クロトリマゾール（エンペシド®）クリーム
  1日数回（朝，肛門清拭後，入浴後） 1〜2週間塗布[39]

検査をする基準

- ファーストタッチに準じる。

帰宅とする基準

- 基本的には外来診療である。

  Note ただし，スティーブンス・ジョンソン症候群，SSSS，川崎病，腹痛を伴うIgA血管炎は入院が必要。手足口病は口が痛くて水分摂取が困難になることがあり，また伝染性単核球症は発熱期間が長く衰弱することあるため，入院となることがある。

処方例

- ファーストタッチに準じる。

再診のタイミング

- 発疹は経過を追うことが大切である。3〜5日後に外来予約を取る。
- 伝染性膿痂疹の場合は培養結果に合わせて予約を取る。
- 自宅での経過は保護者のスマートフォンなどで撮影してもらえるとよい。

保護者への説明例

 3歳。入浴後に蕁麻疹。夕食の内容はいつも食べているもの

お子さんは蕁麻疹が出ています。特に変わった食事やお薬を摂ったわけではないので、アレルギーよりもむしろ急性特発性蕁麻疹を最も考えます。実は蕁麻疹の7割が、食べ物や薬に関係なく出現します。原因は不明ですが、2〜3歳くらいの子どもに多く、この時期特有の蕁麻疹といえます。痒み止めのお薬をお出しします。今後も頻繁に蕁麻疹を繰り返すケースがときどきあります。そのときは小児科の先生に診てもらいましょう。このままお薬で治る場合は、日常生活で気をつけるべきことはありません。

 生後2カ月。顔の湿疹が強い

頭部や額、眉、耳周囲が赤くなっていますね。掻き傷もありますから、痒いのでしょう。おそらく乳児脂漏性皮膚炎です。いわゆる乳児湿疹です。赤ちゃんはホルモンの影響で頬や首からたくさんの油分が出ますので、皮膚トラブルが起きやすくなっています。まずは基本的なスキンケアから始めてみましょう。せっけんで優しく洗って、よくすすいでください。お風呂あがりと朝に、たっぷりと保湿しましょう。1週間後にまたみせてください。治りが悪いときは弱めのステロイドを使います。その後も湿疹で悩まされるようであればアトピー性皮膚炎かもしれませんが、現時点ではまだアトピーかどうかはわかりません。保湿はアトピー性皮膚炎を予防したという研究[40]もありますから、まずは頑張ってスキンケアをやってみましょう。

第 1 章　総論

入院とする基準

- スティーブンス・ジョンソン症候群，SSSS，川崎病，腹痛を伴うIgA血管炎。
- 手足口病は口が痛くて水分摂取が困難になることがあり，また伝染性単核球症は発熱期間が長く衰弱することあるため，入院となることがある。

引用文献
1) 日本皮膚科学会・編：蕁麻疹診療ガイドライン．日本皮膚科学会雑誌，121：1339-1388，2011
2) 石黒直子：小児内科，48（増大）：479-483，2016
3) 山内晶子，他：単純ヘルペルウイルス感染症．小児科臨床ピクシス；7 アトピー性皮膚炎と皮膚疾患，中山書店，pp132-135，2009
4) 田端祐一：小児科臨床，63：1609-1615，2010
5) 高橋隼也：皮膚科の臨床，52：258-259，2010
6) 清水　宏：あたらしい皮膚科学 第2版．中山書店，pp115-117，2011
7) Robert M. Kliegman，他・著，衞藤義勝・監訳：ネルソン小児科学 原著第19版．エルゼビア・ジャパン，pp2602-2603，2015
8) 和田靖之：多形滲出性紅斑（Stevens-Johnson症候群を中心に）．小児内科，44（増刊）：298-299，2012
9) 五十嵐　隆・編：小児科診療ガイドライン：最新の診療指針 第3版．総合医学社，pp100-102，2016
10) Robert M. Kliegman，他・著，衞藤義勝・監訳：ネルソン小児科学 原著第19版．エルゼビア・ジャパン，pp1284-1291，2015
11) 日本外来小児科学会・編著：お母さんに伝えたい子どもの病気ホームケアガイド 第4版．医歯薬出版，p218，2013
12) Robert M. Kliegman，他・著，衞藤義勝・監訳：ネルソン小児科学 原著第19版．エルゼビア・ジャパン，pp1065-1072，2015
13) 日本皮膚科学会・編：アトピー性皮膚炎診療ガイドライン 2018年版．日本皮膚科学会雑誌，128：2431-2508，2018
14) Robert M. Kliegman，他・著，衞藤義勝・監訳：ネルソン小児科学 原著第19版．エルゼビア・ジャパン，pp1251-1256，2015
15) 笠井正志，他・編著：HAPPY！こどものみかた 第2版．日本医事新報社，pp240-246，2016
16) Robert M. Kliegman，他・著，衞藤義勝・監訳：ネルソン小児科学 原著第19版．エルゼビア・ジャパン，pp1257-1261，2015
17) Robert M. Kliegman，他・著，衞藤義勝・監訳：ネルソン小児科学 原著第19版．エルゼビア・ジャパン，pp1280-1284，2015
18) Robert M. Kliegman，他・著，衞藤義勝・監訳：ネルソン小児科学 原著第19版．エルゼビア・ジャパン，pp2687-2688，2015
19) 長谷哲男：小児内科，44（増刊）：928-929，2012

20) Robert M. Kliegman, 他・著, 衛藤義勝・監訳：ネルソン小児科学 原著第19版. エルゼビア・ジャパン, pp928-929, 2015
21) 国立感染症研究所：手足口病とは (https://www.niid.go.jp/niid/ja/kansennohanashi/441-hfmd.html)
22) 浅田秀夫：小児科診療, 78：1634-1638, 2015
23) 国立感染症研究所：伝染性単核症とは (https://www.niid.go.jp/niid/ja/kansennohanashi/444-im-intro.html)
24) 馬場直子：サモンパッチ・ウンナ母斑. 小児科臨床ピクシス；7 アトピー性皮膚炎と皮膚疾患, 中山書店, pp110-111, 2009
25) 馬場直子：ポートワイン母斑（単純性血管腫）. 小児科臨床ピクシス；7 アトピー性皮膚炎と皮膚疾患, 中山書店, pp112-113, 2009
26) 馬場直子：小児科診療, 77：395-400, 2014
27) 定平知江子：周産期医学, 47（増刊）：533-540, 2017
28) 高橋尚人：周産期医学, 39（増刊）：495-497, 2009
29) 野口武俊, 他：いちご状血管腫. 小児科臨床ピクシス；7 アトピー性皮膚炎と皮膚疾患, 中山書店, pp116-117, 2009
30) マルホ：適正使用ガイド：ヘマンジオルシロップ小児用0.375%. pp6-7, 2016
31) 堀　和彦：太田母斑・異所性蒙古斑. 小児科臨床ピクシス；7 アトピー性皮膚炎と皮膚疾患, 中山書店, pp124-125, 2009
32) 河野太郎, 他：小児科診療, 78：1515-1518, 2015
33) 林　瑠加, 他：小児科診療, 78：1535-1538, 2015
34) 野口武俊：先天性色素性母斑. 小児科臨床ピクシス；7 アトピー性皮膚炎と皮膚疾患, 中山書店, pp118-119, 2009
35) 吉田雄一：小児科診療, 78：1542-1545, 2015
36) 谷戸克己：扁平母斑・café-au-lait斑. 小児科臨床ピクシス；7 アトピー性皮膚炎と皮膚疾患, 中山書店, pp120-123, 2009
37) 倉辻　言：小児科診療, 81：339-343, 2018
38) 玉城善史郎：周産期医学, 47：1211-1213, 2017
39) 田中秀朋：小児内科, 44（増刊）：920-921, 2012
40) Horimukai K, et al：J Allergy Clin Immunol, 134：824-830, 2014

9 ★★★★★ けいれん

ファーストタッチ

1 基本姿勢

- けいれんは突然起こる。発熱を伴うかどうか，けいれんが持続しているかどうかで対応が変わる。

2 けいれんの認識

- 典型的なけいれんは，見開いた目が最も特徴的である。手足はつっぱるかガタガタ震え，口から泡が出る。泣き声は出ず，非常に静かであり，それがかえって異様である。
- 上記のようなけいれんが続いていれば，迷うことなく気道確保と酸素投与（10L/分の酸素をリザーバー付きマスクで投与）し，抗けいれん薬を準備する。

   Note けいれん中は呼吸調節障害に伴う呼吸窮迫または呼吸不全の状態になっている。**高流量酸素投与が小児二次救命処置（PALS）で推奨されている**[1]。

3 けいれん発作終了の認識

- 多くの場合，医師が患児に接触できたときにはけいれんは既に終了しているようにみえる。また，けいれんが持続していた場合でも，治療によって全身の動きが抑制され，けいれんが止まったようにみえる。
- 上記のような状況では，本当にけいれん発作が終了しているかどうかを考える。けいれんが見た目では抑制されていても，非けいれん性発作という，実は脳波レベルでけいれん発作が続いていることがあるため要注意である[2]。

（1）意識の評価

- 意識が清明で，受け答えがしっかりしていればけいれん発作は終了している。
- 受け答えができない乳幼児において"意識が清明"と評価する

のは難しいため，乳幼児用Japan Coma Scale（JCS）を用いて評価する（**表9-1**）。

- JCS 1～2で，かつ保護者が児の状態に違和感をもたなければ"意識はほぼ清明"と判断する。
- JCS 3以上は明らかに意識障害であり，けいれん後の一時的な意識レベル低下（postictal sleepという），抗けいれん薬の影響，非けいれん性発作重積状態を考える。
- 特にJCS 10以上の場合は脳炎・脳症を考える。これらの鑑別には脳波検査を迅速に行うのがベストであるが，多くの施設で無理である。次項に詳細を書く。

4 非けいれん性発作重積状態

- 見かけ上けいれんが止まっているように見えても，一点凝視，眼球偏位，瞳孔散大，体温に不釣り合いな頻脈，呼吸不整は非

表9-1 乳幼児の意識評価（乳幼児用JCS）

III	刺激しても覚醒しない状態	300	痛み刺激にまったく反応しない
		200	痛み刺激で少し手足を動かしたり，顔をしかめたりする
		100	痛み刺激に対し，払いのけるような動作をする
II	刺激すると覚醒する状態（刺激をやめると眠り込む）	30	痛み刺激を加えつつ呼びかけを繰り返すと，かろうじて開眼する
		20	呼びかけると開眼して目を向けるが，飲み物や乳首を見せても欲しがらない
		10	呼びかけると開眼し，飲み物を見せると飲もうとする。あるいは乳首を見せると欲しがって吸う
I	刺激しなくても覚醒している状態	3	保護者と視線が合わない
		2	あやしても笑わないが，視線は合う
		1	あやすと笑う。ただし不十分で，声を出して笑わない
		0	あやすと声を出して笑う

※詳細は「本書の注意点」p ixを参照

〔坂本吉正：小児神経診断学．金原出版，1978を参考に作成〕

けいれん性発作を示唆する[3)-5)]。筆者は四肢筋緊張亢進，限局的または律動的な間代性運動，開眼したまま，チアノーゼ（SpO$_2$ 91%以下）も非けいれん性発作と考えている。

- 非けいれん性発作重積の神経学的予後は不良であるという報告がある[6)]。非けいれん性発作に対する早期介入が転帰改善に有効であるかどうかは不明ではあるが[2)]，筆者は抗けいれん薬を投与している。

5 熱源検索と検査

- 発熱（通常38℃以上[3)]）があれば熱性けいれん（39 p258）である。
- けいれん終了後にすべきことは熱源の検索である。児の意識状態が回復していれば，一般的な外来と同じ手順で熱源を検索する。

(1) 血液検査

- ルーチンでの血液検査は推奨されていない[3)]。
- けいれん後，意識が清明でない場合は血液検査がグレードBで推奨されている[3)]。

  Note 反復するけいれんが低ナトリウム血症や低血糖と関連する報告があるので，筆者は複雑型熱性けいれんでも血液検査を実施している。

- 発熱の重症度項目（1 p6）を満たす場合（例えば具合が悪そうで脱水所見を認める場合）は，熱源検索の意味でも血液検査が必要である。

(2) 髄液検査

- 「けいれん後に意識状態が回復しない場合」や「けいれんが30分以上続いた場合」は髄液検査を行う。

  Note 熱性けいれんの93%は発作後30分で意識が回復したという報告があり[7)]，意識障害が30分以上続く例では積極的に髄液検査を行うことがグレードAで推奨されている[3)]。

- 筆者は上記の理由から，けいれん頓挫30分の時点で「JCS 3以上」または「JCS 1〜2でも保護者がいつもの不機嫌と比べて違和感をもつ場合」には，意識障害の持続と判断し，髄液検査

を行っている。
- けいれんが30分以上続いた場合も髄液検査がグレードBで推奨される[3]。
- 髄液検査は細菌性髄膜炎（38 p252），脳炎，急性散在性脳脊髄炎（ADEM）の鑑別に役立つ。

(3) 頭部CT検査
- わが国では髄液検査前に頭部CTを積極的に撮影するのが望ましい[3]。大脳の浮腫性病変があれば脳症と診断される[7]。

6 複雑型熱性けいれんとてんかん発症予測因子

- 「けいれんが一発熱機会内（通常は24時間以内）に2回起きた場合」や「15分以上続いた場合」，「明らかな左右差がある場合」は複雑型熱性けいれんである[3]。
- 「熱性けいれん診療ガイドライン」において，複雑型熱性けいれんはてんかん発症予測因子の一つとされ，他に，けいれん発症前の神経学的異常，てんかんの家族歴，発熱後1時間以内のけいれんの合計4因子ある。2〜3因子認める場合のてんかん発症率は10%とされるが[3]，むしろ90%がてんかんを発症しないということを保護者に理解してもらうほうが大切である[3]。

7 脳炎・脳症

(1) 脳炎・脳症の診断基準
- JCS 20以上が24時間続く場合は急性脳症と定義され[8]，髄液検査で細胞数増多があれば脳炎である[8]。しかし，この定義では病初期に診断ができない。脳炎・脳症に対するステロイドパルスが24時間以内で有効だという報告[9]から，できるだけ早期に診断すべきである。
- 脳炎に関しては，単純ヘルペス脳炎（24 p192）を早期に診断すべきである。
- 脳炎・脳症を発症から24時間以内に診断する方法として，インフルエンザ脳症の診療戦略による脳症の診断基準（**表9-2**）を示す。本来インフルエンザ感染症に伴う急性脳症に関する診断基準だが，インフルエンザウイルス以外の感染症で発症した脳

表9-2 インフルエンザ脳症の診断基準

①確定：以下のいずれかを認める
- JCS 20以上の意識障害が24時間以上続く
- 頭部CT検査で「全脳，大脳皮質全域のびまん性低吸収域」，「皮髄境界不鮮明」，「脳表クモ膜腔・脳室の明らかな狭小化」，「両側視床，一側大脳半球などの局所性低吸収域」，「脳幹浮腫（脳幹周囲の脳槽の狭小化）」のいずれかを認める

②疑い：以下のいずれかを認める
- 意識障害が経過中，増悪する
- JCS 10以上の意識障害が12時間以上続く
- JCS 3以下であっても，その他の検査から脳症を疑う
- 頭部MRI検査で拡散強調画像の高信号域の病変，またはT1強調画像の低信号域（T2強調・FLAIR画像では高信号域）の病変を認める

脳症疑いの段階から，ステロイドパルスを含めた特異的治療が推奨される。

〔新型インフルエンザ等への対応に関する研究班：インフルエンザ脳症の診療戦略．pp14-16，2018を参考に作成〕

症に関しても一般的に用いられている[8]。

- 筆者は「熱性けいれん診療ガイドライン」に基づき，「けいれん頓挫後30分で意識障害がある場合（JCS 3以上またはJCS 1～2であっても保護者からみて普段の不機嫌と比較して違和感がある）」や「けいれんが30分以上持続した場合」には，髄液検査および髄液検査施行前に頭部CT検査を行っている。
- 髄液検査における細胞数増多は脳炎を示唆し，CT画像上の大脳浮腫性病変は脳症と診断できる[10]。
- CT画像が正常であっても，JCS 10以上が12時間遷延すれば脳症疑いとし[10]，脳症に準じた治療を行う。

  Note 近年は6時間で脳炎・脳症として治療を開始する施設もある。

(2) けいれん重積 （40 p265）

- けいれんが30分以上続くことをけいれん重積という[3]。
- けいれん重積後は，たとえその後の意識状態が回復したとしても，3～4日後にけいれん重積型急性脳症（AESD）を発症することがある。
- AESD予測スコア（**表9-3**）をつけ，4点以上であれば小児科専

表9-3 AESD予測スコア

A) AESD予測スコア（聖マリア病院）

pH＜7.014	1点
ALT≧28 IU/L	2点
血糖値≧228 mg/dL	2点
覚醒までの時間≧11時間	2点
Cre≧0.3 mg/dL	1点
アンモニア≧125 μg/dL	2点

4点以上：AESDのハイリスク群
(AESD発症に対する感度93%，特異度91%，陽性的中率47%)

〔Yokochi T, et al：Brain Dev, 38：217-224, 2016より〕

B) AESD予測スコア（済生会習志野病院）

けいれん12〜24時間後の意識レベル	JCS 0	0点
	JCS 1〜30	2点
	JCS 100〜300	3点
1.5歳未満		1点
けいれん時間≧40分		1点
機械的呼吸器管理		1点
AST≧40 IU/L		1点
血糖値≧200 mg/dL		1点
Cre≧0.35 mg/dL		1点

4点以上：AESDのハイリスク群
(AESD発症に対する感度88.7%，特異度90%)

〔Tada H, et al：J Neurol Sci, 358：62-65, 2015より〕

門医に相談する。

Note 4点未満であっても，けいれん30分以上はそもそも入院適応なので小児科専門医への相談は必要である。

8 無熱性けいれん (42 p274)

- 発熱がなければ（38℃未満）無熱性けいれんである。
- 嘔吐や下痢などの症状があれば，胃腸炎関連けいれん（41 p271）と考える。

第1章　総論

- 胃腸炎症状がなければ，無熱性けいれん（42 p274）を参照。

9　憤怒けいれん

- 生後6カ月～3歳で熱がなく，1分程度の息止めであれば，憤怒けいれんを考える。別名"泣き入りひきつけ"ともいう。
- 乳幼児が強く泣いたあと，息を止める。乳幼児の1～4%程度にみられる。
- 息止めが症状のメインであり，けいれんに至るのは重症である。一般的にこれらの発作は1分以内におさまる。
- 3歳までに約半数が治り，7歳を過ぎても発作が残るのは3%である。
- 貧血がリスクファクターであり，治療は鉄剤投与である[11]。
- 重症例ではペースメーカーの必要性を含め，小児循環器科医に相談する。

検査をする基準

- 「来院時意識が清明でない場合」や「複雑型熱性けいれんの場合」は，全血算（CBC），CRP，電解質，AST，ALT，LDH，CK，BUN，Cre，アンモニア，血液ガスを測定する。
- 「けいれんが30分以上続いた場合」や「意識障害（JCS 3以上またはJCS 1～2であっても保護者からみて普段の不機嫌と違和感がある）が30分以上遷延する場合」は頭部CT検査を施行し，その後髄液検査を行う（細菌性髄膜炎や脳炎・脳症，ADEMの鑑別に有用）。
- 「項部硬直がある場合」や「大泉門膨隆がある場合」，「Hib，肺炎球菌ワクチン未接種の場合」も積極的に髄液検査をするべきである[3]。
- てんかんと診断されていて抗てんかん薬を内服している場合は，血中濃度を測定し服薬コンプライアンスを確認する。
- 嘔吐や下痢を伴った胃腸炎関連けいれんを疑う場合は，ノロウイルス，ロタウイルス，アデノウイルスの迅速検査を行う（ただしノロウイルス検査の保険適用は3歳未満）。

帰宅とする基準

- けいれん時間が30分未満で，一発熱機会内（通常は24時間以内）に再度けいれんしておらず，けいれん頓挫後30分での意識状態がほぼ清明（JCS 2以下で保護者とは目線が合い，普段の不機嫌として保護者が違和感をもたない）で，ジアゼパム（ダイアップ®）坐剤以外の抗けいれん薬を使用していない場合。
- てんかんによる反復性けいれんの場合も，意識がほぼ清明であれば帰宅可。
- 低血糖や電解質異常を伴う場合は，補正や経過観察が必要であり入院させる。胃腸炎関連けいれんは群発するので入院させる。

処方例

> 1歳，体重10kg。発熱後けいれんし，救急車で来院。来院時に明らかなけいれんはないが，対光反射はなく，眼振している。痛み刺激に反応なし。非けいれん性発作と判断された
>
> ### ➕ 外来処置
>
> - 酸素投与，必要に応じて人工換気
> - 抗けいれん薬（以下から1つ選択）
>   - 速やかにルート確保し，ミダゾラム（ミダフレッサ®原液，または5倍希釈したドルミカム®（2mL+生食8mL））
>   1.5mL　1.5分かけて静注
>   - 速やかにルート確保し，ジアゼパム（セルシン®）注射液
>   1mL（5mg）　1分以上かけて静注
>   - ＜速やかにルート確保できない場合＞ミダゾラム（ドルミカム®）原液
>   左右の鼻腔に0.2mLずつ点鼻投与（合計2mg）
> - ＜抗けいれん薬を2回投与後もけいれんが持続する場合＞ホスフェニトイン（ホストイン®）静注
>   3mL（225mg）+生食20mL　7.5分かけて静注

処方の解説

- けいれんを目撃したらまずは酸素投与である。酸素を投与しながら次のことを考える。

第1章 総論

(1) 速やかにルート確保できる場合
- ミダゾラム〔ミダフレッサ®原液，または5倍希釈したドルミカム®（2mLを生食8mLで希釈）〕を0.15mL/kg（0.15mg/kg），1mL/分で静注，もしくはジアゼパム（セルシン®）を0.1mL/kg（0.5mg/kg），1分以上かけて静注する。
- ルート確保後のミダゾラム（ミダフレッサ®またはドルミカム®）静注とジアゼパム（セルシン®）静注とでは有効性に差はない[3]。どちらでもよい。

(2) ルート確保できない場合
- ミダゾラム（ドルミカム®）点鼻は適応外使用ではあるが，ルート確保が不要であり，静注よりけいれんを2分早く止められるというエビデンスあり[12]。0.04mL/kg（0.2mg/kg）を分割投与する。
- ジアゼパム（ダイアップ®）坐剤は効果発現に20分ほどかかるので，いま起きているけいれんには有用ではない。

(3) けいれんが持続する場合
- ホスフェニトインを0.3mL/kg（22.5mg/kg），7.5分以上かけて投与する。生食20mLと混合したほうが投与しやすい。
- ホスフェニトインは2歳未満では適応外使用であるが，2歳未満でも安全性は高く，有効性が高いという報告がある[4]。

3歳，体重12kg。嘔吐，下痢があり，ノロウイルス胃腸炎と診断。発熱はない。3日後，嘔吐はおさまり，下痢が続いている状況でけいれん2分間。胃腸炎関連けいれんと診断

🔵 入院のうえ，処方
- 抗けいれん薬（以下から1つ選択）
  - カルバマゼピン（テグレトール®）細粒
    1回60mg 1回分 内服
  - フェノバルビタール（ノーベルバール®）静注用250mg＋生食25mL
    12mL（120mg） 60mL/時で静注

処方の解説

- 胃腸炎関連けいれんは群発するものの，1回のけいれんは1〜2分で止まるため，ミダゾラムやジアゼパムを投与する必要はない。
- けいれんが止まっていても，けいれん予防目的でカルバマゼピン（テグレトール®）を5mg/kg，1回内服，もしくはフェノバルビタール（ノーベルバール®）250mgを生食25mLで希釈し，1mL/kg（10mg/kg）を60mL/時で静注[13]。

再診のタイミング

- 再度けいれんした場合は必ず再診する（24時間以内の再けいれんは入院）。
- 熱性けいれんの場合は，現時点から36〜60時間後に解熱しないとき。
- てんかん発作の場合は，薬物血中濃度の結果を持たせて神経外来につなぐ。

第 1 章　総論

保護者への説明例

> 💬 2歳。発熱とけいれんで救急車要請。けいれん時間は2分で，来院時は意識清明
>
> お子さんがけいれんして，さぞかし不安だったと思います。大変でしたね。お子さんの様子がおかしいと感じたときの状況を詳しく教えていただけますか？
>
> （情報を収集し）ありがとうございます。なるほど，昼過ぎから熱があって，夕方にテレビを見ている最中，突然ひっくり返って，目が見開き，一転凝視して，顔が青くなって，手足をつっぱったんですね。現在お子さんは意識状態が良好なので，熱性けいれんだと考えられます。これは予後の良い病気で，将来のてんかんリスクには影響しないとされています。大切なことは発熱の原因に対応することですので，これから診察をしていきますね。
>
> （診察し）のどに水疱があるので，ヘルパンギーナによる発熱でしょう。解熱薬をお出しします。解熱薬はお子さんがしんどそうなら使ってあげてください。けいれんを予防するために熱を下げようと必死になる必要はありません。3日後に熱が下がらない場合や，残念なことにもう一度けいれんした場合はご相談ください。

Note　解熱薬に熱性けいれんを予防する効果はないとされたが[14]，わが国の研究でアセトアミノフェンが熱性けいれんを予防する可能性が示唆された[15]。現時点で筆者は熱性けいれん予防目的に積極的に解熱薬を使うべきというスタンスを取らないが，**熱性けいれんを心配する保護者には解熱薬の使い方を丁寧に指導する**ようにしている。

入院とする基準

- けいれん時間が30分以上の場合。
- 一発熱機会内（通常は24時間以内）の再けいれんの場合。
- けいれん頓挫後30分での意識障害の場合（JCS 3以上またはJCS 1〜2だが普段の不機嫌として保護者が違和感をもつ）。
- ジアゼパム（ダイアップ®）坐剤以外の抗けいれん薬を使用した場合[3]。
- 低血糖や電解質異常を伴う場合（補正や経過観察が必要なため）。
- 発熱の重症度項目（１ p6）を満たす場合。
- 胃腸炎関連けいれんは群発するので入院させる。

引用文献
1) American Heart Association（AHA）：PALSプロバイダーマニュアル AHAガイドライン2015 準拠．シナジー，p162，2015
2) 日本小児神経学会・監：小児けいれん重積治療ガイドライン 2017．診断と治療社，2017
3) 日本小児神経学会・監：熱性けいれん診療ガイドライン 2015．診断と治療社，2015
4) 浜野晋一郎，他：小児内科，47：1501-1506，2015
5) 笠井正志，他・編著：HAPPY！こどものみかた 第2版．日本医事新報社，p104，2016
6) Topjian AA, et al：Crit Care Med,41：215-223, 2013
7) Okumura A, et al：Pediatr Neurol, 30：316-319, 2004
8) 日本小児神経学会・監：小児急性脳症診療ガイドライン 2016．診断と治療社，2016
9) Okumura A, et al：Brain Dev, 31：221-227, 2009
10) 厚生労働省 インフルエンザ脳症研究班：インフルエンザ脳症ガイドライン 改訂版．pp9-16，2009（https://www.mhlw.go.jp/kinkyu/kenkou/influenza/hourei/2009/09/dl/info0925-01.pdf）
11) 中澤友幸：小児内科，47：1671-1673，2015
12) Lahat E, et al：BMJ, 321：83-86, 2000
13) 高見勇一，他：脳と発達，44：461-464，2012
14) Strengell T, et al：Arch Pediatr Adolesc Med, 163：799-804, 2009
15) Murata S, et al：Pediatrics, 142：e20181009, 2018

第 2 章

呼吸器

第2章 呼吸器

10 ★★★★★ 上気道炎

ファーストタッチ

1 本当に上気道炎か？

- 発熱（1 p2）または咳嗽・鼻汁・喘鳴（2 p18）から上気道炎を考える。
- 特に生後3カ月未満で発熱がある場合は、「発熱」をよく読んだうえで読み進めること。肺炎や尿路感染症、細菌性髄膜炎の除外が先である。

- 吸気性喘鳴があれば、クループ（13 p141）へ。
- 呼気性喘鳴があれば、気管支炎・肺炎（11 p129）または細気管支炎（12 p137）または気管支喘息発作・喘息性気管支炎（50 p320）へ。
- 鼓膜発赤があれば、中耳炎（28 p209）へ。診断時に鼓膜発赤がなくても、経過中に中耳炎に至ることはあるので、発熱が遷延する場合は鼓膜を繰り返し診る習慣をつける。
- 4歳以上で咳嗽が強い場合は、胸部X線検査およびマイコプラズマLAMPでマイコプラズマ肺炎（23 p185）、加えて、5歳以上ではクラミドフィラ・ニューモニエ肺炎を除外する。

- 喘鳴、鼓膜発赤、肺炎がなければ、このまま上気道炎のページを読み進める。

2 上気道炎の原因

(1) 発熱を伴う上気道炎

- 発熱があれば、原因は溶連菌（14 p148）、アデノウイルス（15 p152）、インフルエンザウイルス（16 p156）、ライノウイルス、RSウイルス（17 p162）、ヒトメタニューモウイルス（18 p167）、パラインフルエンザウイルス、エンテロウイルス（手足口病またはヘルパンギーナ、19 p171）、伝染性単核球症（EB

ウイルスまたはサイトメガロウイルス, 22 p181), 突発性発疹 (21 p178) のどれかである。

Note 他にもウイルスはたくさんあるが, これ以上は不要だと筆者は考える。

- 咳がなければ溶連菌, 7～8月頃で咽頭に小さな水疱が見える場合はヘルパンギーナ, インフルエンザ流行期であればインフルエンザが疑わしい。

(2) 急性咳嗽

- 発熱がなく (すなわち主訴が咳嗽・鼻汁), 咳嗽が3週間未満であれば, ライノウイルス, RSウイルス, ヒトメタニューモウイルス, パラインフルエンザウイルスのどれかである。特にライノウイルスは発熱の頻度が低い[1]。

Note ライノウイルスは上気道炎の原因のなかでも最多であり[1], 半分以上を占めるという報告もある[2,3]。

(3) 遷延性咳嗽, 慢性咳嗽

- 3週間以上続く咳嗽は, 遷延性咳嗽または慢性咳嗽と定義される[4]。

- 原因が繰り返す上気道炎であれば, 急性咳嗽と同様の対応でよい。

Note 繰り返す上気道炎は, 症状の強さに複数のピークをもち, 症状の質も変化する。つまり, 乾性咳嗽から始まり, 2～3日後に強い湿性咳嗽となり, 1～2週間かけて改善し, 日常生活では気にならない程度の乾性咳嗽となるのだが, また乾性咳嗽が増強し, その2～3日後に強い湿性咳嗽となり, 1～2週間かけて改善していくというように, 症状の質・量に波を感じる。筆者の経験では, 保育園に通っている児や, きょうだいが多い幼児に多い。

- 繰り返す上気道炎でない場合, 百日咳菌, マイコプラズマ, クラミドフィラ・ニューモニエ, ライノウイルス, RSウイルスによる感染後咳嗽 (post-infectious cough) か[5], 後鼻漏症候群 (アレルギー性鼻炎または副鼻腔炎), 遷延性細菌性気管支炎, 気管支喘息, 咳喘息, 胃食道逆流症, 心因性咳嗽である[6] (2 p18)。

第2章 呼吸器

3 最終診断名が"ウイルス性上気道炎"となる場合の起炎ウイルス

- ライノウイルス，パラインフルエンザウイルスは迅速検査が存在しない。
- ヒトメタニューモウイルスには迅速検査はあるが，聴診または画像上で肺炎を疑えないときは検査できない。
- RSウイルスにも迅速検査があるが，生後3カ月以降の上気道炎にRSウイルス検査をする意義はない。

  Note 生後3カ月未満のRSウイルス感染は，無呼吸発作（特に生後6週まで[7]）や細気管支炎の重症化リスクが高いため[7]，診断する意義はある。

- 上記以外のウイルスは特徴的な臨床所見か，有用な検査が存在する。したがって，最終診断名がウイルス性上気道炎となる場合の起炎ウイルスは，ライノウイルス，RSウイルス，ヒトメタニューモウイルス，パラインフルエンザウイルスのいずれかであると考えてよい。

  Note 一部のエンテロウイルスやヒトボカウイルスなども上気道炎の原因となりうるが，キリがない。

4 上気道炎の経過

- 初期症状は咽頭痛や"喉のチクチク感"として現れ[8]，鼻閉・鼻漏が続く[8]。通常咽頭痛はすぐに治まり，2〜3日目には鼻症状が優勢となる[8]。30%が咳嗽を伴う[8]。
- 最も高頻度であるライノウイルス上気道炎は，1〜4日間の潜伏期間後[1]，鼻汁・咳嗽の症状で発症し，約70%は10日以内に症状が改善する[1]。筆者の経験では，中耳炎や肺炎の合併がなければ発熱は72時間以内に改善する。ウイルスは発症後3週間排泄する可能性がある[1]。

検査をする基準

- 咳がなければ溶連菌迅速検査を行う。
- インフルエンザ流行期であればインフルエンザ迅速検査を行う。

> **Note** 発症から12時間後の検査感度は35％，12～24時間後は66％，24～48時間後は92％である[9]。発症から24時間以内にインフルエンザ迅速検査し，陰性だった場合は翌日再度検査を試みてもよい。

- 扁桃に白苔があれば溶連菌，アデノウイルスの迅速検査をし，これらが陰性であればEBウイルス抗体，サイトメガロウイルス抗体，全血算（CBC），CRP，AST，ALTを測定する。
- 発熱が72時間以上続くときはCBC，CRP，電解質，AST，ALT，LDH，BUN，Cre，血液ガス，血液培養，胸部X線検査を行う。
- 脱水所見〔ツルゴール低下，CRT（capillary refill time）延長，口腔粘膜の乾燥〕があれば，上記血液検査に加え，輸液する。
- ヒトメタニューモウイルスは迅速検査が存在するが，上気道炎では検査する意義も保険適用もない。
- RSウイルスも迅速検査があるが，前述の理由で生後3カ月以上の上気道炎において検査する意義はない。
- 生後3カ月未満で鼻汁が多ければRSウイルス迅速検査を行う。生後3カ月未満のRSウイルス感染は無呼吸発作や細気管支炎のリスクが高いため，小児科専門医に相談する。

帰宅とする基準

- 基本的には帰宅できる。
- 血液検査をした場合は，CRP 4mg/dL未満のとき。
- CRP 4mg/dL以上であっても，熱源がはっきりしており，全身状態が良いなら帰宅可。熱源不明で安易に抗菌薬を出さないこと。
- 生後3カ月未満では，CRP 2mg/dL以上であればどんなに全身状態が良くても基本的に入院が望ましく，CRP 2mg/dL未満であっても必ず翌日再診させる。
- 脱水所見があった場合は輸液で排尿があれば帰宅可。

第2章　呼吸器

処方例

1歳，体重10kg。発熱，咳嗽，鼻汁。咽頭発赤軽度。アデノウイルス陰性，インフルエンザ陰性

➕ 外来処置
- 鼻吸引

💊 処　方
- アセトアミノフェン（アルピニー®またはアンヒバ®）坐剤
  100mg剤　5個　38℃以上で使用（6時間以上空ける）
- L-カルボシステイン（ムコダイン®）ドライシロップ
  1日300mg　分3　7日分

処方の解説

- 上気道炎に対し，抗ヒスタミン薬，気管支拡張薬，鎮咳薬は不要である（2 p27）。

(1) 鼻吸引
- 鼻吸引は咳症状を軽くし，上気道炎症状の期間を短縮する[10]。自宅でも鼻吸引ができるように指導しよう。

  Note　「鼻水吸引ドットコム」の鼻水吸引のコツ[9]がお勧めである。

(2) アセトアミノフェン
- 生後3カ月以上であればアセトアミノフェン処方可。1回10〜15mg/kg。ただし1回500mgを超えない。
- 年齢に応じて坐剤，散剤，錠剤を使い分ける。剤形は保護者の意見を参考に決める。

(3) L-カルボシステイン
- 鼻汁や湿性咳嗽に対してはL-カルボシステインを1日30mg/kg，7日分。ただし1,500mgを超えない。基本は分3。

  Note　コクランレビューでは，効果は限定的としながらもL-カルボシステインの有用性が記載されおり，発症から6〜7日後の咳嗽がプラセボ群では14％認めたのに対し，L-カルボシステイン群では4％だった[12]。

再診のタイミング

- 発熱がある生後3カ月未満の児や，脱水所見があって輸液した児で，帰宅させる場合は必ず翌日再診させる。
- 現時点から36〜60時間後に解熱しない場合に再診。
- 咳嗽や鼻汁のみであれば1週間単位でフォローする。

保護者への説明例

> 生後11カ月，昨日から40度の発熱，咳嗽，鼻汁。喘鳴はない
>
> お子さんに高熱が出て，さぞかしご心配なことと思います。幸いにも中耳炎はなく，胸の音もきれいなので現時点では気管支炎や肺炎ではなさそうです。
>
> 去痰薬をお出しします。これは肺炎や中耳炎から子どもをきっと守ってくれます。寝る前に鼻水を吸引するのもよいでしょう。鼻吸引の方法については資料をお渡ししますね。
>
> また，熱も高いので解熱薬もお出しします。お子さんがしんどそうなときは使ってあげてください。子ども用の解熱薬は効果がマイルドですので，使っても熱が下がらないときがあります。ですがそれは重症な感染症というわけではありません。熱が下がらなくても，しんどさはいくぶんか取れていることはよくありますので，心配なさらないでください。また，機嫌が良さそうだったりよく眠れていたりするときは，解熱薬を使わずに様子をみるのもいいでしょう。翌々日になっても熱が下がらないときは血液検査や尿検査をしましょう。水分摂取（または哺乳）ができなくなった場合や元気がなくなった場合は，それより早く連絡してください。

10 上気道炎

入院とする基準

- 脱水があって，外来での輸液で排尿が確認できない場合。
- 水分摂取が不良な場合。
- 生後3カ月以上かつCRP 4mg/dL以上で熱源が不明な場合。
- 生後3カ月未満でCRP 2mg/dL以上の場合。

引用文献

1) Robert M. Kliegman, 他・著, 衞藤義勝・監訳：ネルソン小児科学 原著第19版. エルゼビア・ジャパン, pp1327-1328, 2015
2) Mäkelä MJ, et al：J Clin Microbiol, 36：539-542, 1998
3) 木須友子, 他：小児科診療, 78：1317-1323, 2015
4) 日本呼吸器学会・編：咳嗽に関するガイドライン 第2版. 日本呼吸器学会, pp72-73, 2012
5) 日本呼吸器学会・編：咳嗽に関するガイドライン 第2版. 日本呼吸器学会, p75, 2012
6) 日本呼吸器学会・編：咳嗽に関するガイドライン 第2版. 日本呼吸器学会, p iv, 2012
7) The National Institute for Health and Care Excellence（NICE）：NICE guideline 9. 2015（https://www.nice.org.uk/guidance/ng9）
8) Robert M. Kliegman, 他・著, 衞藤義勝・監訳：ネルソン小児科学 原著第19版. エルゼビア・ジャパン, pp1675-1678, 2015
9) Keitel K, et al：Eur J Pediatr, 170：511-517, 2011
10) Pizzulli A, et al：Ital J Pediatr, 44：68, 2018
11) 鼻水吸引ドットコム；鼻水吸引のコツ（http://www.hanamizukyuin.com/hanamizukyuinki/hanamizukyuin_kotsu/）
12) Chalumeau M, et al：Cochrane Database Syst Rev,（5）：CD003124, 2013

第2章 呼吸器

11 気管支炎・肺炎

★★★★★

ファーストタッチ

1 気管支炎・肺炎を疑うタイミング

- 発熱（1 p2）または咳嗽・鼻汁・喘鳴（2 p18）から気管支炎・肺炎を考える。
- 特に呼気性の局所的なcracklesは非常に重要な所見である。

  Note cracklesは主にcoarse crackles。fine cracklesも含め,一般的には吸気時に聴取されるが,小児では呼気時にも聴取される。

- 発熱を伴い,局所的なcracklesを聴取する場合は気管支炎または肺炎である。

2 鑑別疾患

- 肺野に広く聴取されるwheezesやrhonchiは気管支喘息発作・喘息性気管支炎（50 p320）である（発熱の有無は問わない）。
- 生後6カ月未満で局所的なcracklesまたは肺野に広くwheezesやrhonchiは認めた場合は,細気管支炎（12 p137）へ。

  Note 本当は月齢以外にも細気管支炎の特徴的な所見は存在するが,小児科専門医でも気管支炎か細気管支炎か喘息性気管支炎かは判断が難しく,ましてや非専門医には不可能である。"生後6カ月未満のcracklesやwheezes,rhonchiは細気管支炎"とシンプルに考えたほうがよい。このあたりの考察は本書の注意点（p ix）を参照。

- なお,"気管支炎・肺炎"と"気管支喘息発作・喘息性気管支炎"は併存可能である。

  例1）発熱があり,局所的なcracklesと肺野に広くwheezesを認め,胸部X線検査で肺炎像があれば"肺炎＋喘息性気管支炎"と考える。

  例2）すでに気管支喘息と診断されている児において,発熱があり,局所的なcracklesと肺野に広くwheezesを認め,X線検査で肺炎像がないのであれば"気管支炎＋気管支喘息発作"と考える。

3 ウイルス性か細菌性か

- 気管支炎または肺炎では，ウイルス性か細菌性かを考える。肺炎は細菌性，気管支炎はウイルス性である可能性が上がる[1]。両者を区別できるのは，胸部X線検査だけである。

  Note　小児では胸部の共鳴が亢進するため，聴診で両者を区別するのは困難である[2]。

- 肺に浸潤影があれば肺炎である。
- 1歳未満であればRSウイルス，6歳未満で聴診または画像上で肺炎を疑えばヒトメタニューモウイルスの迅速検査を保険適用できる。これらの迅速検査でウイルスが特定できない場合は，血液検査をして細菌性でないことを確認すべきである。
- CRP 4mg/dL以上は細菌性である可能性が高い（本書の注意点 p ix）。
- 胸部X線検査で浸潤影を認め，迅速検査が陰性で，血液検査によりウイルス感染が示唆された場合は，ライノウイルス肺炎を考える。

  Note　市中肺炎の25％がライノウイルス感染である[3], [4]。

4 マイコプラズマ，クラミドフィラ・ニューモニエ（非定型肺炎）

- 4歳以上では非定型肺炎の存在を決して忘れてはいけない。
- 非定型肺炎では白血球数は上昇せず，CRPの上昇も軽度である。聴診ではcracklesが聴取されず，胸部X線検査でないと肺炎であることすらわからないことがある。
- 発熱が72時間続いたら胸部X線検査を行うように心がけていれば，マイコプラズマ肺炎（23 p185）やクラミドフィラ・ニューモニエ肺炎のようにcracklesが目立たない肺炎に気づくことができる。

5 中耳炎は常にありうる

- 診断時に鼓膜発赤がなくても経過中に中耳炎（28 p209）に至ることはあるので，発熱が遷延する場合は鼓膜を繰り返し診る

習慣をつける。

検査をする基準

- 発熱と局所的なcracklesがあれば胸部X線検査を行い，1歳未満であればRSウイルス迅速検査，6歳未満であればヒトメタニューモウイルス迅速検査を行う。
- 肺炎像があれば全血算（CBC），CRP，電解質，AST，ALT，LDH，BUN，Cre，血液ガス，血液培養を実施する。
- 4歳以上で発熱があって咳嗽が強い場合は，局所的なcracklesがなくても胸部X線検査を行う。肺炎像があれば血液検査およびマイコプラズマLAMPを行う。
- 5歳以上でマイコプラズマLAMP陰性の場合，クラミドフィラ・ニューモニエIgM，IgGを検査する。

  Note マイコプラズマLAMP結果が判明するのは後日となることが多い。筆者は胸部X線検査にて肺炎像を確認した時点で血液検査を行うようにしているので，そのときの残血清をマイコプラズマLAMP結果判明後にクラミドフィラ・ニューモニエ抗体検査用に使用することがある。

- 気管支炎や肺炎など下気道炎がある場合は採血によって児が泣くことで呼吸不全に至ることがある。まずはβ_2刺激薬吸入や，必要に応じて酸素投与を行い，バッグバルブマスク換気をすぐに行える準備をしたうえで採血する。啼泣は気道抵抗を10倍に増加させることを肝に銘じる[5]。

帰宅とする基準

- 基本的にウイルス性は帰宅，細菌性は入院という認識でよい。
- ウイルス性であっても喘息性気管支炎や気管支喘息発作を併存している場合は，β_2刺激薬吸入後小発作以下でなければ帰宅できない。
- 細菌性であっても，全身状態が良好で抗菌薬の内服が可能であれば外来フォローできる。

処方例

2歳，体重10kg。発熱があり局所的なcracklesと，肺野に広くwheezesを聴取する。胸部X線画像で浸潤影がなく，気管支炎＋喘息性気管支炎と診断

外来処置

- 鼻吸引
- 吸入β2刺激薬（以下から1つ選択。◆と混合後，吸入）
  - サルブタモール（ベネトリン®）吸入液0.3mL＋◆ 吸入
  - プロカテロール（メプチン®）吸入液0.3mL＋◆ 吸入
  〔◆：クロモグリク酸（インタール®）吸入液2mL〕

処 方

- L-カルボシステイン（ムコダイン®）ドライシロップ
  1日300mg 分3 7日分
- ツロブテロール（ホクナリン®）テープ
  0.5mg剤 1日1枚 7日分

3歳，体重15kg。肺炎。CRP 5.5mg/dLで細菌性と考える。全身状態は良好

外来処置

- 鼻吸引（まだ鼻がかめないのであれば）

処 方

- L-カルボシステイン（ムコダイン®）ドライシロップ
  1日450mg 分3 7日分
- アモキシシリン（パセトシン®またはサワシリン®）細粒
  1日600mg 分3 5日分

6歳，体重20kg。マイコプラズマ肺炎。全身状態は良好

処 方

- L-カルボシステイン（ムコダイン®）ドライシロップ
  1日600mg　分3　7日分
- 抗菌薬（以下から1つ選択）
  - アジスロマイシン（ジスロマック®）細粒
    1日200mg　分1　3日分
  - クラリスロマイシン（クラリス®）ドライシロップ
    1日300mg　分3　10日分

処方の解説

(1) L-カルボシステイン

- 鼻汁や湿性咳嗽があればL-カルボシステインを1日30mg/kg，7日分。ただし1日1,500mgを超えない。基本は分3。

(2) ツロブテロール

- 肺野に広く聴取されるwheezesやrhonchiがある場合，ツロブテロールテープは生後6カ月以上では0.5mg，3歳以上では1mg，9歳以上では2mg。

(3) アモキシシリン

- 細菌性肺炎にはアモキシシリン（パセトシン®またはサワシリン®）を1日40mg/kg，分3，5日分。ただし1日1,000mgを超えない[6]。

  Note アモキシシリンの投与量は添付文書上1日90mg/kgまで許容される。基礎疾患や重症度から高用量で処方してもよい。高用量での処方は耐性菌を減らしたという報告もある[7]。ただし1日1,500mgを超えない。実は高用量アモキシシリンの上限については，一定の見解がない。「今日の治療薬」では，添付文書外の実地的な処方量として，成人で1日1,500mgの使用について記載がある[8]。「急性鼻副鼻腔炎治療アルゴリズム」[9]および「小児急性中耳炎診療ガイドライン」[10]でも，1日1,500mgを上限としている。小児科関連の本でも，高用量アモキシシリンは1日1,500mgを上限とする記載があるため[11]，本書でも上限を1日1,500mgとした。

(4) マイコプラズマが疑われる場合

- マイコプラズマが疑われる場合は，アジスロマイシン（ジスロマック®）を1日10mg/kg，分1，3日分（ただし1日500mgを超えない），もしくはクラリスロマイシン（クラリス®）を1日10〜15mg/kg，分2〜3，10日分（ただし1日800mgを超えない）[12]。

- マイコプラズマ肺炎にアジスロマイシンまたはクラリスロマイシンを投与し，48時間後に解熱しない場合は以下に変更する[6]。

  - 8歳以上：ミノサイクリン（ミノマイシン®）を1日4mg/kg，分2，7日分。ただし1日200mgを超えない。
  - 8歳未満：トスフロキサシン（オゼックス®）を1日12mg/kg，分2，7日分。ただし1日360mgを超えない。

- ミノサイクリンやトスフロキサシンに変更後，48時間経っても発熱が続く場合は高サイトカイン血症を疑い，AST，LDH，フェリチン，尿中β_2MGを測定する。LDH 480IU/L以上を目安にステロイド治療を行うため[12]，小児科専門医に相談する。

- 経過中は川崎病の合併も多い[13]ので，結膜充血や発疹に注意する。

再診のタイミング

- 現時点から36〜60時間後に解熱しない場合に再診させ，胸部X線検査，血液検査を再評価する。

  Note　ウイルス性と診断していても，時間経過で細菌性に移行していることはある。

- マイコプラズマLAMPをした場合は，結果説明に合わせて再診予約を取る。

- 喘息性気管支炎や気管支喘息発作を併存しており，β_2刺激薬を吸入した場合は，翌日再診。

保護者への説明例

 2歳。発熱，咳嗽，局所的なcracklesを聴取。細菌性肺炎と診断

胸の音がゴロゴロしているのでレントゲンを撮ったところ，肺に影があったため肺炎と診断しました。血液検査でもCRPが上昇しているため，細菌性肺炎と考えます。この肺炎には抗菌薬がよく効きます。抗菌薬は飲み薬もありますが，いまのお子さんは少ししんどそうですので，飲み薬よりも効果が高い点滴薬が望ましいと思います。入院をお勧めします。

 6歳。発熱，強い咳嗽。胸部X線画像で浸潤影がある

レントゲンで肺炎を認めます。血液検査の結果は悪くありません。お子さんの年齢や症状も併せて考えると，マイコプラズマ肺炎を強く疑います。マイコプラズマに効く抗菌薬をお出しします。マイコプラズマの結果は明後日に出ますので，明後日再診してください。

入院とする基準

- 全身状態が良好とはいえない細菌性気管支炎・肺炎の場合。
- ウイルス性でも喘息性気管支炎や気管支喘息発作を併存し，β_2刺激薬吸入後も中発作以上が続く場合。
- 細菌性肺炎に対するアモキシシリン内服48時間後も解熱しない場合。

  Note テビペネムやトスフロキサシンの内服も考慮されるが，非専門医は入院させ抗菌薬点滴で加療したほうがよい。

- マイコプラズマ肺炎でミノサイクリンやトスフロキサシンに変更後48時間で解熱しない場合。

第2章 呼吸器

引用文献

1) Robert M. Kliegman, 他・著, 衞藤義勝・監訳:ネルソン小児科学 原著第19版. エルゼビア・ジャパン, pp1705-1706, 2015
2) Robert M. Kliegman, 他・著, 衞藤義勝・監訳:ネルソン小児科学 原著第19版. エルゼビア・ジャパン, pp1721-1727, 2015
3) 木須友子, 他:小児科診療, 78:1317-1323, 2015
4) Qu JX, et al; Beijing Network for Adult Community-Acquired Pneumonia (BNACAP):BMC Infect Di, 15:89, 2015
5) American Heart Association:PALSプロバイダーマニュアル 2015(日本語版). シナジー, p119, 2015
6) 尾内一信, 他・監:小児呼吸器感染症診療ガイドライン 2017. 協和企画, pp57-63, pp71-73, 2017
7) Schrag SJ, et al:JAMA, 286:49-56, 2001
8) 浦部晶夫, 他・編:今日の治療薬 2018. 南江堂, p39, 2018
9) 日本鼻科学会・編:急性鼻副鼻腔炎診療ガイドライン 2010年版. 日本鼻科学会会誌, 49:143-198, 2010 (http://minds4.jcqhc.or.jp/minds/ar/20130516_Guideline.pdf)
10) 日本耳科学会, 他・編:小児急性中耳炎診療ガイドライン 2013年版. 金原出版, pp71-74, 2013
11) 児玉和彦:症状でひらめくこどものコモンディジーズ. メディカ出版, p127, 2018
12) 尾内一信, 他・監:小児呼吸器感染症診療ガイドライン 2017. 協和企画, pp74-77, 2017
13) 岡本光宏, 他:姫路赤十字病院誌, 36:14-17, 2012

第2章　呼吸器

12 ★★★ 細気管支炎

ファーストタッチ

1 基本姿勢

- 生後6カ月未満で局所的なcracklesまたは肺野に広くwheezesやrhonchiは認めた場合は，細気管支炎である。

  Note 本当は月齢以外にも細気管支炎の特徴的な所見は存在するが，小児科専門医でも細気管支炎か喘息性気管支炎かは判断が難しく，ましてや非専門医には不可能である。"生後6カ月未満のcracklesやwheezes, rhonchiは細気管支炎"とシンプルに考えたほうがよい。このあたりの考察は「本書の注意点」（p ix）を参照。

- 細気管支炎の原因はRSウイルスが最多で，ライノウイルスが次ぐ[1), 2)]。

- 治療法は輸液，アドレナリン吸入，鼻吸引，去痰薬である。

  Note 「NICEガイドライン」では，細気管支炎に対する抗菌薬，高張食塩液吸入，アドレナリン吸入，サルブタモール吸入，モンテルカスト内服，ステロイド投与・吸入はいずれも推奨されていない[3)]。一方，「PALSプロバイダーマニュアル」では，効果がある場合は吸入を行ってもよいとしている[4)]。鼻吸引についてはNICEガイドラインにもPALSプロバイダーマニュアルにも呼吸困難に対して行ってよいと記載されている[3), 4)]。また，鼻吸引は咳症状を軽くし，上気道炎症状の期間を短縮させ，さらに喘鳴をも減らすことが示された[5)]。筆者も経験的に細気管支炎の治療の根幹は鼻吸引にあると感じている。

- 発症から48〜72時間後にさらなる呼吸不全に進展する危険性が高く，平均的な症状の持続期間は12日と長い[6)]。細気管支炎は基本的に入院すべき疾患である。

検査をする基準

- 細気管支炎では，全血算（CBC），CRP，電解質，AST，ALT，LDH，BUN，Cre，血液ガス，胸部X線検査，RSウイ

帰宅とする基準

- 基本的に帰宅はできない。
- 生後3カ月以上で，呼吸様式が良好で全身状態が悪くなければ帰宅させるが，翌日必ず再診させる。

処方例

生後2カ月，体重5kg

外来処置
- 発熱時はクーリング
- 鼻吸引
- アドレナリン（ボスミン®）外用液
  0.3mL（0.3mg）＋生食2mL　1日4回　吸入

入院のうえ，処方
- L-カルボシステイン（ムコダイン®）シロップ
  1日3mL（150mg）　分3　7日分

処方の解説

(1) アセトアミノフェン
- 生後3カ月以上であればアセトアミノフェン処方可。
- 1回10〜15mg/kg。ただし1回500mgを超えない。
- 年齢に応じて坐剤，散剤，錠剤を使い分ける。剤形は保護者の意見を参考に決める。

(2) アドレナリン吸入
- アドレナリン吸入しても効果を認めない場合はやめる。

(3) L-カルボシステイン
- 鼻汁や湿性咳嗽にはL-カルボシステインを1日30mg/kg，7日分。基本は分3。ただし1日1,500mgを超えない。

(4) 入院後の維持輸液

- 維持輸液をする場合は，バソプレシン分泌過剰症（SIADH）から低ナトリウム血症に至ることがあるので，3号輸液は使用しない。

  Note 筆者は2号液を愛用しているが，最近の流行は1号液や生食である。

再診のタイミング

- 基本的に入院である。
- 生後3カ月以上で，呼吸様式が良好で全身状態が悪くなければ帰宅させるが，翌日必ず再診させる。

保護者への説明例

> 生後2カ月。発熱と喘鳴を認める。RSウイルス陽性
>
> お子さんはゼーゼーとしてしんどそうです。原因はRSウイルスによる細気管支炎と考えます。この病気は急速に進行し，夜間に悪化しやすい傾向があります。慎重に経過をみる必要がありますので，入院を強くお勧めします。

入院とする基準

- 基本的に入院である。生後3カ月未満は急速に悪化する。特に生後6週までは無呼吸発作もあり，頻発するなら人工呼吸管理も要する。

第 2 章 呼吸器

引用文献

1) Calvo C, et al : Acta Paediatr, 99 : 883-887, 2010
2) 木須友子, 他：小児科診療, 78：1317-1323, 2015
3) The National Institute for Health and Care Excellence (NICE)：NICE guideline 9. 2015 (https://www.nice.org.uk/guidance/ng9)
4) American Heart Association：PALSプロバイダーマニュアル 2015（日本語版）. シナジー, 2015
5) Pizzulli A, et al : Ital J Pediatr, 44 : 68, 2018
6) Robert M. Kliegman, 他・著, 衛藤義勝・監訳：ネルソン小児科学 原著第19版. エルゼビア・ジャパン, pp1701-1705, 2015

第 2 章　呼吸器

13　クループ ★★★★

ファーストタッチ

1　基本姿勢

- "発熱＋咳嗽＋吸気性喘鳴"はクループと考える。急性声門下喉頭炎ともいう。
- 原因はパラインフルエンザウイルス，インフルエンザウイルス，RSウイルスが代表的。
- 特徴的な咳を聞けばクループと診断できる。クループの咳は「ケンケン」ではなく「クォッ，クォッ」のほうが近い。オットセイの鳴き声に似ている。犬吠様ともいうが，それは犬の遠吠えを指す。

Note　子どもの咳が「ケンケン」だと保護者が訴えても，筆者の経験上は多くの場合クループではない。小児科専門医であれば待合室にいる子どもの咳で判断できる。

- クループは児が泣くと悪化するので，診察には技術を要する。可能であればクループが鑑別疾患に加わった時点で，小児科専門医とともに診察するのがよい。最終的には嗄声や吸気性喘鳴などを併せて判断する。
- 特徴的な咳でクループと診断した場合は，喉を診る必要はない。啼泣は呼吸状態を悪化させる。

2　クループスコア

- 重症度基準は表13-1のとおりである。
- 外来治療後に3点以上であれば入院適応である[1]。

3　喉頭蓋炎を見逃さない！

- 喉頭蓋炎はHibワクチンの普及により10％以下に減少したが[2]，それでも脅威である。気道確保しなかった場合の喉頭蓋炎の死亡率は6％である[3]。
- 症状として嚥下困難，流涎，頸部の過伸展がみられる[3]。座っ

表13-1 ウエストレークループスコア

意識レベル[*1]	清明	0点
	不穏・不安・興奮	2点
	喪失	5点
チアノーゼ[*2]	なし	0点
	興奮時に認める	4点
	安静時にも認める	5点
吸気性喘鳴	なし	0点
	興奮時に認める	1点
	安静時聴診器で認める	2点
	安静時聴診器なしでも認める	4点
呼吸音	正常	0点
	減弱	1点
	ほとんど聞こえない	2点
陥没呼吸[*3]	なし	0点
	軽度	1点
	中等度	2点
	高度	3点

2点以下：軽症，3〜6点：中等症，7点以上：重症

[*1] 意識レベルについては，JCS 1〜2でかつ保護者が児の状態に違和感をもたなければ"意識はほぼ清明"と判断する（本書の注意点 p ix）。一方，JCS 3以上は明らかに意識障害と判定する。筆者は便宜的にJCS 3〜30（ただしいつもより興奮していると保護者が感じればJCS 1〜2も含める）を2点，JCS 100以上を5点としている。

[*2] チアノーゼは，筆者はSpO$_2$ 91％以下と置き換えて評価している。

[*3] 陥没呼吸は通常胸骨上窩に出現する。

〔Westley CR, et al：Am J Dis Child, 132：484-487, 1978／
宮坂勝之：日本版PALSスタディガイド 改訂版.
エルゼビア・ジャパン，pp81-86，2013を参考に作成〕

た姿勢で前傾し，手をついて踏ん張る三脚姿勢を取って，顎を上げ，口を開ける[3]。声は弱々しいか出ない[2]。咳をしないことも重要なポイントである[2]。
- Hibワクチンを接種していない，急速に進行，不穏や意識障害あり，呼吸数40回/分以上，アドレナリン吸入に反応しないなどの所見にも注意。
- 小児科専門医，麻酔科医，耳鼻科医に応援要請をする。

検査をする基準

- 咳を聞くだけで診断可能である。非専門医は診断確度を上昇させる目的で喉頭X線検査（正面・側面），血液検査〔全血算（CBC），CRP〕を行ってもよいが，児を泣かさないように最大限の配慮を行う。啼泣は気道抵抗を10倍に増加させることを肝に銘じる[4]。
- 喉頭X線検査では，正面像でpencil sign（気道陰影が左右対称性に細くなるサイン）があること，側面像でthumb sign（喉頭蓋が親指のように腫大するサイン）がないことを確認する。

帰宅とする基準

- アドレナリン吸入でウエストレークループスコアが2点以下になれば帰宅できる。

処方例

2歳，体重12kg。昼過ぎから発熱と咳嗽があり，夜から嗄声と犬吠様咳嗽が出現し来院。興奮時の陥没呼吸と，軽度の陥没呼吸を認め，ウエストレークループスコア2点。全身状態は良い

➕ 外来処置

- アドレナリン（ボスミン®）外用液
 0.3mL（0.3mg）＋生食2mL　吸入

第2章　呼吸器

🔖 処　方

- デキサメタゾン（デカドロン®）エリキシル
  18mL（1.8mg）　分1　1日分
- アセトアミノフェン（アルピニー®またはアンヒバ®）坐剤
  200mg剤　1回2/3個　5回分　38℃以上で使用（6時間以上空ける）
- L-カルボシステイン（ムコダイン®）ドライシロップ
  1日300mg　分3　7日分

処方の解説

(1) アドレナリン吸入
- 筆者はアドレナリンを0.3mg使用しているが，1mg使用している施設もある[5]。
- アドレナリン吸入は30分間隔で反復可能だが，2時間もたない例は重症と判断し小児科専門医に相談する。

(2) デキサメタゾン
- デキサメタゾン（デカドロン®）を0.15mg/kg，分1，1日分。
- デカドロン®エリキシル剤は0.1mg/mLの製剤であるので，1.5mL/kg投与する。

(3) アセトアミノフェン
- 生後3カ月以上であればアセトアミノフェン処方可。
- 1回10〜15mg/kg。ただし1回500mgを超えない。
- 年齢に応じて坐剤，散剤，錠剤を使い分ける。剤形は保護者の意見を参考に決める。

(4) L-カルボシステイン
- 鼻汁や湿性咳嗽に対してはL-カルボシステインを1日30mg/kg，7日分。ただし1日1,500mgを超えない。基本は分3。

再診のタイミング

- 翌日必ず再診させる。

保護者への説明例

2歳。発熱と犬吠様咳嗽，吸気性喘鳴を認める

　オットセイが鳴くような咳をしていますね。これはクループといって，声門が風邪で腫れてしまっているためです。声門は空気の通り道ですから，ここが腫れると最悪窒息してしまうかもしれません。アドレナリンを吸入することで，この腫れは少しましになります。幸いにも，お子さんにはアドレナリンの吸入がよく効きました。これに加えてステロイドの薬を使えば，声門の腫れはさらに抑えられます。これで大丈夫だとは思いますが，明日も必ず外来を受診して下さい。

入院とする基準

- 1歳未満の場合。
- アドレナリン吸入後も，ウエストレークループスコア（**表13-1**）が3点以上の場合。

引用文献
1) 宮坂勝之：日本版PALSスタディガイド 改訂版．エルゼビア・ジャパン，pp81-86，2013
2) 宮坂勝之：日本版PALSスタディガイド 改訂版．エルゼビア・ジャパン，pp86-90，2013
3) Robert M. Kliegman, 他・著，衞藤義勝・監訳：ネルソン小児科学 原著第19版．エルゼビア・ジャパン，pp1689-1693，2015
4) American Heart Association：PALSプロバイダーマニュアル 2015（日本語版）．シナジー，p119，2015
5) 五十嵐 隆・編：小児科診療ガイドライン：最新の診療指針 第3版．総合医学社，pp52-54，2016

第 3 章

感染症

第3章　感染症

14　溶連菌感染症　★★★★

ファーストタッチ

1　基本姿勢

- "上気道炎はウイルス感染"という原則から唯一逸脱した細菌性咽頭炎である(急性喉頭蓋炎や細菌性気管炎など例外はあるが)。
- 2〜10歳に多く,突然の高熱で始まるものの咳嗽が目立たない[1]。
- 咽頭所見は燃えるような赤とも,霜降り肉様とも表現され,軟口蓋に点状出血を伴うことも多いが,咽頭所見だけで臨床診断することは不可能である。したがって,疑えば迅速検査を行うのが肝要。一方で,元気な子どもの12〜20%が溶連菌を保菌するので[2],咽頭・扁桃の発赤を認めない状況で検査すると偽陽性となりうることに注意。

   Note　ネルソン小児科学にも,「最も経験豊富な医師をもってしても,確実な臨床診断はできない」とある[3]。筆者も喉を診て「溶連菌だ」とはいえるが,「溶連菌ではない」とはいえない。特異度の高い所見はあるものの,感度が高い所見がないためである。

- 潜伏期間は2〜5日[1]。

2　猩紅熱

- 溶連菌感染ではまれに猩紅熱という特徴的なパターンをとる。
- 猩紅熱では発熱や苺舌が先行し,その後発疹が出る。舌は最初白い苔ができ,その苔が落ちるとぶつぶつとした赤い舌が覗かせる。
- 発症から24〜48時間後,体に砂をまいたような小さな赤い湿疹ができる[3]。頸部から始まり,体や四肢に広がる[3]。口周りにはできないので,口周りだけ白く浮いて見える[3]。
- 発疹は小さくつぶつぶとした紅斑で,少し盛り上がり,鳥肌様である。痒みあり。脇や肘,鼠径部に多い。3〜4日で発疹は消え始め,引き続き落屑が顔面から下方へ進み,軽い日焼け様に見える[3]。

3 痂皮性膿痂疹

- 溶連菌感染による痂皮性膿痂疹については,伝染性膿痂疹（29 p213）を参照。

検査をする基準

- 「咽頭発赤があり,咳嗽が目立たないまたはCRPが高値」や「扁桃に白苔がある」場合に,咽頭ぬぐい液で溶連菌の迅速検査を行う。

帰宅とする基準

- 水分摂取と抗菌薬内服が可能であれば,帰宅できる。

処方例

6歳,体重20kg。発熱と強い咽頭発赤。咳嗽は目立たない。溶連菌陽性

- アモキシシリン（パセトシン®またはサワシリン®）細粒
1日800mg 分3 10日分

処方の解説

- アモキシシリン（パセトシン®またはサワシリン®）を1日40mg/kg,分3,10日分。ただし1日1,000mgを超えない。
- 抗菌薬治療によって搔痒感のある発疹が強くなることがある。これは薬疹ではなく,溶連菌が死ぬことで外毒素（ディック毒素）がばらまかれ,皮膚症状が悪化したためである[1]。
- 抗菌薬投与から24時間で解熱はするが,しっかり10日間内服して完全に除菌しておかないと,リウマチ熱のリスクが上がる[3]。

再診のタイミング

- 急性腎炎フォローのための尿検査を行わない場合は，顔に浮腫を認めたら再診するように伝える。

  Note 2週間後に急性腎炎フォローのために尿検査をするかどうかは賛成[4]と反対[5), 6)]ともにあり。溶連菌性扁桃炎185例中，急性腎炎を発症したものはおらず，全例に尿検査は不要という論文[7]を尊重し，筆者は溶連菌感染後に尿検査は行っていない。

保護者への説明例

> 6歳。発熱と強い咽頭発赤。咳嗽は目立たない。溶連菌陽性

お子さんの喉から溶連菌が検出されました。この菌は抗菌薬で治療できます。1～2日で熱は下がりますが，必ず抗菌薬を10日間飲み切ってください。しっかり除菌しておかないとリウマチ熱という厄介な病気を合併するリスクが増えます。2週間後に腎臓の病気を起こすことがありますので，顔のむくみに気づいたら受診してください。喉が痛い間は熱いものや辛いもの，すっぱいものは避けてください[8]。熱が下がればもう他人には感染しないので，学校に行っていいですよ。

入院とする基準

- 抗菌薬の内服ができない場合。
- 急性糸球体腎炎を合併した場合。

引用文献
1) 中山栄一:小児科診療,77:1573-1577,2014
2) Martin J : The *Streptococcus pyogenes* Carrier State. *Streptococcus pyogenes*: Basic Biology to Clinical Manifestations (ed. by Ferretti JJ, et al), 2016 (https://www.ncbi.nlm.nih.gov/books/NBK374206/)
3) Robert M. Kliegman, 他・著, 衞藤義勝・監訳:ネルソン小児科学 原著第19版. エルゼビア・ジャパン, pp1065-1072, 2015
4) 五十嵐 隆・編:小児科診療ガイドライン:最新の診療指針 第3版. 総合医学社, pp140-142, 2016
5) 横井 徹:治療, 88 (増刊): 581-582, 2006
6) 西 順一郎. 小児科学レクチャー, 1 : 401, 2011
7) 鳥海尚久, 他:小児科診療, 76:863-866, 2013
8) 日本外来小児科学会・編著:お母さんに伝えたい子どもの病気ホームケアガイド 第4版. 医歯薬出版, p223, 2013

15 アデノウイルス感染症

★★★★

第3章 感染症

ファーストタッチ

1 基本姿勢

- 型によって多彩な症状を起こすが、基本的に咽頭扁桃炎と考える。
- 40度の弛張熱が3～7日間と長期間続き[1]、根治治療もないので、厄介な感染症である。
- アデノウイルス咽頭扁桃炎は6歳未満に多い[2]。
- 潜伏期間は5～7日[2]。

(1) 白苔を伴う場合

- 扁桃に白苔が付着すれば、多くの場合アデノウイルス感染症である。アデノウイルス陰性であれば、伝染性単核球症か溶連菌感染症である。
- 白苔を伴う扁桃炎を毎月繰り返す場合は、PFAPA症候群という自己免疫性疾患を考え、小児科専門医に相談する。

  Note 上記からわかるとおり、白苔は小児科医にとって非常に大切な所見である。必ず白苔を見つけるつもりで喉を診ること。

(2) 結膜充血を伴う場合

- 発熱、咽頭発赤、結膜充血のすべてを認める場合、"咽頭結膜熱（通称プール熱）"という[3]。
- 咽頭症状と眼症状はどちらが先に出現してもかまわない[3]。

(3) 嘔吐・下痢を認める場合

- 感染性胃腸炎による入院例の6％を占め、ロタウイルスの1/6の頻度でみられる[4]。季節性はない[4]。
- 発熱を認めない例もあり、一般的なウイルス性胃腸炎（32 p226）と比較して特長的な所見はなく[4]、対応も同じでよい。
- 近年のロタウイルス迅速検査キットは、アデノウイルスを同時測定できる。

  Note 筆者の経験では、周囲の流行からアデノウイルス胃腸炎を疑って迅速検査をするケースと、ロタウイルスを疑って迅速検査し偶然アデノウイルス陽性を確認できたケースのどちらかで診断に至る。

2 出席停止

- 咽頭結膜熱では，解熱後2日間は出席停止である[5]。

  Note 3月1日の朝に熱が下がった場合は，3月3日まで保育園・幼稚園・学校を休む。登園・登校できるのは3月4日からである。

- 結膜充血を伴わないアデノウイルス咽頭扁桃炎は，厳密には出席停止の対象ではない。しかし筆者は，咽頭結膜熱と同じ対応にしている。

  Note 感染初期にアデノウイルス咽頭扁桃炎と診断していても，経過中に遅れて結膜炎症状（結膜充血眼脂）が出現するケースがあり，咽頭結膜熱とアデノウイルス咽頭扁桃炎の境界は曖昧である。両者のウイルス型は1，2，3，6，7，7a，14と共通する部分が多く，また結膜炎症状がなくても保育園で流行する頻度は高いため[6]，少なくとも症状が消失するまでは自宅で安静にすることが勧められる[6]。

検査をする基準

- 「扁桃に白苔がある」や「咽頭発赤があり，結膜炎があるまたはCRPが高値」の場合に，咽頭ぬぐい液でアデノウイルスの迅速検査を行う。
- 嘔吐や下痢を認める場合は，周囲にアデノウイルス胃腸炎の流行があれば便中アデノウイルス迅速検査を行う。

帰宅とする基準

- 水分摂取ができる場合。

  Note ただし高熱が長期にわたるため，脱水や衰弱がみられたら入院させる。

処方例

4歳，体重15kg。発熱，扁桃に白苔あり。アデノウイルス陽性。アデノウイルス咽頭扁桃炎と診断

処 方

- アセトアミノフェン（カロナール®）細粒
  1回200mg　10回分　38℃以上で使用（6時間以上空ける）

処方の解説

- 生後3カ月以上であればアセトアミノフェン処方可。1回10～15mg/kg。ただし1回500mgを超えない。
- 年齢に応じて坐剤，散剤，錠剤を使い分ける。剤形は保護者の意見を参考に決める。

再診のタイミング

- 自宅での安静が基本ではあるが，喉が痛くて水分が摂れない場合は再診させる。
- 高熱は7日間出ることも多いため，36～60時間おきに全身状態を診る。

保護者への説明例

> 4歳。発熱，扁桃に白苔あり，結膜充血あり。アデノウイルス陽性

お子さんからアデノウイルスが検出されました。目も赤く，アデノウイルスによる咽頭結膜熱と診断します。プール熱ともよばれる病気です。この病気は，厄介なことに高熱が3～7日間と非常に長く続きます。しんどいときは解熱薬を上手く使いましょう。安静にしてしっかり休養すれば必ず治ります。熱が下がってもすぐには保育園には行けません。熱が下がってから2日間は保育園を休ませましょう。

入院とする基準

- 水分摂取ができない場合。発熱期間が長く衰弱することがあるため，入院となることがある。

引用文献
1) 小林正明，他：小児内科，44（増刊）:328-329，2012
2) Robert M. Kliegman，他・著，衛藤義勝・監訳：ネルソン小児科学 原著第19版．エルゼビア・ジャパン，pp1325-1327，2015
3) 五十嵐 隆・編：小児科診療ガイドライン：最新の診療指針 第3版．総合医学社，pp116-119，2016
4) 服部文彦，他：小児感染免疫，27:271-278，2015
5) 日本学校保健会：学校において予防すべき感染症の解説 平成30（2018）年3月発行．日本学校保健会，p39，2018
6) 木下典子，他：日本医事新報，4771:64-65，2015

第3章 感染症

16 ★★★★ インフルエンザ

ファーストタッチ

1 基本姿勢

- インフルエンザは一般の風邪症候群とは分けて考えるべき重くなりやすい上気道炎である[1]。

  Note 逆にいうと、下気道症状を伴わないRSウイルスやヒトメタニューモウイルス感染症はほとんどの場合"一般の風邪症候群"と同様の経過をとるため、保険適用外の状況で検査すべきではない。

- インフルエンザA型は高熱、B型は消化器症状など若干の特徴はあるが、例外も多く、A型とB型の違いを説明することは臨床的な意味をもたない。
- 潜伏期間は1〜3日[1]。

(1) 迅速検査

- インフルエンザウイルス迅速検査の感度は、発症から検査までの時間で異なる。発症から12時間後の検査感度は35％、12〜24時間後は66％、24〜48時間後は92％である[2]。
- 発症から24時間以内の迅速検査で陰性だった場合は、翌日再度検査を試みてもよい。

(2) 検査前確率

- 感度・特異度ともに100％という検査はないので、あらゆる検査前に検査前確率を見積もることは当然であるが、特に感度の低いインフルエンザ迅速検査を行う前には検査前確率を意識する（特異度の低い溶連菌迅速検査も同様）。
- 周囲の流行や予防接種の有無は検査前確率に大きく影響するので、必ず確認する。
- 予防接種は有効だが、予防接種をしていても除外はできない。

  Note 余談だが、ワクチン接種していても除外できない3疾患としてインフルエンザ、水痘、おたふくかぜは有名[3]。

- 咽頭後壁のリンパ濾胞はインフルエンザであるための必要条件でも十分条件でもないが、検査前確率に影響するので、小児科

研修中にチャンスがあれば、所見をとるためのトレーニングを行う。

- 検査前確率と発症からの時間によって検査をするかしないか、検査が陰性だったときにはどうするか考える。これは非常に難しい判断となるので、ぜひ指導医の考え方を聞くべきである。

  Note ちなみに筆者は、検査をせずにインフルエンザと診断したり、検査が陰性でもインフルエンザと診断したりしていた時期もあったが、紆余曲折を経て、現在は検査を基本的に実施するし、検査結果は重視する姿勢をもっている。これは、インフルエンザに関して可能な限り**正確な疫学動向が大切**であると感じ始めたためである。

2 抗インフルエンザ薬

- 内服薬のオセルタミビル（タミフル®）、バロキサビル（ゾフルーザ®）、吸入薬のザナミビル（リレンザ®）、ラニナミビル（イナビル®）、点滴薬のペラミビル（ラピアクタ®）がある。
- 内服薬はどの年齢でも使いやすいが、嘔気・嘔吐があると使いにくい。吸入薬は吸入の不確実性、気管支喘息の児に投与しにくいという問題がある。点滴薬はルート確保時に痛みを伴い、マンパワーも必要である。すべてに一長一短があり、状況に合わせて使い分ける。

  Note 日本は他国に比べて抗インフルエンザ薬を多用する[4]。発症から48時間経過した場合の抗インフルエンザ薬の有効性は明らかではないが[5]、筆者は基本的に処方している。

3 出席停止

- 発症した日から5日経過し、かつ解熱から2日経過するまで出席停止[6]。
- 幼児では、発症した日から5日経過し、かつ解熱から3日経過するまで出席停止[6]。

  Note 3月1日に発熱し、3月2日にインフルエンザと診断、抗インフルエンザ薬投与され、すぐ解熱したとしても、3月6日までは学校を休み、登校できるのは3月7日からである。

  3月1日に発熱し、3月3日にインフルエンザと診断され、3月6日

に解熱した場合は，小学生・中学生であれば3月8日までは学校を休み，登校できるのは3月9日からである。幼児であれば登園できるのは3月10日からである。

検査をする基準

- 発熱に加え上気道炎症状があり，インフルエンザの流行期であれば迅速検査をする。発症から12時間までの検査感度は低いが，検査をしてはいけないわけではない。

  Note 発熱がなく，咳嗽と鼻汁だけの症状であるが，いわゆる"隠れインフルエンザ"を心配し，検査を希望する保護者にしばしば遭遇する。筆者は発熱を伴わないケースではインフルエンザ迅速検査を行わない。「もしインフルエンザであったとしても，熱が出ない程度の軽いものであれば，普通の風邪と同じように治りますので大丈夫ですよ。熱が高くなったときに検査しましょう」と説明している。仮に検査をしても，インフルエンザの感度をもって"隠れインフルエンザ"を除外することは不可能であるためである。

帰宅とする基準

- 水分摂取ができる場合。

処方例

生後10カ月，体重8kg

処 方

- オセルタミビル（タミフル®）ドライシロップ
  1日48mg　分2　5日分
- アセトアミノフェン（アルピニー®またはアンヒバ®）坐剤
  100mg剤　5個　38℃以上で使用（6時間以上空ける）

処方の解説

(1) オセルタミビル

- オセルタミビル（タミフル®）を1日4mg/kg，分2，5日分。ただし1日150mgを超えない。1歳未満は1日6mg/kg，分2，5日分。
- 10～19歳に対しては，原則使用しない。

  Note 2018年度からオセルタミビルは10歳代にも使用可能になる。これはオセルタミビルの有無にかかわらずインフルエンザ罹患時は異常行動に注意が必要なためである。

- 経口抗インフルエンザ薬にはバロキサビル（ゾフルーザ®）もあるが，筆者に使用経験がないため，本書での解説は差し控える。

(2) アセトアミノフェン

- 生後3カ月以上であればアセトアミノフェン処方可。1回10～15mg/kg。ただし1回500mgを超えない。
- 年齢に応じて坐剤，散剤，錠剤を使い分ける。剤形は保護者の意見を参考に決める。

7歳，体重20kg。喘息なし，吸入できる

処 方

- 抗インフルエンザ薬（以下から1つ選択）
  - ザナミビル（リレンザ®）
    1回10mg（5mgブリスターを2ブリスター）1日2回　5日分　吸入
  - ラニナミビル（イナビル®）吸入粉末剤
    1回20mg　1日1回1吸入　1日分　吸入

処方の解説

- ザナミビルは年齢で量は変わらない。
- ラニナミビルは10歳未満の場合は20mgを単回吸入投与。10歳以上の場合は40mgを単回吸入投与。
- これらの吸入薬は気管支喘息の児には注意である。

第3章　感染症

> 4歳，体重14kg。脱水を伴い，輸液ルート確保
>
> ### 💊 外来処置
>
> - ペラミビル（ラピアクタ®）点滴静注液
>   バイアル150mgのうち，140mg（14mL）を点滴メインに混合，15分以上かけて静注

処方の解説

- ペラミビルは10mg/kg（通常は最大300mg。ただし合併症による重症化の恐れがある患者には最大600mg）を15分以上かけて点滴静注。
- 脱水がある場合や内服困難な場合は，ペラミビル投与が適切である。

再診のタイミング

- 自宅で安静が基本ではあるが，水分が摂れない場合は再診させる。
- 発熱が続く場合は36〜60時間後に再診させ，中耳炎や肺炎がないかを確認する。

保護者への説明例

 7歳。昨日から発熱，咳嗽，鼻汁。インフルエンザ陽性。喘息なし

　お子さんからインフルエンザウイルスが検出されました。インフルエンザは厄介な病気ですが，治療薬があります。飲み薬，吸入薬，点滴薬があり，効果は同等とされています。点滴薬は投与するときに注射が必要で，痛みを伴いますので，現状のお子さんには不適切です。飲み薬か吸入薬をお勧めします。ここに吸入薬ができるか確かめるキットがありますので，これを吸いこんで音が鳴るようでしたら吸入薬をお勧めします。さっそくやってみましょう。熱が下がっても発症から5日間かつ解熱から2日間は学校を休ませましょう。

入院とする基準

- 水分摂取ができない場合。
- インフルエンザ感染に伴い熱性けいれん（39 p258）を引き起こした場合は，複雑型熱性けいれんの場合や，単純型でも外来でのJCSが3以上のままなら入院させる。
- 肺炎を合併した場合も入院。

引用文献
1) 国立感染症研究所：インフルエンザとは（https://www.niid.go.jp/niid/ja/kansennohanashi/219-about-flu.html）
2) Keitel K, et al：Eur J Pediatr, 170：511-517, 2011
3) 笠井正志，他・編著：HAPPY！こどものみかた 第2版．日本医事新報社，p97，2016
4) 五十嵐　隆・編：小児科診療ガイドライン：最新の診療指針 第3版．総合医学社，pp86-91，2016
5) 河島尚志，他：小児内科，44（増刊）：324-325，2012
6) 日本学校保健会：学校において予防すべき感染症の解説 平成30（2018）年3月発行．日本学校保健会，p30，2018

17 ★★★★ RSウイルス感染症

第3章 感染症

ファーストタッチ

1 基本姿勢

- RSウイルスは2歳までにすべての子どもが一度は罹患し，以降も再感染を繰り返す[1]。
- わが国では例年9〜翌年3月まで流行していたが（沖縄を除く），近年は7〜8月にも流行を認め，早期化の兆しがある。
- 潜伏期間は4〜6日[1]。

(1) よくみられる症状

- 感染した乳幼児の2/3は発熱，咳嗽，鼻汁などの上気道炎症状を認めるだけで[1]，一般的な風邪と同じ経過をとる。
- 感染した乳幼児の1/3が気管支炎，肺炎，細気管支炎などの下気道炎を引き起こす。
- 呼吸障害と発熱は相関しない[2]。第3〜7病日に呼吸障害が悪化し入院することがあるが[2]，入院時には発熱を認めないこともある[3]。一方，下気道炎に進展した場合は発熱が5〜7日続くケースも経験される[2]。
- RSウイルス感染では弛張熱（解熱薬を使わなくても37℃台前半に熱が下がっている）がよくみられる[2]。
- 喘鳴など下気道感染症状は通常7〜12日で改善するが[3]，ウイルス排出期間は1〜3週間であり[4]，筆者の経験では咳嗽や鼻汁も1〜3週間続くことが多い。

  Note 10日以上湿性咳嗽や鼻漏が遷延すると，副鼻腔炎の診断基準（6 p64）を満たしてしまう。筆者の経験では，去痰薬と鼻吸引の指導をすることで3日後に改善傾向を認めることが多く，抗菌薬処方に至ることは少ない。

(2) パリビズマブ（シナジス®）の適応条件

- RSウイルス感染の予防薬として，パリビズマブ（シナジス®）がある。適応条件は以下のとおりである。

感染流行時期において次の条件を示す
- 在胎期間28週6日以下で,生後12カ月以下の児
- 在胎期間29～35週6日以下で,生後6カ月以下の児
- 過去6カ月以内に気管支肺異形成症の治療を受けた生後24カ月以下の児
- 血行動態に異常のある先天性心疾患で,生後24カ月以下の児
- 免疫不全のある生後24カ月以下の児
- ダウン症候群で生後24カ月以下の児

- パリビズマブを開始した場合,流行期が終わるまで最大8カ月間,毎月パリビズマブを筋注する。例えばRSウイルスの流行期が8月～翌年3月である場合,在胎期間34週の児が8月の時点で生後4カ月であれば,8月～翌年3月まで合計8回のパリビズマブ筋注を毎月受けることができる。

  Note これはワクチンではないので,予防接種スケジュールにはまったく影響がない。

検査をする基準

- 生後3カ月未満で鼻汁が多い場合。
- 生後6カ月未満で局所的なcracklesまたは肺野に広くwheezesやrhonchiを認めた場合。
- 1歳未満で発熱と呼気性喘鳴(局所的なcracklesまたは広いwheezesやrhonchi)を認めた場合。
- 基本的に1歳以上では保険適応外の検査であることを理解する。ただし,入院症例やパリビズマブ筋注中の児であれば,1歳以上でもRSウイルス迅速検査ができる。

帰宅とする基準

- 生後3カ月以上で上気道炎であれば(喘鳴がなければ)帰宅可。
- 喘鳴があり気管支炎・肺炎と診断しても,基本的にウイルス性は帰宅という原則から,外来フォローは可能である。ただし,肺野に広くwheezesやrhonchiを認めた場合は喘息性気管支

炎や気管支喘息発作（50 p320）を併存していると判断し，β2刺激薬吸入後小発作以下でなければ帰宅できない。
- 生後6カ月未満で局所的なcracklesまたは肺野に広くwheezesやrhonchiを認める場合は細気管支炎（12 p137）であるので入院が望ましい。

処方例

生後10カ月，体重9kg。発熱，鼻汁，咳嗽があり，肺野に広くwheezesやrhonchiを認める。RSウイルス陽性

外来処置

- 吸入β2刺激薬（以下から1つ選択。◆を混合後，吸入）
  - サルブタモール（ベネトリン®）吸入液0.3mL+◆ 吸入
  - プロカテロール（メプチン®）吸入液0.3mL+◆ 吸入
  〔◆：クロモグリク酸（インタール®）吸入液2mL〕
- 鼻吸引

処 方

- L-カルボシステイン（ムコダイン®）ドライシロップ
  1日270mg 分3 7日分
- ツロブテロール（ホクナリン®）テープ
  0.5mg剤 1日1枚 7日分

処方の解説

- RSウイルス感染症の基本治療は鼻吸引である。鼻吸引は咳症状を軽くし，上気道炎症状の期間を短縮させ，さらに喘鳴をも減らす[5]。

  Note　「鼻水吸引ドットコム」の鼻水吸引のコツ[6]がお勧めである。

- 湿性咳嗽や鼻汁に対しては，L-カルボシステインを1日30mg/kg，5日分。ただし1日1,500mgを超えない。基本は分3。
- 肺野に広く聴取されるwheezesやrhonchiには，ツロブテロールテープ。生後6カ月以上では0.5mg，3歳以上では1mg，9歳以上では2mg。

再診のタイミング

- 呼気性喘鳴がなく，上気道炎症状のみであれば，自宅で安静が基本。鼻吸引を指導し，発熱が続く場合は36〜60時間後に再診させる。
- 肺野に広くwheezesやrhonchiを認めた場合は，翌日再診させる。

保護者への説明例

> 生後10カ月，体重9kg。発熱，鼻汁，咳嗽があり，肺野に広くwheezesやrhonchiを認める。RSウイルス陽性
>
> お子さんからRSウイルスが検出されました。胸の音も悪く，レントゲンでは肺炎像を認めます。RSウイルス肺炎に喘息性気管支炎を合併している状態です。幸いにも呼吸の苦しさはそれほど強くなく，体の酸素も良好です。鼻水を吸引していくことがこの病気の治療法です。今から鼻水を吸います。家でも吸引できるように指導いたします。また，気道を広げる吸入もします。明日も再度診察させてください。

入院とする基準

- 生後3カ月未満のRSウイルス感染症は無呼吸発作（特に生後6週まで[7]）や細気管支炎のリスクが高いため，小児科専門医に相談のうえ入院がよい。
- 生後6カ月未満で局所的なcracklesまたは肺野に広くwheezesやrhonchiは認めた場合は，細気管支炎と考え入院すべきである。
- 生後6カ月以上であっても，水分摂取不良やSpO$_2$ 94％未満である場合は入院させる。

第3章 感染症

引用文献

1) 長谷川真紀:小児内科, 44(増刊): 326-327, 2012
2) 五十嵐 隆・編:小児科診療ガイドライン;最新の診療指針 第3版. 総合医学社, pp103-106, 2016
3) 国立感染症研究所:RSウイルス感染症とは(https://www.niid.go.jp/niid/ja/kansennohanashi/317-rs-intro.html)
4) Robert M. Kliegman, 他・著, 衞藤義勝・監訳:ネルソン小児科学 原著第19版. エルゼビア・ジャパン, pp1319-1322, 2015
5) Pizzulli A, et al: Ital J Pediatr, 44: 68, 2018
6) 鼻水吸引ドットコム;鼻水吸引のコツ(http://www.hanamizukyuin.com/hanamizukyuinki/hanamizukyuin_kotsu/)
7) The National Institute for Health and Care Excellence (NICE): NICE guideline 9. 2015 (https://www.nice.org.uk/guidance/ng9)

第3章 感染症

18 ★★★★ ヒトメタニューモウイルス感染症

ファーストタッチ

1 基本姿勢

- RSウイルス感染症（17 p162）とほぼ同じである。
- ほとんどの児は発熱，咳嗽，鼻汁などの上気道炎症状を認めるだけで，一般的な風邪と同じ経過をとる[1]。一部で気管支炎，肺炎，細気管支炎などの下気道炎を引き起こすことがある。
- 下気道炎に進展した場合，発熱はRSウイルス感染症よりも高熱であることが多く，平均5日間持続する[1]。高熱を認めやすいため，ヒトメタニューモウイルス感染症の3%で熱性けいれんを合併する[2]。
- ウイルス排出期間は1～2週間で[1]，筆者の経験では咳嗽や鼻漏の症状も1～2週間続く。

  Note 10日以上湿性咳嗽や鼻漏が遷延した場合，副鼻腔炎の診断基準（6 p64）を満たしてしまう。筆者の経験では，去痰薬と鼻吸引の指導をすることで3日後に改善傾向を認めることが多く，抗菌薬処方に至ることは少ない。

- 潜伏期間は4～6日[1]。

2 RSウイルス感染症との違いをおさえる

- RSウイルス感染症との違いだけ覚えておくとよい。
- ヒトメタニューモウイルス感染症の流行時期は3～5月。

  Note 以前はRSウイルス感染症の後に流行するイメージだったが，近年はRSウイルス感染症の流行が早期化しており，このイメージは消えつつある。

- 好発年齢はRSウイルス感染症より年長で，2～4歳に多い。
- RSウイルス感染症よりも高熱（39～40℃）であることが多い。
- RSウイルス感染症にはパリビズマブ（シナジス®）があるが，ヒトメタニューモウイルス感染症には予防薬はない。
- 2018年3月までは，保険診療上胸部X線検査で肺炎像を確認し

なければ検査できなかったが，現在は聴診上肺炎を強く疑うケースでも迅速検査できるようになった。

検査をする基準

- 6歳未満で，聴診または胸部X線画像で肺炎を疑えばヒトメタニューモウイルス迅速検査を保険適用できる。

帰宅とする基準

- 迅速検査をしている時点で，肺炎が強く疑われているはずである。基本的にウイルス性は帰宅という原則から，外来フォローは可能である。

  Note ただし，肺野に広くwheezesやrhonchiを認めた場合は喘息性気管支炎や気管支喘息発作を併存していると判断し，β_2刺激薬吸入後小発作以下でなければ帰宅できない。

処方例

3歳，体重12kg。発熱，鼻汁，咳嗽があり，肺野に広くwheezesやrhonchi，さらに局所的なcracklesを認める。ヒトメタニューモウイルス陽性

外来処置

- 吸入β_2刺激薬（以下から1つ選択。◆を混合後，吸入）
  - サルブタモール（ベネトリン®）吸入液0.3mL+◆　吸入
  - プロカテロール（メプチン®）吸入液0.3mL+◆　吸入
  〔◆：クロモグリク酸（インタール®）吸入液2mL〕
- ＜鼻をかめない場合＞鼻吸引

処　方

- L-カルボシステイン（ムコダイン®）ドライシロップ
  1日360mg　分3　7日分
- ツロブテロール（ホクナリン®）テープ
  1mg剤　1日1枚　7日分
- アセトアミノフェン（カロナール®）細粒
  1回150mg　6回分　38℃以上で使用（6時間以上空ける）

処方の解説

(1) 鼻吸引

- ヒトメタニューモウイルス感染症の基本治療は鼻吸引である。ただし，ヒトメタニューモウイルスはRSウイルスに比べて高年齢の罹患が増えるため，鼻をかめる児であれば鼻吸引は不要。

  Note 「鼻水吸引ドットコム」の鼻水吸引のコツ[3]がお勧めである。

(2) L-カルボシステイン

- 鼻汁，湿性咳嗽に対しては，L-カルボシステインを1日30mg/kg，7日分。ただし1日1,500mgを超えない。基本は分3。

(3) ツロブテロール

- 肺野に広く聴取されるwheezesやrhonchiには，ツロブテロールテープ。生後6カ月以上では0.5mg，3歳以上では1mg，9歳以上では2mg。

(4) アセトアミノフェン

- 生後3カ月以上であればアセトアミノフェン処方可。1回10～15mg/kg。ただし1回500mgを超えない。
- 年齢に応じて坐剤，散剤，錠剤を使い分ける。剤形は保護者の意見を参考に決める。

再診のタイミング

- 自宅で安静が基本。鼻吸引を指導し，発熱が続く場合は36～60時間後に再診させる。
- 肺野に広くwheezesやrhonchiを認めた場合は，翌日再診させる。

保護者への説明例

 3歳，体重12kg。発熱，鼻汁，咳嗽があり，肺野に局所的なcracklesを認める。ヒトメタニューモウイルス陽性

　胸の音も悪く，レントゲンでは肺炎像を認めます。鼻水からヒトメタニューモウイルスが検出されたため，ヒトメタニューモウイルス肺炎と診断します。幸いにも呼吸の苦しさはそれほど強くなく，体の酸素も良好です。鼻水がよく出ますので，鼻がかめるなら適時取り除きましょう。熱は一般的な風邪よりも少し長く，4〜5日ほど続きますが，中耳炎や二次的な細菌性肺炎を合併しなければ必ず治ります。翌々日になっても熱が続いている場合は，再度診察させてください。

入院とする基準

- 水分摂取不良やSpO₂ 94％未満である場合。
- 肺野に広くwheezesやrhonchiを認め，喘息性気管支炎や気管支喘息発作を併存していると判断した場合は，β₂刺激薬吸入後小発作以下でなければ入院させる。

引用文献
1) 菊田英明：小児内科，44（増刊）：358-359，2012
2) 五十嵐　隆・編：小児科診療ガイドライン；最新の診療指針 第3版．総合医学社，pp92-95，2016
3) 鼻水吸引ドットコム；鼻水吸引のコツ（http://www.hanamizukyuin.com/hanamizukyuinki/hanamizukyuin_kotsu/）

19 ★★★★ 手足口病・ヘルパンギーナ

ファーストタッチ

1 基本姿勢

- エンテロウイルスによる夏風邪である。
- 口だけはヘルパンギーナ，口以外にも所見が出れば手足口病とシンプルに考えてよい。
- 潜伏期間は3～5日[1]。
- 3日で解熱するが，手足口病の皮疹は1週間続く[2]。
- 解熱薬による対症療法しかない。
- エンテロウイルスというだけあり，腸管で増殖し，糞便感染で2～4週間ウイルス排出が続く[1]。腹痛や下痢など消化器症状を訴える場合もある。
- 嘔吐や頭痛を認める場合は無菌性髄膜炎（37 p248）を念頭に置く。

2 ヘルパンギーナ

- 発熱と，咽頭後壁に水疱を認めれば，ヘルパンギーナである。周囲の流行と特徴的な咽頭所見があれば，診断は容易である。

  Note 一部のヘルパンギーナは単純ヘルペスウイルス感染症と区別するのが難しいときがある。基本的に口腔の後ろのほうならヘルパンギーナ，前のほうなら単純ヘルペスウイルス感染症だが，前にも後ろにも水疱があるときもある。判断できない場合は，単純ヘルペスウイルス抗体検査をしつつ，抗ヘルペス薬を処方することもある。

- 典型的には突然の高熱で始まり，熱性けいれんを併発する頻度が高い[3]。

3 手足口病

- 手足口病では頬粘膜に水疱ができるが，ヘルパンギーナと同様に咽頭後壁に水疱ができることもある。手足にも水疱ができる。手のひらや足の裏に水疱があれば手足口病として間違い

- 四肢の水疱は発熱時から出現することが多いが、コクサッキーウイルスA6型では水疱の出現が発熱から2～3日遅れるので、最初はヘルパンギーナと診断されることも多い[4]。

  Note コクサッキーウイルスA6型は体幹や臀部、顔にも水疱ができ痂皮化する、治癒1カ月後に爪の表面が剥がれるなど、一般的な手足口病と臨床的相違があり、新型手足口病とよばれたこともある[4]。

- 水疱が頭皮にもできる場合は手足口病ではなく水痘（26 p202）である。

検査をする基準

- 基本的に検査不要。見た目で診断する。
- 単純ヘルペスウイルス感染症と鑑別するために検査することはある。

帰宅とする基準

- 水分摂取ができる場合。

処方例

2歳、体重10kg。発熱と咽頭後壁に水疱を認め、ヘルパンギーナと診断

🏷 処 方

- アセトアミノフェン（アルピニー®またはアンヒバ®）坐剤
  100mg剤　5個　38℃以上で使用（6時間以上空ける）

処方の解説

- 生後3カ月以上であればアセトアミノフェン処方可。1回10～15mg/kg。ただし1回500mgを超えない。

- 年齢に応じて坐剤，散剤，錠剤を使い分ける。剤形は保護者の意見を参考に決める。

再診のタイミング

- 自宅で安静が基本。発熱が続く場合は36～60時間後に再診させる。

保護者への説明例

 2歳。ヘルパンギーナ

喉に典型的な水疱を認めます。ヘルパンギーナとよばれる夏風邪だと思います。一般に2～3日で治りますが，喉が痛くて水分が摂りにくくなります。解熱鎮痛薬をお出しします。熱いもの，辛いもの，すっぱいもの，固いものは控えましょう[5]。便で感染しますので，オムツを変えたら必ず手を洗いましょう。この後，手足に水疱ができてきた場合は手足口病とよばれますが，治療は変わりませんので安心してください。

入院とする基準

- 喉が痛くて水分摂取が困難になることがあり，脱水を認めた場合は入院となる場合がある。

引用文献
1) 国立感染症研究所：手足口病とは（https://www.niid.go.jp/niid/ja/kansennohanashi/441-hfmd.html）
2) Robert M. Kliegman, 他・著，衞藤義勝・監訳：ネルソン小児科学 原著第19版．エルゼビア・ジャパン，pp1272-1280，2015
3) 細矢光亮：小児内科，44（増刊）：318-319，2012
4) 松岡高史, 他：日本小児科学会雑誌，119：1219-1225，2012
5) 日本外来小児科学会・編著：お母さんに伝えたい子どもの病気ホームケアガイド 第4版．医歯薬出版，p217，2013

第3章 感染症

20 ★★★★ ノロウイルス胃腸炎・ロタウイルス胃腸炎

ファーストタッチ

1 基本姿勢

- まずは脱水の評価（4 p45），経口補水療法（4 p46）の適応である。

2 ノロウイルス

- ノロウイルスは感染者の糞便や嘔吐物のほかに，カキからの感染も多い。
- 11～2月に多い[1]。
- 突然の嘔吐で発症し，その後下痢，腹痛，発熱を認めるのが典型的である。
- 発熱，嘔吐，下痢は1～3日で治る[2]。ウイルスは下痢消失から3～7日後まで便から排出される[3]。

  Note 1カ月間ウイルス排出が続いたという記載もある[4]。
- 潜伏期間は12～48時間[2]。

3 ロタウイルス

- ロタウイルスは感染者の糞便や嘔吐物から感染する。
- 3～4月に多い[5]。
- 突然の嘔吐で発症し，その後下痢をする。便は白っぽくなり，クリーム色に見える。酸味の強い発酵臭で，一度嗅ぐと，次からにおいで診断できる[6]。
- 半数で発熱がみられる[2]。
- ノロウイルスより罹患期間が長い。発熱・嘔吐は2～5日で治り，下痢は1週間ほどで治る。
- 発症後1週間は便からウイルスが排出される[5]。
- 潜伏期間は24～48時間[5]。

検査をする基準

- 胃腸炎症状があり,周囲に流行があれば迅速検査する。ただし,ロタウイルスの予防接種(ロタリックス®またはロタテック®)済みであれば鑑別から外す(ロタウイルスワクチンの重症胃腸炎に対する有効率は98%である[7])。ノロウイルスは3歳未満でのみ保険適用があるため,3歳以上では検査しない。
- 中等症以上の脱水がある場合は,輸液に合わせて血液検査を提出する。検査項目は全血算(CBC),CRP,電解質,AST,ALT,LDH,BUN,Cre,血液ガスである。

帰宅とする基準

- 脱水がない場合。
- 軽症脱水では,経口補水療法を理解できる場合。
- 中等症の脱水では,輸液後に排尿が得られ,経口補水療法を理解できる場合。

処方例

3歳,12kg。ロタウイルスワクチン未接種,便中ロタウイルス抗原陽性

処 方

- 五苓散
  1日1.8g 分3 2日分
- <嘔吐が強く五苓散内服できない場合>ドンペリドン(ナウゼリン®)坐剤
  10mg剤 1回1個 3回分 8時間おきに注腸
- 整腸薬(以下から1つ選択)
  - 乳酸菌・ビフィズス菌製剤(ビオフェルミン®またはラックビー®)
    1日1,200mg 分3 7日分
  - 酪酸菌製剤(ミヤBM®またはビオスリー®)
    1日600mg 分3 7日分

処方の解説

(1) 五苓散（4 p50）

- 嘔吐に対しては，五苓散を1日0.15g/kg，分3，2日分。ただし6gを超えない。
- どうしても五苓散を内服できない場合は，ドンペリドン（ナウゼリン®）坐剤を用いる。3歳未満で10mg剤，3歳以上で30mg剤を3回分処方。8時間以上空けて再使用できる。

(2) 整腸薬

- 下痢に対しては乳酸菌・ビフィズス菌製剤を1日100mg/kg，分3。ただし6,000mgを超えない。
- 酪酸菌製剤（ミヤBM®またはビオスリー®）の場合は1日50mg/kg。ただし1日3,000mgを超えない。

再診のタイミング

- 尿量が減ったとき。
- 泣いても涙が流れなくなったとき。
- 経口補水ができないとき。
- 経口補水療法を指導した場合は，嘔吐症状が治まるまでは毎日脱水状態を再評価する。

保護者への説明例

　3歳。嘔吐，下痢。ロタウイルスワクチン未接種，便中ロタウイルス抗原陽性

　嘔吐があると脱水が心配になりますね。現状は，涙はよく流れ，口の中も湿っていて，皮膚の張りも良いです。おしっこも出ているようですから，脱水の程度としては軽症です。この場合は点滴よりも経口補水を試すことを提案します。経口補水療法は，点滴に比べて家でも継続でき，子どもにとっても痛くないという利点があります。（前述の経口補水療法を説明し）吐き気止めの薬もお出しします。明日も脱水の状態が見たいので，外来に来てください。

入院とする基準

- 低血糖を認める場合。
- 経口補水療法を自宅で行えない場合（理解不足やマンパワー不足などで）。
- 脱水が重症以上の場合。
- 脱水が中等症で，輸液によっても排尿を確認できない場合。

引用文献
1) 牛島廣治：小児内科，44（増刊）: 356-357，2012
2) 五十嵐　隆・編：小児科診療ガイドライン：最新の診療指針 第3版．総合医学社，pp81-85，2016
3) 国立感染症研究所：ノロウイルス感染症とは（https://www.niid.go.jp/niid/ja/kansennohanashi/452-norovirus-intro.html）
4) 国立感染症研究所 感染症情報センター：ノロウイルス感染症（http://idsc.nih.go.jp/disease/norovirus/taio-b.html）
5) 中田修二：小児内科，44（増刊）: 330-331，2012
6) 笠井正志，他・編著：HAPPY！こどものみかた 第2版．日本医事新報社，p190，2016
7) Robert M. Kliegman，他・著，衞藤義勝・監訳：ネルソン小児科学 原著第19版．エルゼビア・ジャパン，pp1328-1332，2015

第3章 感染症

21 ★★★ 突発性発疹

ファーストタッチ

1 基本姿勢

- 3日間の発熱の後に3日間の発疹が出れば，容易に診断できる。15％の小児で発熱が6日以上続く[1]。
- 発熱中は上気道炎（10 p122）と診断されていることが多い。
- 生後10カ月〜2歳に好発。
  Note 実は2歳までに95％の小児が感染するが[1]，発疹が出現するのはそのうちの20％に過ぎず[1]，多くが突発性発疹にかかったか不明のままとなる。
- 潜伏期間は10〜14日[2]。

2 特　徴

- 永山斑とよばれる，口蓋垂の根元の両側に粟粒大の紅色隆起を認めれば，発熱中に突発性発疹を予測できるが，筆者の診断確度は低いことを付記する。永山斑の写真は小児内科の写真[3] が最もわかりやすい。
- 発疹は顔面，体幹から始まり，四肢に広がっていく。3日で消える。
- 外用薬は不要。
- 原因ウイルスはヒトヘルペスウイルス6Bと7であり，生涯2度の突発性発疹を罹患することはありうる[2]。

帰宅とする基準

- 水分摂取ができる場合。

処方例

1歳，体重10kg

処 方

- アセトアミノフェン（アルピニー®またはアンヒバ®）坐剤
  100mg剤　5個　38℃以上で使用（6時間以上空ける）

処方の解説

- 生後3カ月以上であればアセトアミノフェン処方可。1回10〜15mg/kg。ただし1回500mgを超えない。
- 年齢に応じて坐剤，散剤，錠剤を使い分ける。剤形は保護者の意見を参考に決める。

再診のタイミング

- 自宅での安静が基本。発熱が続く場合は36〜60時間後に再診させる。

保護者への説明例

> 1歳。3日間の発熱後，全身に発疹が出現
>
> 熱が下がってよかったですね。この全身の発疹は，突発性発疹とよばれるもので心配しなくてよいです。3日できれいになります。塗り薬を使う必要はありません。もう大丈夫ですから安心してください。

入院とする基準

- 水分摂取ができない場合。
- 熱性けいれん（㊴ p258）を引き起こした場合は，複雑型熱性けいれん，または単純型でも外来でのJCSが3以上のままであれば入院させる。

引用文献
1) Robert M. Kliegman, 他・著, 衞藤義勝・監訳：ネルソン小児科学 原著第19版. エルゼビア・ジャパン, pp1308-1311, 2015
2) 五十嵐　隆・編：小児科診療ガイドライン；最新の診療指針 第3版. 総合医学社, pp77-80, 2016
3) 西野多聞：咽頭痛. 小児内科, 48：1731, 2016

第3章 感染症

22 ★★★ 伝染性単核球症

ファーストタッチ

1 基本姿勢

- Evansの診断基準（1972）が古くから知られ，①発熱，②扁桃・咽頭炎，③頸部リンパ節腫脹，④肝腫大または脾腫のうち3つを満たせば伝染性単核球症である。

  Note 実際には，扁桃に白苔を認め，アデノウイルスと溶連菌を除外できたときに伝染性単核球症を疑うことが多い。

- EBウイルスまたはサイトメガロウイルスが原因である。
- 解熱薬による対症療法しかない。ペニシリン系薬は最大で80％の児に皮疹を出現させるため，避けなければならない[1), 2)]。

2 特 徴

- 38℃以上の高熱が1～2週間続くとされ[1)]，筆者の経験でも5～7日は持続する。いずれにせよ，発熱が遷延する感染症である。
- 経過中に顔面，四肢，臀部に米粒大（2～4mm）の丘疹が左右対称に生じることがあり[3)]，ジアノッティ症候群（ 8 p96）とよばれる。20～30日持続後，落屑や色素沈着を伴わずに消退する。
- 潜伏期間は4～6週間[1)]。
- キスによる感染が多いとされるが，発症の4～6週間前にキスをしたかどうか聞くのは意義のない質問である。

検査をする基準

- ①発熱，②扁桃・咽頭炎，③頸部リンパ節腫脹，④肝腫大または脾腫のうち，3つ満たした場合。または扁桃に白苔を認め，アデノウイルスと溶連菌を除外できた場合。
- 全血算（CBC）でリンパ球数50％以上または5,000/μL以上，および異型リンパ球が10％以上または1,000/μL以上を認めることもある[4)]。

- 確定診断にはEBウイルスとサイトメガロウイルスの抗体を提出する（**表22-1**）[4]。

帰宅とする基準

- 水分摂取ができる場合。ただし高熱が長期間にわたるため，脱水や衰弱がみられたら入院させる。

処方例

> 4歳，体重15kg。発熱と扁桃白苔，肝腫大を認める。アデノウイルス陰性，溶連菌陰性
>
> ### 処 方
> - アセトアミノフェン（カロナール®）細粒
>   1回200mg　10回分　38℃以上で内服（6時間以上空ける）

処方の解説

- 生後3カ月以上であればアセトアミノフェン処方可。1回10〜15mg/kg。ただし1回500mgを超えない。
- 年齢に応じて坐剤，散剤，錠剤を使い分ける。剤形は保護者の意見を参考に決める。

表22-1　EBウイルスの抗体結果

	抗VCA-IgG	抗VCA-IgM	抗EBNA
未感染	(−)	(−)	(−)
感染急性期	(+)	(+)	(−)
過去に感染	(+)	(−)	(+)

〔五十嵐　隆・編：小児科診療ガイドライン：最新の診療指針 第3版. 総合医学社, pp110-115, 2016より〕

再診のタイミング

- 自宅での安静が基本ではあるが，喉が痛くて水分が摂れないときは再診させる。
- 高熱は7日間続くことも多いため，36～60時間おきに全身状態を診る。

保護者への説明例

> 4歳，体重15kg。発熱と咽頭痛で来院
>
> 扁桃に白い苔のような膿が付着しています。アデノウイルスや溶連菌の検査は陰性でしたので，おそらく伝染性単核球症という病気です。肝臓も少し腫れていて，この病気の特徴と矛盾しません。現在，血液検査でこの病気を起こすウイルスの抗体を確認中です。この病気は厄介なことに高熱が5～7日間と非常に長く続きます。しんどいときは，解熱薬を上手く使いましょう。安静にしてしっかり休養すれば必ず治ります。

入院とする基準

- 水分摂取ができない場合。発熱期間が長く衰弱することがあるため，入院となることがある。

引用文献
1) 国立感染症研究所：伝染性単核症とは（https://www.niid.go.jp/niid/ja/kansennohanashi/444-im-intro.html）
2) Robert M. Kliegman, 他・著, 衞藤義勝・監訳：ネルソン小児科学 原著第19版. エルゼビア・ジャパン, pp1299-1304, 2015
3) 浅田秀夫：小児科診療, 78：1634-1638, 2015
4) 五十嵐 隆・編：小児科診療ガイドライン；最新の診療指針 第3版. 総合医学社, pp110-115, 2016

第3章 感染症

23 ★★★ マイコプラズマ感染症

ファーストタッチ

1 基本姿勢

- 発熱，咳嗽という主訴から，最初は上気道炎と診断される。聴診所見や血液検査の結果は上気道炎と矛盾しないため，なかなか気づかれにくい。
- 発熱（1 p2）に記載したように，「発熱が72時間続いた場合」や「重症と認識した場合（特に本項目で大切なのはSpO_2 91%以下）」に，胸部X線検査を行うように心がけていれば，マイコプラズマ肺炎やクラミドフィラ・ニューモニエ肺炎のようにcracklesが目立たない肺炎に気づくことができる。
- 4～15歳では，全市中肺炎の7～40%がマイコプラズマ感染症である[1]。4歳以上で咳嗽が強く胸部X線検査で肺炎像があれば，マイコプラズマLAMPをするべきである。

  Note 周囲に流行があればこれより早く検査すべきであるし，低年齢でも疑うべきである。

- 家族内感染の頻度が高く[1]，感染した児の家族の40%がマイコプラズマ感染症を発症する[1]。
- 潜伏期間は1～3週間[1]。

2 鑑別

- マイコプラズマ肺炎を主体とした非定型肺炎か，細菌性肺炎かを鑑別するのに，表23-1のスコアリング項目は役立つ。

  Note ただし，例えばヒトメタニューモウイルス肺炎の場合でも5項目（特に②，③，④，⑧，⑨）を満たすことが多いため，ウイルス性肺炎との鑑別には有用ではないことに注意する。

- なお，5歳以上で咳嗽が強く，かつ肺炎像があり，マイコプラズマLAMPが陰性であれば，筆者はクラミドフィラ・ニューモニエ抗体を提出している。

表23-1 肺炎のスコアリング項目

①年齢が6歳以上
②基礎疾患がない
③1週間以内にβ-ラクタム系薬の前投与がある
④全身状態が良い
⑤乾性咳嗽が主体
⑥胸部聴診でcracklesを認めない
⑦肺炎像が区域性
⑧白血球数が10,000/μL未満
⑨CRPが4.0mg/dL未満

5項目以上あてはまる場合は，マイコプラズマ肺炎の可能性が高い
（感度82%，特異度100%）

〔石和田稔彦，他：小児感染免疫，22：343-348，2011より〕

Note マイコプラズマLAMP結果が判明するのは後日となることが多い。筆者は胸部X線検査にて肺炎像を確認した時点で血液検査を行うようにしているので，そのときの残血清をマイコプラズマLAMP結果判明後にクラミドフィラ・ニューモニエ抗体検査用に使用することがある。

3 多形滲出性紅斑を認める場合

- 多形滲出性紅斑（52 p329）の原因の一つにマイコプラズマ感染症がある。
- 多形滲出性紅斑を認め，1～2週間前に口唇ヘルペスの既往がなく，発熱と呼吸器症状を伴うのであれば，マイコプラズマ抗体検査，マイコプラズマLAMP，胸部X線検査，溶連菌迅速検査を行う。

症例報告

6歳女児。全身の皮疹，搔痒で発症し，第4病日には38℃台の発熱，倦怠感が出現，さらに紅色漿液性丘疹が多発した。第7病日に小水疱，痂皮を伴う標的状病変が主体となり，多形滲出性紅斑と診断した。一方，同日から咳嗽や咽頭痛，咽頭の発赤・腫脹が出現した。血清マイコプラズマ抗体価の有意な上昇がありマイコプラズマ感染による多形滲出性紅斑と診断し，クラリスロマイシン内服を開始した。第9病日には解熱し，皮疹も軽快傾向を示した。そして約2週間の経過で皮疹は色素沈着となり，搔痒も改善した。

〔高橋隼也：皮膚科の臨床，52：258-259，2010を参考に作成〕

検査をする基準

- 4歳以上で咳嗽が強く，肺炎像を認識したときはマイコプラズマLAMPを行う。

  Note 周囲に流行があればこれより早く検査すべきであるし，低年齢でも疑うべきである。

帰宅とする基準

- SpO_2 94％以上であれば基本的に外来で診療可能。

  Note 後述するが，ステロイドを併用する場合は入院が望ましい。

処方例

6歳，体重20kg。マイコプラズマ肺炎。全身状態は良好

処 方

- L-カルボシステイン（ムコダイン®）ドライシロップ
  1日600mg 分3 7日分
- 抗菌薬（以下から1つ選択）
  - アジスロマイシン（ジスロマック®）細粒
    1日200mg 分1 3日分
  - クラリスロマイシン（クラリス®）ドライシロップ
    1日300mg 分3 10日分

処方の解説

(1) L-カルボシステイン

- 咳嗽に対しては，L-カルボシステインを1日30mg/kg，7日分。ただし1日1,500mgを超えない。基本は分3。

(2) 抗菌薬

- マイコプラズマ感染への第一選択はマクロライド系抗菌薬である。
- アジスロマイシン（ジスロマック®）の場合は1日10mg/kg，分1，3日分。ただし1日500mgを超えない。

- クラリスロマイシン（クラリス®）の場合は1日10〜15mg/kg, 分2〜3, 10日分。ただし1日800mgを超えない。
- アジスロマイシンまたはクラリスロマイシンを投与し, 48時間後に解熱しない場合は以下に変更する[2]。

  > - 8歳以上：ミノサイクリン（ミノマイシン®）を1日4mg/kg, 分2, 7日分。ただし1日200mgを超えない。
  > - 8歳未満：トスフロキサシン（オゼックス®）を1日12mg/kg, 分2, 7日分。ただし1日360mgを超えない。

- ミノサイクリンやトスフロキサシンに変更後, 48時間経っても発熱が続く場合は, 高サイトカイン血症を疑いAST, LDH, フェリチン, 尿中β2MGを測定する。LDH 480IU/L以上を目安にステロイド治療を行うため[2], 小児科専門医に相談する。
- 経過中は川崎病の合併も多いので[3], 結膜充血や発疹に注意する。

再診のタイミング

- 現時点から36〜60時間後に解熱しない場合は再診させ, 抗菌薬の変更または高サイトカイン血症の評価を行う。
- マイコプラズマLAMPをした場合は, 結果説明に合わせて再診予約を取る。
- 喘息性気管支炎や気管支喘息発作を併存しており, β2刺激薬を吸入した場合は, 翌日再診。

保護者への説明例

  6歳。マイコプラズマ肺炎。アジスロマイシンを2日間内服したが解熱せず

　前回肺炎と診断し，アジスロマイシンを飲んでいただきましたが，まだ効果がみられません。前回提出した検査で，やはりマイコプラズマ肺炎であることがわかりました。マイコプラズマに対してアジスロマイシンは有効ですが，一部に耐性菌がいることも知られています。抗菌薬の種類を変えてみましょう。翌々日に熱が下がっていなければ，免疫の問題かもしれませんので血液検査をしましょう。

入院とする基準

- ミノサイクリンやトスフロキサシンに変更後48時間で解熱しない場合。

引用文献
1) Robert M. Kliegman, 他・著, 衛藤義勝・監訳：ネルソン小児科学 原著第19版. エルゼビア・ジャパン, pp1203-1206, 2015
2) 尾内一信, 他・監：小児呼吸器感染症診療ガイドライン 2017. 協和企画, pp74-77, 2017
3) 岡本光宏, 他：姫路赤十字病院誌, 36：14-17, 2012

24 ★★★ 単純ヘルペスウイルス感染症

ファーストタッチ

1 基本姿勢

- 初感染，再感染，回帰発症かで重症度が変わる。

  Note 再感染＝初感染後，他人から新たにヘルペス曝露を受けるか，自身の初感染部位からの接触によって伝播すること。回帰発症＝初感染後，潜伏したヘルペスが再活性化すること。

- ヘルペスウイルスには1型と2型があり，臨床像が異なる。
- 感染部位によっても異なる臨床像をとる。口腔内ではヘルペス性歯肉口内炎，口唇ヘルペス。皮膚ではカポジ水痘様発疹症，ヘルペス性ひょう疽。性器では性器ヘルペス，臀部ヘルペス。
- 以上のため，単純ヘルペスウイルス感染症をシンプルに理解することは不可能である。

2 ヘルペス性歯肉口内炎

- 単純ヘルペスウイルス1型の初感染で発症。
- 歯肉や口腔粘膜，唇の裏側，舌に水疱や潰瘍が多発する。歯肉は発赤・腫脹し，出血することもある。高熱（40〜40.6℃）と疼痛を伴う下顎・頸部リンパ節腫脹を認める[1]。
- 水疱は2〜3日で浅い潰瘍へと進行する[1]。熱は4〜5日[2]，口の中の痛みは1〜2週間続くが[1,2]，発症72時間以内の治療は重症度と罹患期間を改善する[1]。
- 痛みが激しく，水分摂取不良や内服困難になることもあり，入院を要することも多い。
- 水疱が咽頭後壁や口腔粘膜の後部に限局するヘルパンギーナ（19 p171）と比較して，単純ヘルペスウイルスの水疱は広範囲であるのが特徴的だが，臨床所見だけでは鑑別が難しい場合がある。
- リンパ節腫脹は数週間続くことがある[1]。
- 生後6カ月〜5歳に多いが[1]，5歳以降でももちろんみられる。
- 潜伏期間は2〜10日[3]。

3 口唇ヘルペス

- ヘルペス性歯肉口内炎がいったん治癒した後，潜伏していた単純ヘルペスウイルス1型が再活性化し，口唇やその周辺に水疱を形成する。

  Note 風邪で熱が出た後に水疱が出現することが多いため"熱の華"という表現もされるが，口唇ヘルペス自体で熱は出ない。

- 6〜10日以内に瘢痕を残さずに完全に治癒する[1]。
- 抗ウイルス薬の経口投与は罹患期間を改善し，1〜2週間後の多形滲出性紅斑を予防する[3]。

4 カポジ水痘様発疹症

- アトピー性皮膚炎（[51] p325）をもつ児が単純ヘルペスウイルスの初感染または回帰発症で，カポジ水痘様発疹症に至る。初感染では症状が強く，回帰発症では軽症である。
- 大きさのそろっている小水疱が集簇する[3]。発熱・リンパ節腫脹などの前駆症状に伴い，顔や頸部などの柔らかい場所に水疱が生じる。水疱の中央にへこみがある。
- 水疱は4〜5日で痂皮化するが，さらに新しい小水疱を生じて広範囲に拡大する[3]。
- "水痘様発疹"というが，水痘では頭皮を含めた全身に出現するのに対し，カポジ水痘様発疹症の水疱は部分的で播種状であり，水痘と間違えることはない。むしろ，経過中にびらんが生じ，黄色ブドウ球菌の二次感染を合併することがあるため，伝染性膿痂疹との鑑別に苦慮する（[29] p213）。
- 1〜4週間で治癒する[3]。治癒後は色素沈着が残るが，数カ月の経過で徐々に消退する。

5 ヘルペス性ひょう疽

- 指尖の傷口などから感染して発症する。初感染で発症することが多いが，ヘルペス性歯肉口内炎や口唇ヘルペスから指しゃぶりを通じて感染することもある[1]。
- 症状は指尖・爪囲，手掌にもみられ，痛みが強く，ときにリン

パ管炎を起こすこともある。
- 病変および疼痛は通常約10日間続いた後迅速に改善し，18〜20日で完全に回復する[1]。

6 新生児ヘルペス

- 皮疹や口内疹がみられるのは30〜60%[1]，母親の性器ヘルペスの既往は30%未満であり[1]，病歴や診察で診断に至らないことが多い。発熱も比較的まれである。
- 日齢8〜17[1] の「傾眠」，「哺乳不良」，「筋緊張低下」を認めたら，小児科専門医に相談する。

7 単純ヘルペス脳炎

- 単純ヘルペス脳炎は全年齢にみられるが，特に6歳以下に多い（約8割）[4]。
- 無治療の場合の死亡率は70〜80%，治療例でも約10%が死亡するので[5]，とにかく見逃さないことが大切である。
- ヘルペス性歯肉口内炎は単純ヘルペス脳炎の9%にしか認めず，口内疹がないことは単純ヘルペス脳炎の否定にはならない[4]。
- 発熱を100%，けいれんを92%認めるので[4]，熱性けいれん診療ガイドラインに準じて，「けいれん頓挫30分後での意識障害（JCS 3以上またはJCS 1〜2であっても保護者からみて普段の不機嫌と比較して違和感がある）」や「けいれんが30分以上持続」の場合に，髄液検査および髄液検査施行前の頭部CT検査を行っていれば，自動的に脳炎の存在に気づけるはずである（39 p258）。

❖　　❖　　❖

- 筆者は，生後6カ月未満の無菌性髄膜炎では単純ヘルペス脳炎を鑑別に入れ，全例アシクロビルを1回10mg/kg（新生児では1回20mg/kg），8時間ごとに投与している。

  Note これは生後6カ月未満ではけいれんや意識レベル低下に気づきにくく，脳炎の診断が難しいためである。

- 脳炎においても，インフルエンザ迅速検査が陰性である場合，単純ヘルペス脳炎の可能性を考えてアシクロビルを1回10mg/kg

(新生児では1回20mg/kg)，8時間ごとに投与する。
- いずれの場合も，本症が否定されるまでアシクロビルを継続する。

8 性器ヘルペス，臀部ヘルペス

- 初感染では性器ヘルペス，その後の回帰発症で臀部ヘルペスとなることが多い[3]。
- 小児科的には妊婦の性器ヘルペスに対し，出生する児の産道感染，新生児ヘルペス発症への対応が大切となる。

9 多形滲出性紅斑 (52 p329)

- 口唇ヘルペスの1〜2週間後に発症することが多く[3]，この場合は基本的に発熱を伴わない。ただし，ヘルペス性歯肉口内炎に伴う多形滲出性紅斑では発熱あり[6]。
- マイコプラズマ肺炎や溶連菌感染症に伴うこともあり，この場合は発熱や呼吸器症状を伴う[7]。
- 5〜20mm大の境界明瞭の紅斑で[8]，触ると盛り上がりを感じる。蕁麻疹では紅斑の中央が盛り上がるが，多形滲出性紅斑では境界が盛り上がる。一部環状で，紅斑の中に正常部位が存在する。掻痒感も伴うこともある[9]。癒合して地図状になることもある。粘膜疹はない。

Note 粘膜疹のある多形滲出性紅斑をEM majorとよぶこともあるが[8]，むしろ**スティーブンス・ジョンソン症候群**と考えるべきである。

- 発熱または呼吸器症状がある場合は，マイコプラズマ抗体，マイコプラズマLAMP，胸部X線検査，溶連菌迅速検査を実施する。
- 治療は抗ヒスタミン薬の内服と外用。マイコプラズマ肺炎や溶連菌感染症に伴う多形滲出性紅斑では，抗菌薬投与が有用である。

Note ステロイドは単純ヘルペスウイルス感染だった場合の罹患期間の遷延が危惧される[9]。口唇ヘルペスに対する抗ヘルペス薬は発症予防には有用であるが，多形滲出性紅斑自体に有用という報告はない。

第3章 感染症

症例報告
1歳5カ月女児。4日間続く高熱を主訴に,精査入院となった。翌日,体幹・四肢に多形滲出性紅斑が出現し,同時にヘルペス歯肉口内炎を認めた。その後,多形滲出性紅斑が全身に播種状に拡散し,スティーブンス・ジョンソン症候群への進展も危惧されたが,アシクロビル投与で軽快した。発症1年後の現在も多形滲出性紅斑の再発は認めてはいない。

〔田端祐一:小児科臨床,63:1609-1615,2010より〕

検査をする基準

- 発疹で単純ヘルペスウイルス感染を疑ったら,単純ヘルペスウイルス抗体検査を行う。水疱液をギムザ染色し,ウイルス性巨細胞を検出するツァンク試験を行える場合は実施する。
- 原因不明の脳炎や,生後6カ月未満の無菌性髄膜炎でも単純ヘルペスウイルス抗体検査をする。

帰宅とする基準

- 口唇ヘルペスやヘルペス性ひょう疽は外来治療とする。
- ヘルペス性歯肉口内炎は口腔内の痛みが激しいことが多いが,水分摂取や内服が可能であれば外来治療とする。
- 新生児ヘルペスや単純ヘルペス脳炎はただちに治療を開始しなければ致死的である。

処方例

3歳，13kg。ヘルペス性歯肉口内炎

処 方

- 抗ヘルペス薬（以下から1つ選択）
  - アシクロビル（ゾビラックス®）顆粒
    1日800mg 分4 5日分
  - バラシクロビル（バルトレックス®）顆粒
    1日650mg 分2 5日分
- ビダラビン（アラセナ®）軟膏
  1日3回 塗布
- アセトアミノフェン（アルピニー®またはアンヒバ®）坐剤
  200mg剤 1回2/3個 8回分 38℃以上で使用（6時間以上空ける）

処方の解説

(1) 抗ヘルペス薬

- アシクロビル（ゾビラックス®）の場合は，1日80mg/kg，分4，5日分。ただし1日800mgを超えない。
- バラシクロビル（バルトレックス®）の場合は，体重10kg未満では1日75mg/kg，分3，体重10kg以上では1日50mg/kg，分2，それぞれ5日分。ただし1日1,000mgを超えない。
- バラシクロビル錠は決して粉砕処方してはいけない。強い苦味があり，決して内服できない。粉砕されたバラシクロビル錠の味を自分で確かめてみるのも，良い小児科研修になる。

(2) アセトアミノフェン

- 生後3カ月以上であればアセトアミノフェン処方可。1回10〜15mg/kg。ただし1回500mgを超えない。
- 年齢に応じて坐剤，散剤，錠剤を使い分けるが，口が痛いので幼児以下では坐剤がお勧めである。
- 口唇ヘルペス，ヘルペス性ひょう疽ではアセトアミノフェンは使用しないが，抗ヘルペス薬については同じ治療である。

第3章　感染症

再診のタイミング

- ヘルペス性歯肉口内炎の場合は，現時点から36〜60時間後に解熱しなければ再診（脱水や二次感染がないか評価する）。
- 単純ヘルペスウイルス抗体検査の結果に合わせて再診予約を取る。

保護者への説明例

> ●●● 3歳。ヘルペス性歯肉口内炎
>
> 　高熱と口の中に痛そうな潰瘍があって，歯茎も赤く腫れて出血しています。ヘルペス性歯肉口内炎だと思います。血液検査で抗体を測ってみましょう。ヘルペスには治療薬があります。ですが，口の中は相当痛いですので，薬が飲めなかったり，水分が摂れなくて脱水になったりします。食べ物は噛まずに飲み込める柔らかいものがいいでしょう。プリン，アイスクリーム，冷めたおかゆ，とうふ，冷めたグラタン，冷めたみそ汁やスープがいいです[2]。オレンジジュースなどすっぱいものは染みますので避けましょう[2]。翌々日になっても熱が続いていれば再診してください。1週間後に抗体結果が出ますので，その日にも予約を取っておきます。

入院とする基準

- 小児科におけるカポジ水痘様発疹症は多くが初感染であり，重症化しやすい。ウイルス血症から無菌性髄膜炎の懸念もあるため，入院のうえ，抗ウイルス薬点滴が望ましい。症状が限局的であれば外来での治療も可能だが，アトピー性皮膚炎のコントロールが必要であるため小児科専門医に必ず相談する。
- 新生児ヘルペスや単純ヘルペス脳炎はただちに治療を開始しなければ致死的である。

引用文献

1) Robert M. Kliegman, 他・著, 衛藤義勝・監訳：ネルソン小児科学 原著第19版. エルゼビア・ジャパン, pp1284-1291, 2015
2) 日本外来小児科学会・編著：お母さんに伝えたい子どもの病気ホームケアガイド 第4版. 医歯薬出版, p218, 2013
3) 山内晶子, 他：単純ヘルペルウイルス感染症. 小児科臨床ピクシス；7 アトピー性皮膚炎と皮膚疾患, 中山書店, pp132-135, 2009
4) 日本神経感染症学会, 他・監：単純ヘルペス脳炎診療ガイドライン2017. 南江堂, pp23-28, 2017
5) 伊藤嘉規：小児内科, 44 (増刊): 308-309, 2012
6) 田端祐一：小児科臨床, 63：1609-1615, 2010
7) 髙橋隼也：皮膚科の臨床, 52：258-259, 2010
8) 清水　宏：あたらしい皮膚科学 第2版. 中山書店, pp115-117, 2011
9) Robert M. Kliegman, 他・著, 衛藤義勝・監訳：ネルソン小児科学 原著第19版. エルゼビア・ジャパン, pp2602-2603, 2015

第3章 感染症

25 ★★ おたふくかぜ（流行性耳下腺炎）

ファーストタッチ

1 基本姿勢

- ムンプスウイルス感染症である。
- 予防接種は有効だが、1回接種では完全には予防できない。

  Note 余談だが、ワクチン接種していても除外できない3疾患としてインフルエンザ、水痘、おたふくかぜは有名[1]。これは同時に筆者がおたふくかぜワクチンの2回接種を推奨する理由でもある。

- 好発年齢は3〜6歳[2]。
- 耳下腺腫脹の3日前から、腫脹後7日までの計10日間がウイルス排泄期間である[2]。
- 典型的には発熱や頸部の痛み、頭痛、嘔吐が先行し、1〜2日後に耳下腺が腫れる[3]。最初は片側だが、70%の症例で最終的に両方腫れる[3]。
- すっぱい食べ物や飲み物で、または硬いものを噛むことで、耳下腺の痛みは増悪する[4]。
- 耳下腺腫脹は約3日でピークを超える[3]。発熱やその他の症状も3〜5日で寛解[2]。
- 潜伏期間は通常16〜18日[3]。

2 臨床診断

- 反復性耳下腺炎の既往がなく、片側ないし両側の耳下腺の突然の腫脹が2日以上持続した場合、臨床的におたふくかぜと診断する。

3 出席停止

- 耳下腺、顎下腺または舌下腺の腫脹が発現してから5日を経過し、かつ全身状態が良好になるまで出席停止である[5]。

  Note 3月1日に耳下腺が腫れた場合は、3月6日まで出席停止である。学校に行けるのは3月7日から。

4 鑑　別

- 鑑別が必要なのは下顎リンパ節炎と反復性耳下腺炎である。
- リンパ節は胸鎖乳突筋の周辺にあるが，耳下腺はそれよりも前方である。耳を縦半分に区切る線をイメージし，耳下腺はその軸の上にまたがるようにして存在する[2]。腫脹が強くなると，下顎角がはっきりしなくなる。
- 血清アミラーゼ高値はおたふくかぜの診断に有用である。下顎リンパ節炎では血清アミラーゼは正常値である。

  Note　ただし，反復性耳下腺炎も血清アミラーゼ高値となるので注意。耳下腺炎を繰り返す場合は，ムンプスウイルス抗体を調べるべきである。

5 多彩な合併症

(1) 無菌性髄膜炎　(37 p248)

- 無菌性髄膜炎の起炎ウイルスはエンテロウイルスが最多（80％以上）で，ムンプスウイルスが次ぐ[6]。おたふくかぜから症候性の無菌性髄膜炎に至る頻度は15％とも[2]，10〜30％ともいわれる[3]。
- 発症時期は耳下腺炎発症から5日後に発症することが最も多く，症状は7〜10日で軽快する[3]。

(2) 精巣炎・卵巣炎　(3 p35)

- 思春期以降の男性では30〜40％で精巣炎を合併する[3]。精巣の激痛および腫脹を認める。30％以下で両側性である[3]。
- 女性ではまれだが（7％という報告あり），卵巣炎を起こし，右側に発症した場合は虫垂炎と混同される[3]。

(3) 難　聴

- 難聴の頻度はさまざまに報告されている。わが国では1,000人に1人の割合で難聴を引き起こすという報告[7]が最もインパクトが強く，筆者がおたふくかぜワクチン接種を強く奨める理由の一つとなっている。

検査をする基準

- 臨床診断可能だが，下顎リンパ節炎や反復性耳下腺炎と鑑別できない場合は血液検査を行う。
- 頭痛，嘔吐，項部硬直を認める場合や，発熱が1週間以上続く場合は，ムンプス髄膜炎を念頭に入院させ，髄液検査をする。

帰宅とする基準

- 基本的に外来で診療可能。

処方例

4歳，体重15kg

処方

- アセトアミノフェン（カロナール®）細粒
  1回200mg　10回分　38℃以上で使用（6時間以上空ける）

処方の解説

- 生後3カ月以上であればアセトアミノフェン処方可。1回10〜15mg/kg。ただし1回500mgを超えない。
- 年齢に応じて坐剤，散剤，錠剤を使い分ける。剤形は保護者の意見を参考に決める。

再診のタイミング

- 頭痛，嘔吐，項部硬直を認める場合。
- 1週間以上の発熱が持続する場合。

保護者への説明例

4歳。おたふくかぜワクチン未接種,発熱と2日続く耳下腺腫脹あり

 おたふくかぜだと思います。腫れは3日ほどで小さくなり,発熱も3〜5日で治まります。痛みを和らげるお薬を出します。食べ物はすっぱいものや,よく噛まなくていけないものは避けましょう[4]。牛乳,みそ汁,ポタージュスープ,プリン,ゼリー,おかゆ,とうふ,グラタンなどもよいです[4]。保育園には首が腫れた後5日を経過するまでは出席停止です。

入院とする基準

- 頭痛,嘔吐,項部硬直を認める場合や,1週間以上の発熱が持続する場合は,ムンプス髄膜炎を念頭に入院させ,髄液検査をする。

引用文献
1) 笠井正志,他・編著:HAPPY!こどものみかた 第2版.日本医事新報社,p97,2016
2) 五十嵐 隆・編:小児科診療ガイドライン:最新の診療指針 第3版.総合医学社,pp107-109,2016
3) Robert M. Kliegman,他・著,衞藤義勝・監訳:ネルソン小児科学 原著第19版.エルゼビア・ジャパン,pp1261-1264,2015
4) 日本外来小児科学会・編著:お母さんに伝えたい子どもの病気ホームケアガイド 第4版.医歯薬出版,p207,2013
5) 日本学校保健会:学校において予防すべき感染症の解説(https://www.gakkohoken.jp/books/archives/211)
6) 瀬島 斉:小児内科,44(増刊):694-695,2012
7) 橋本裕美:小児科臨床,64:1057-1064,2011

26 ★★ 水 痘

第3章 感染症

ファーストタッチ

1 基本姿勢

- 空気感染するので，外来での取り扱いに注意。疑ったら隔離する。
- 紅斑，水疱，痂皮が同時に存在。新旧混在とも表現する。体の全身に生じ，口腔内，陰部にも認める。頭皮にもあれば間違いなく水痘である。
- 水痘予防接種を受けているか確認することが重要。

  Note 本当はワクチン接種者も軽症水痘は発症しうる。これをブレークスルー水痘という[1]。

- 潜伏期間は14日[1]。発疹が現れる1〜2日前から感染力がある[2]。
- 発熱は2〜3日[1]。
- 次々と新しい水疱が出現するが2〜3日で痂皮化し，5〜7日ですべての水疱が痂皮化する[1]。皮疹は痒いので掻きむしり，5%で溶連菌または黄色ブドウ球菌による二次感染を起こす[2]。発疹出現から3〜4日後に再発熱した場合，二次感染の前兆である[2]。1週間ですべての発疹が痂皮化する。

2 出席停止

- すべての発疹が痂皮化すれば登校可能である[3]。

検査をする基準

- 検査は不要である。

帰宅とする基準

- 基本的に帰宅可。

処方例

5歳，体重16kg。水痘ワクチン未接種

処 方

- 抗ウイルス薬（以下から1つ選択）
  - アシクロビル（ゾビラックス®）細粒
    1日1,280mg 分4 5日分
  - バラシクロビル（バルトレックス®）細粒
    1日1,200mg 分3 5日分
- フェノール・亜鉛華リニメント
  1日数回 塗布
  Note なければ抗ヒスタミン系の外用薬でもよい

処方の解説

(1) 抗ウイルス薬

- アシクロビル（ゾビラックス®）の場合は1日80mg/kg，分4，5日分を内服。ただし1日3,200mgを超えない。
- バラシクロビル（バルトレックス®）の場合は1日75mg/kg，分3，5日分を内服。ただし1日3,000mgを超えない。
- 単純ヘルペスウイルス感染症と処方量が違うので注意。

  Note 米国小児学会では薬剤コストに見合う利益がないとし[2]，健康小児の水痘への抗ウイルス薬投与は推奨されていないが[2]，筆者は基本的に抗ウイルス薬を投与している。少なくとも，抗ウイルス薬投与によって水痘に対する免疫誘導が阻害されるということはない[2]。

(2) フェノール・亜鉛華リニメント

- フェノール・亜鉛華リニメントを1日数回塗布。なければ抗ヒスタミン系の外用薬でもよい。

再診のタイミング

- 伝染性膿痂疹を起こした場合。
- 熱が3日以上続いた場合。

第 3 章　感染症

保護者への説明例

 5歳，体重16kg。水痘ワクチン未接種。水疱が体幹に2つあるだけ

　お子さんの発疹は現状ではなんともいえません。ここから水疱が増えて，頭皮にできたりかさぶたになったりすれば，水痘と診断できます。明日もう一度みせてください。そのときは最初から別室で対応できるように手配しておきます。

入院とする基準

- 基礎疾患がない限り入院になることはまれだが，入院した水痘は感染症法で7日以内に保健所への届け出が必要である[4]。

引用文献
1) 五十嵐　隆・編：小児科診療ガイドライン；最新の診療指針 第3版．総合医学社，pp100-102，2016
2) Robert M. Kliegman，他・著，衞藤義勝・監訳：ネルソン小児科学 原著第19版．エルゼビア・ジャパン，pp1291-1299，2015
3) 日本学校保健会：学校において予防すべき感染症の解説．日本学校保健会，p38，2018
4) 厚生労働省：水痘（入院例に限る。）；感染症法に基づく医師及び獣医師の届出について（https://www.mhlw.go.jp/bunya/kenkou/kekkaku-kansenshou11/01-05-140912-2.html）

第3章 感染症

27 ★ 百日咳

ファーストタッチ

1 基本姿勢

- 潜伏期7～10日，カタル期（風邪症状）2週間，痙咳期2～3週間，回復期2～3週間，合計60～90日である[1]。
- 潜伏期とカタル期には百日咳とは気づけない。

  Note 家族や周囲に百日咳の流行を確認できれば，カタル期でも診断できる可能性がある。

- 筆者の経験上，ワクチン未接種の乳児例では痙咳期と回復期の合計40日間ほど強い咳で苦しむケースが多い。

2 乳幼児の百日咳

- 乳幼児の場合，「ケンケンケンケン」と息をつぐ間もなく連続的に咳き込む。咳をしている間は息を吸わないので，だんだん顔が赤くなり，最終的には黒くなる。咳が終わるとヒューッと笛が鳴るように息を吸う。この特徴的な咳嗽を見れば，百日咳を鑑別疾患に加える。

  Note 乳児では特徴的な咳のほかに，頻回な咳き込み嘔吐のエピソードで気づかれる場合もある。

- 四種混合ワクチンを接種していないケースでは要注意である。

3 学童期以降の百日咳

- 学童期以降の百日咳は，特徴的な咳嗽は目立たない。
- 四種混合ワクチンの効果は3～5年で減弱し，12年で消失するため[2]，予防接種を受けていても百日咳は罹患する。
- 「夜中に咳き込んで起きる。起きた回数を覚えている」という訴えがあれば百日咳を鑑別疾患に加える[3]。
- 症状が1週間以上続いていれば百日咳LAMPを保険適用できる。

4 抗菌薬は罹患期間を減らさない

- 治療としてアジスロマイシン5日間投与,またはクラリスロマイシン7日間投与がなされるが,これは感染拡大を防止する意義しかない。痙咳期の症状は百日咳毒素によるものであり,抗菌薬を投与しても百日咳毒素は消失しないためである。

  Note アジスロマイシンは通常3日間投与する抗菌薬であるが,百日咳に対しては5日間投与がわが国のガイドラインに記載されている[4]。

5 出席停止

- 特有の咳が消失するまで,または5日間の適切な抗菌薬治療が終了するまで出席停止である[5]。

検査をする基準

- 百日咳臨床診断例が検査をする基準となる(**表27-1**)。
- 臨床診断がなされると,百日咳LAMPを保険適用でき,検査陽性であれば確定例となる。なお,検査確定例に対しては,感染症法に基づき検査確定から7日以内に最寄りの保健所に届け出なければならない[6]。

表27-1 百日咳の診断基準

症　状	備　考
①咳がある	1歳未満では期間の限定はなし。1歳以上では1週間以上
②吸気性笛声	息を吸うときに笛のようなヒューという音が出る:whooping
③発作性の連続性の咳き込み	スタッカート様咳嗽
④咳き込み後の嘔吐	
⑤無呼吸発作	チアノーゼの有無は問わない

①+(②〜⑤のうち1つ)で百日咳の臨床診断例となる。

〔尾内一信,他・監:小児呼吸器感染症診療ガイドライン2017,協和企画,p238,2017より〕

帰宅とする基準

- 幼児以降であれば帰宅できる。

処方例

1歳，体重10kg。特徴的な咳。四種混合ワクチン未接種

処　方

- アジスロマイシン（ジスロマック®）細粒
  1日100mg　分1　5日分

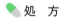

- アジスロマイシン（ジスロマック®）細粒を1日10mg/kg，分1，5日分。ただし1日500mgを超えない。

  Note　わが国ではアジスロマイシンは百日咳に対する保険適用がない。クラリスロマイシンのドライシロップまたは50mg錠（1日10〜15mg/kg，分2，7日分）であれば保険適用。

再診のタイミング

- 咳き込んで水分が摂取できない場合。
- 発熱した場合。

保護者への説明例

 1歳，体重10kg。特徴的な咳が1週間続く。四種混合ワクチン未接種

　百日咳と臨床診断します。この病気はしつこい咳が非常に長く続く厄介な病気です。あと100日とは言いませんが，あと40日くらいはしんどいでしょう。抗菌薬を5日間飲むことで周囲への感染拡大を防げます。飲み切るまでは保育園には行けませんし，赤ちゃんがいるところにも連れていかないでください。

入院とする基準

- 乳児（特に生後6カ月未満）の百日咳は無呼吸発作の懸念があるため入院すべきである。

引用文献
1) 国立感染症研究所：百日咳とは（https://www.niid.go.jp/niid/ja/kansennohanashi/477-pertussis.html）
2) Robert M. Kliegman, 他・著, 衞藤義勝・監訳：ネルソン小児科学 原著第19版. エルゼビア・ジャパン, pp1101-1106, 2015
3) 高瀬真人：小児科診療, 77：1394-1398, 2014
4) 尾内一信, 他・監：小児呼吸器感染症診療ガイドライン2017. 協和企画, pp153-157, 2017
5) 日本学校保健会：学校において予防すべき感染症の解説. 日本学校保健会, pp31-32, 2018
6) 厚生労働省：百日咳；感染症法に基づく医師及び獣医師の届け出について（https://www.mhlw.go.jp/bunya/kenkou/kekkaku-kansenshou11/01-05-23.html）

第3章 感染症

28 ★★★★★ 中耳炎

ファーストタッチ

1 基本姿勢

- 発熱と鼻汁をともに認めれば,必ず鼓膜を診る。

  Note 中耳炎は非常にありふれた疾患である。生後12カ月までに63〜85％,生後24カ月までに66〜99％の児が少なくとも1度は中耳炎を発症する[1]。

- 鼓膜発赤・膨隆,耳漏を認めれば中耳炎である。1歳未満の中耳炎では鼓膜発赤を認めず,膨隆のみである場合もある[2]。
- 上気道炎（10 p122）や気管支炎,肺炎（11 p129）の初期は,中耳炎がなくても経過中に中耳炎を合併することはよくあるので,発熱が続く場合は繰り返し鼓膜を評価する。

2 抗菌薬

- 中耳炎は小児への抗菌薬処方の最も一般的な理由である[1]。
- 重症度によって抗菌薬の選択が異なる。重症度は年齢,発熱,耳痛,機嫌,鼓膜所見で決定される。
- 鼓膜観察に慣れないうちは,鼓膜発赤・膨隆が部分的か全体的かを明確に判断することは難しい。筆者は「小児急性中耳炎診療ガイドライン」を参照しつつ[3],以下のように中耳炎の重症度をシンプルに理解している。

---

①軽症:抗菌薬投与せず3日間経過観察し,解熱しなければ抗菌薬を投与する
- 生後24カ月以上で,発熱と鼓膜発赤のみの(鼓膜の膨隆や耳漏がない)場合
- いかなる年齢でも,発熱がなく,鼓膜発赤のみの(鼓膜の膨隆や耳漏がない)場合

②中等症以上:抗菌薬の適応がある
- 生後24カ月未満で,発熱と鼓膜発赤のみの(鼓膜の膨隆や耳漏がない)場合
- いかなる年齢でも,鼓膜の膨隆がある場合

③重症：抗菌薬の適応がある
- 生後24カ月未満で，発熱に加え鼓膜の膨隆または耳漏がある場合

Note 生後24カ月未満の発熱を伴う中耳炎は基本的に中等症以上であり，抗菌薬の適応がある。一方で，2歳以上で発熱と鼓膜発赤のみという軽症例においては，抗菌薬を使わなくても治るという認識も重要である。なお，軽症例の耳痛に対して抗菌薬は推奨されないことが2018年版のガイドラインで明記された[4]。耳痛に対してはアセトアミノフェンで対応する。

検査をする基準

- 鼓膜所見が大切である。耳垢で見えない場合や，自分では判断できない場合は耳鼻科医に相談する。

帰宅とする基準

- 基本的に外来治療である。

処方例

6歳，体重20kg。発熱，耳痛，鼓膜全体の発赤と部分的な膨隆を認め，中等症の中耳炎と診断

処 方
- アセトアミノフェン（カロナール®）細粒
  1回200mg　5回分　痛いときに（6時間以上空ける）
- アモキシシリン（パセトシン®またはサワシリン®）細粒
  1日1,500mg　分3　5日分
- L-カルボシステイン（ムコダイン®）ドライシロップ
  1日600mg　分3　7日分

処方の解説

(1) アセトアミノフェン
- 生後3カ月以上であればアセトアミノフェン処方可。1回10〜15mg/kg。ただし1回500mgを超えない。
- 年齢に応じて坐剤，散剤，錠剤を使い分ける。剤形は保護者の意見を参考に決める。

(2) アモキシシリン
- 抗菌薬は重症度によって使い分ける[5]。以下に抗菌薬の使用例を示す。

  Note 使用例の処方は小児急性中耳炎診療ガイドラインよりも性急である。

  ①**軽症**：3日間の経過観察後に解熱しなければアモキシシリンを1日40mg/kg，分3，5日分。ただし1日1,000mgを超えない。
  ②**中等症以上**：診断時からアモキシシリンを1日80mg/kg，分3，5日分。ただし1日1,500mgを超えない*1。
  ③**抗菌薬治療から3日経過しても解熱しない場合**
  - 軽症ではセフジトレン（メイアクトMS®）を1日18mg/kg，分3，5日分。ただし1日600mgを超えない。
  - 中等症・重症ではテビペネム（オラペネム®）を1日8mg/kg，分2，5日分。ただし1日600mgを超えない。

*1 高用量アモキシシリンの上限については一定の見解がない。小児急性中耳炎診療ガイドラインにおいても，2013年版では1日1,500mgを上限としていたが[5]，2018年版では1日90mg/kgという記載にとどまっている[6]。本書では，中耳炎の治療を副鼻腔炎や肺炎の治療と同様に理解できるよう配慮し，1日1,500mgを上限とした。

(3) L-カルボシステイン
- 鼻汁に対してはL-カルボシステインを1日30mg/kg，分3，7日分。ただし1日1,500mgを超えない。
- 鼻がかめない年齢では，鼻吸引の指導も大切である。

第3章 感染症

再診のタイミング

- 中耳炎は3日ごとに評価する。

保護者への説明例

> 1歳。上気道炎と診断後，翌々日の再診で発熱が続く（発熱4日目）。血液検査ではCRP 3.5mg/dL，胸部X線検査で肺炎像なし。発熱38.5℃と鼓膜全体の発赤，部分的な腫脹を認める。耳漏はない。中耳炎重症と診断
>
> 風邪の経過中に中耳炎になっています。抗菌薬で治療をしましょう。3日後に効果判定をしますので，再診予約を取ります。

入院とする基準

- 中等症以上で抗菌薬内服ができない場合。
- テビペネム（オラペネム®）を3日間投与しても解熱しない場合。

引用文献
1) Robert M. Kliegman, 他・著, 衛藤義勝・監訳：ネルソン小児科学 原著第19版．エルゼビア・ジャパン，pp2554-2570，2015
2) 日本耳科学会，他・編：小児急性中耳炎診療ガイドライン 2013年版．日本耳科学会，pp36-38，2013
3) 日本耳科学会，他・編：小児急性中耳炎診療ガイドライン 2013年版．日本耳科学会，pp39-43，2013
4) 日本耳科学会，他・編：小児急性中耳炎診療ガイドライン 2018年版．金原出版，pp56-57，2018
5) 日本耳科学会，他・編：小児急性中耳炎診療ガイドライン 2013年版．日本耳科学会，pp71-74，2013
6) 日本耳科学会，他・編：小児急性中耳炎診療ガイドライン 2018年版．金原出版，pp80-83，2018

第3章 感染症

29 ★★★★ 伝染性膿痂疹（とびひ）

ファーストタッチ

1 基本姿勢

- 擦り傷や虫刺され，湿疹から細菌が皮膚に侵入する。夏に多いが，1年中経験する。
- アトピー性皮膚炎（51 p325）が背景にあることが多い[1]。水痘（26 p202）やカポジ水痘様発疹症（24 p191）を合併することもある。
- 鼻前庭は細菌の温床であり[1]，伝染性膿痂疹は鼻孔の周囲に多い。四肢や体幹など全身に出ることもある。びらんや痂皮を認める。
- びらんで培養検査を提出する。黄色ブドウ球菌かA群溶連菌が原因である。

2 黄色ブドウ球菌

- 水疱性である。わが国の伝染性膿痂疹は99％が黄色ブドウ球菌による[2]。そのうち25％がMRSAである[2]。市中感染型MRSAが増加傾向[3]。
- わが国のMRSAはホスホマイシン，ミノサイクリン，ST合剤に対する感受性をもつことが多い[2]。特にホスホマイシンは年齢に制限なく使用できるため，有用である[2]。

3 A群溶連菌

- 厚い黄色痂皮が生じる。発熱，咽頭痛など全身症状が生じる。わが国ではまれ[2]。

検査をする基準

- 抗菌薬投与前に，びらんで培養検査を行う。
- 発熱，咽頭痛を認める場合は，咽頭ぬぐい液で溶連菌迅速検査

第3章 感染症

を行う。

帰宅とする基準

- 外来診療が基本である。

処方例

4歳，体重14kg。伝染性膿痂疹と診断。アトピー性皮膚炎あり。セフジニル処方後も改善なく，3日後培養結果でMRSA検出。ホスホマイシン感受性あり

🔖 処　方

- ホスホマイシン（ホスミシン®）ドライシロップ
  1日1,120mg　分3　5日分
- ストロングクラスのステロイド軟膏（ボアラ®またはリンデロン®-V）
  1日2回　石けんで洗浄後に塗布

2歳，体重10kg。発熱，咽頭痛と，厚い黄色痂皮を伴った膿痂疹。咽頭から溶連菌陽性

🔖 処　方

- アモキシシリン（パセトシン®またはサワシリン®）細粒
  1日400mg　分3　10日分

処方の解説

（1）黄色ブドウ球菌による水疱性膿痂疹

- 黄色ブドウ球菌による水疱性膿痂疹には，セフジニル（セフゾン®）またはセフカペン（フロモックス®），セフジトレン（メイアクトMS®）を1日9mg/kg，分3，5日分（ただし1日300mgを超えない）か，ファロペネム（ファロム®）を1日15mg/kg，分3，5日分（ただし1日600mgを超えない）を処方する。

> **Note** 第三世代経口セフェム系薬は，薬剤によって用量・上限が若干異なる。本書では，シンプルに理解する目的で第三世代経口セフェム系薬の通常量を1日9mg/kg，1日上限300mgとする。また，黄色ブドウ球菌を狙って第一世代経口セフェム系薬を使用することは非常に合理的である。その場合は，セファレキシン（ケフレックス®）ドライシロップを1日25〜50mg/kg，分4，5日分（ただし1日1,000mgを超えない），またはセファクロル（ケフラール®）細粒を1日20〜40mg/kg，分3，5日分（ただし1日750mgを超えない）を選択する。

- 72時間後改善がない場合やMRSAが検出された場合は，ホスホマイシンを1日80mg/kg，分3，5日分に変更する[2]。ただし1日3,000mgを超えない。
- アトピー性皮膚炎が背景にある場合は，ストロングクラスのステロイド外用薬を併用する。局所は泡立てた石けんでよく洗ってから塗るのがよい。

(2) A群溶連菌による痂皮性膿痂疹
- A群溶連菌による痂皮性膿痂疹にはアモキシシリンを1日40mg/kg，分3，10日分。ただし1日1,000mgを超えない。

再診のタイミング

- 薬剤感受性が不明な場合は，経口セフェム系薬処方から72時間後に再診し，軽快傾向にない場合はMRSAとしてホスホマイシンに変更する。その後も5日ごとに状態を評価する。
- 発熱した場合は再診。

第3章　感染症

保護者への説明例

 2歳。伝染性膿痂疹

　湿疹から細菌が入りこんで，皮膚が化膿しています。化膿した場所を掻いて壊した手で別の場所を掻くと，そこにまた水ぶくれができます。移動しながら広がるので"とびひ"ということもあります。抗菌薬の飲み薬で治しましょう。泡立てた石けんで，優しく体を洗うことも大切です。爪は短く切りましょう[4]。皮膚の細菌の検査をしますので，3日後に診察と併せて結果説明します。

入院とする基準

- ブドウ球菌性熱傷様皮膚症候群（SSSS，8 p86）に至った場合。

引用文献
1) 日野治子：伝染性膿痂疹．小児科臨床ピクシス：7 アトピー性皮膚炎と皮膚疾患，中山書店，pp140-141，2009
2) 古村　速，他：小児感染免疫，19：405-412，2007
3) 五十嵐　隆・編：小児科診療ガイドライン：最新の診療指針 第3版．総合医学社，pp168-169，2016
4) 日本外来小児科学会・編著：お母さんに伝えたい子どもの病気ホームケアガイド 第4版．医歯薬出版，p333，2013

第3章 感染症

30 ★★ 肛門周囲膿瘍

ファーストタッチ

1 基本姿勢

- 肛門周囲膿瘍とは,肛門陰窩から肛門腺に生じた炎症が皮下に進展したものである[1]。肛門陰窩から皮膚の間に瘻孔を形成すると,乳児痔瘻となる[1]。
- 通常1歳までに発症し,85%で乳児痔瘻となるが,2歳までに治癒する[2]。
- 児を仰臥位にしてお尻を見たとき,肛門の9時または3時方向にできることが多い。

  Note 裂肛が6時または12時方向に多いのと対照的である[3]。

- 圧迫すると痛みがあるため,児は嫌がる。
- 乳児痔瘻がある場合,圧迫すると肛門から黄色膿が排出される。

2 肛門周囲膿瘍の治療薬

- 肛門周囲膿瘍には,漢方薬が非常に有効である[1]。
- 抗菌薬の内服と,波動が触れる場合は切開排膿によって治療しても,なかなか治癒せず,治癒しても再発しやすい。健常児の肛門周囲膿瘍に対して抗菌薬は有効ではないことがネルソン小児科学にも記載されている[2]。

検査をする基準

- 見た目で診断できる。

帰宅とする基準

- 基本的に外来治療できる。

217

処方例

生後6カ月，体重8kg。肛門の9時方向に3cm大の膿瘍あり。波動は触れない

処　方

- 排膿散及湯
  1日1.6g　分2　7日分
- ＜腫れがひいてきたら＞十全大補湯
  1日2.4g　分2　8週間分

処方の解説

- 排膿散及湯は発赤や腫脹が強い急性期に用いる。1日0.2g/kg，分2を7～14日間ほど使用する[1]。
- 十全大補湯は発赤や腫脹がある程度落ち着いてきたときに用いる。1日0.3g/kg，分2を2カ月ほど用いる[1]。
- 再発したら排膿散及湯に切り替え，落ち着いたら再び十全大補湯に戻す。
- 再発なく1カ月経過すれば，十全大補湯を終了する。

再診のタイミング

- 急性期は1週間単位で再診する。落ち着いてきたら，再診間隔を広げていく。

保護者への説明例

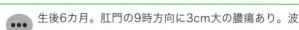

生後6カ月。肛門の9時方向に3cm大の膿瘍あり。波動は触れない

汚れやすいところなので，なかなか治りにくい病気です。治っても，また再発することがあります。根気よく治療を続けましょう。この病気には漢方薬がよく効きますので，処方します。1週間後の様子をまたみせてください。

入院とする基準

- 乳児痔瘻は治る可能性が高いが，2歳以上で瘻孔が完成された痔瘻は十全大補湯でも治らない。瘻孔切除術が必要であり，小児外科に相談する。

引用文献
1) 大谷俊樹：小児科診療，77：1073-1076, 2014
2) Robert M. Kliegman, 他・著, 衛藤義勝・監訳：ネルソン小児科学 原著第19版. エルゼビア・ジャパン, pp1591-1592, 2015
3) 岡田 正：系統小児外科学 改訂第2版. 永井書店, p597, 2005

第3章 感染症

31 ★★★ 化膿性リンパ節炎

ファーストタッチ

1 化膿性リンパ節炎の特徴

- 口腔や皮膚に感染があると頸部リンパ節に炎症が波及し、化膿性リンパ節炎を引き起こす[1]。扁桃炎からの波及で両側性化膿性リンパ節炎になることも多い[1]。
- 圧痛を伴った頸部腫瘤を初発症状とすることが多く、症状が進行すると皮膚の発赤、熱感がみられる[1]。
- 起炎菌はA群溶連菌または黄色ブドウ球菌であることが多い[1,2]。
- 炎症がピークを超えると以下の2つのパターンをとる。

> - 小さく消退していくパターン
> - 膿瘍が形成され、波動が触知されるようになり、やがて自壊するパターン

2 本当に頸部リンパ節か？

- "発熱＋頸部腫脹"では、その頸部腫脹が本当にリンパ節腫脹なのかを考える。頸部リンパ節は胸鎖乳突筋周囲に多いが、顎下リンパ節や耳下腺部リンパ節は耳下腺の位置と近く、診断に苦慮することもある。

(1) 耳下腺炎の場合

- おたふくかぜ（流行性耳下腺炎、25 p198）、反復性耳下腺炎では、リンパ節ではなく耳下腺が腫大する。耳を縦半分に区切る線をイメージし、耳下腺はその軸の上にまたがるようにして存在する。
- 耳下腺炎では血清アミラーゼが高値となる。

(2) 咽後膿瘍の場合

- 咽頭後リンパ節からの炎症の波及で、頸部リンパ節が腫大している場合、咽後膿瘍を合併している。
- 開口障害、歯痛、炎症による斜頸がみられる[3]。気道閉塞に至る危険性があり、要注意である。

220

3 頸部リンパ節腫大の原因

- "発熱＋頸部腫脹"の原因のうち、川崎病が32％、伝染性単核球症が24％、ネコひっかき病が15％、化膿性リンパ節炎が11％という報告がある[2]。

(1) 川崎病と化膿性リンパ節炎

- 川崎病（57 p354）のリンパ節腫大は多房性で、化膿性リンパ節炎は単房性であるとされるが、扁桃炎から進展した化膿性リンパ節炎は多房性あり、また川崎病でも単房性のリンパ節腫大のケースは存在するので、エコー所見で両者を鑑別することはできない[4]。

(2) 伝染性単核球症 (22 p181)

- 伝染性単核球症は肝脾腫や発疹、白苔を伴う扁桃炎など特徴的な所見で鑑別できる。

(3) ネコひっかき病

- ネコひっかき病はバルトネラ抗体検査の保険適用がなく、診断が難しい。
- リンパ節の大きさが3cmを超える場合や、ネコとの接触があった場合には、アジスロマイシン投与を行う[2]。

(4) その他

- ヘルペス性歯肉口内炎、カポジ水痘様発疹症も頸部リンパ節腫脹を来すが、これらは他の随伴症状およびウイルス抗体検査で診断可能である（24 p190）。
- 上記の経過に合わない場合は、亜急性壊死性リンパ節炎、悪性腫瘍、膠原病、PFAPA症候群が鑑別にあがり、いずれも小児科専門医への相談が必要である。

> **Note** 亜急性壊死性リンパ節炎は菊池病、組織球性壊死性リンパ節炎ともよばれる。白血球数減少、LDH上昇、圧痛を伴うリンパ節腫大、2週間〜1カ月続く発熱が特徴[5]。CRPはわずかに上昇するが高値とはならない[5]。8〜16歳に多い[6]。

4 化膿性リンパ節炎と診断するタイミング

- 膿瘍形成すれば、穿刺吸引液の培養で化膿性リンパ節炎と診断確定するが、膿瘍に至らず終息することもあり、穿刺培養は必

第3章 感染症

ずしも実施できない。
- 抗菌薬が効けば化膿性リンパ節炎，抗菌薬が効かなければ川崎病を含めたその他の疾患，というように経過から判断されることも多い。

検査をする基準

- "発熱＋頸部腫脹"では，全例血液検査が必要である．全血算（CBC），CRP，電解質，AST，ALT，LDH，BUN，Cre，血液培養を検査する．
- 肝脾腫や発疹，白苔を伴う扁桃炎を認めれば，EBウイルス，サイトメガロウイルスの抗体を測る．
- ヘルペス性歯肉口内炎，カポジ水痘様発疹症の所見があれば単純ヘルペスウイルス抗体を測る．
- 開口障害，歯痛，斜頸，吸気時喘鳴がある場合は咽後膿瘍を念頭に頭頸部造影CT画像を撮影する．斜頸の原因は咽後膿瘍ではなく，環軸椎回旋位固定と診断されることがある．

帰宅とする基準

- 発熱を伴わない軽症例は帰宅できるが，一般的に化膿性リンパ節炎は発熱している．

処方例

3歳，体重12kg．頸部の発赤，腫脹あり，エコーで化膿性リンパ節炎と診断．発熱を伴わない

処 方

- 抗菌薬（以下から1つ選択）
  - セフジニル（セフゾン®）細粒
    1日108mg　分3　5日分
  - セフカペン（フロモックス®）細粒
    1日108mg　分3　5日分

- セフジトレン（メイアクトMS®）細粒
  1日108mg　分3　5日分

処方の解説

- セフジニル（セフゾン®）またはセフカペン（フロモックス®），セフジトレン（メイアクトMS®）を1日9mg/kg，分3，5日分。ただし1日300mgを超えない。

  Note 第三世代経口セフェム系薬は，薬剤によって用量・上限が若干異なる。本書では，シンプルに理解する目的で第三世代経口セフェム系薬の通常量を1日9mg/kg，1日上限300mgとする。また，黄色ブドウ球菌を狙って第一世代経口セフェム系薬を使用することは非常に合理的である。その場合は，セファレキシン（ケフレックス®）ドライシロップを1日25〜50mg/kg，分4，5日分（ただし1日1,000mgを超えない），またはセファクロル（ケフラール®）細粒を1日20〜40mg/kg，分3，5日分（ただし1日750mgを超えない）を選択する。

- 化膿性リンパ節炎は一般的に入院加療を要する。溶連菌か黄色ブドウ球菌が起炎菌であることを念頭に点滴抗菌薬を選択する。

  Note 筆者は伝染性単核球症の懸念からペニシリン系を避け，セファゾリンかセフメタゾールを選択するが，エビデンスはない。

- リンパ節の大きさが3cmを超える場合や，ネコとの接触があった場合には，アジスロマイシン（ジスロマック®）を追加する[2]。

- 咽後膿瘍があれば耳鼻科医と相談して抗菌薬を決める。カルバペネム系薬やクリンダマイシンを追加する。

- 膿瘍が形成され，波動が触知されるようになると，やがて自壊するパターンになるが，自壊すると皮膚瘢痕が残ってしまうので，そうなる前に耳鼻科医か外科医に穿刺吸引を依頼する。

- 環軸椎回旋位固定と診断した場合は，整形外科医にコンサルトする[3]。

再診のタイミング

- 発熱を認めた場合。

保護者への説明例

> 4歳。発熱と頸部腫脹。CRP 8.5mg/dL。ネコとの接触はない。肝脾腫なし，扁桃に白苔なし
>
> 炎症反応がとても強いです。現時点では，首のリンパ節に細菌が入りこんだか，川崎病という全身性の発熱を疑います。入院し，点滴の抗菌薬でしっかりと治療してみましょう。

入院とする基準

- 発熱を伴う化膿性リンパ節炎。

引用文献
1) 船曳哲典：小児科臨床，59：1755-1762，2006
2) 坂本 泉，他：小児科診療，77：437-441，2014
3) 守本倫子：咽後膿瘍．小児内科，42：970-973，2010
4) 五十嵐 浩，他：日本小児科学会雑誌，116：849-853，2012
5) 稲毛康司：小児内科，50：209-212，2018
6) Robert M. Kliegman，他・著，衛藤義勝・監訳：ネルソン小児科学 原著第19版．エルゼビア・ジャパン，p2001，2015

第 4 章

消化器

第4章 消化器

32 ★★★★★ ウイルス性胃腸炎

ファーストタッチ

1 基本姿勢

- ウイルス性胃腸炎は嘔吐が下痢や腹痛に先行するのが一般的である[1]。下痢を伴っていれば、ウイルス性胃腸炎を第一に考える[2]。
- 冬であればノロウイルス（保険適用は3歳未満、20 p174），春であればロタウイルス（20 p174），周囲に流行があればアデノウイルス（アデノウイルスは1年を通してみられる[3]。15 p152）の迅速検査を行い，原因が特定されることがある。

  Note 起炎ウイルスは他にもエンテロウイルスやサポウイルス，パルボウイルスなど多種存在し[4]，特定されないケースは多い。

- 嘔吐下痢症のうち，起炎ウイルスが特定されなかった場合は「ウイルス性胃腸炎」と診断される。
- 一般的に発熱・嘔吐は1～2日で治まり，下痢は1週間でピークをむかえる[5]。

2 本当にウイルス性胃腸炎か

- 迅速検査で確かめられたノロウイルス胃腸炎やロタウイルス胃腸炎と違い，「ウイルス性胃腸炎」という診断は絶えず「本当にウイルス性胃腸炎でいいのか？」という姿勢をもつべきである。

(1) 下痢を認める場合

- 下痢を認める場合は，抗菌薬関連下痢を除き，ウイルス性胃腸炎と暫定的に診断する。
- 発熱・嘔吐が1～2日で治まり，下痢が1週間でピークをむかえ[5]，その後軽快していくのであれば，診断は間違いない。

(2) 下痢を認めない場合は要注意

- 腹痛が目立つ場合は，細菌性腸炎（33 p231），腸重積症（34 p235），虫垂炎（3 p35），精巣捻転・卵巣捻転（3 p35），糖

尿病性ケトアシドーシス（61 p377）を鑑別に加えなければならない。
- 嘔吐が目立つ場合は，尿路感染症（45 p292），腸重積症，頭蓋内圧亢進症，細菌性髄膜炎（38 p252），糖尿病性ケトアシドーシス，アセトン血性嘔吐症，生理的溢乳を鑑別に加えなければならない。
- 特に腸重積症はウイルス性胃腸炎が先行することがある。下痢があってウイルス性胃腸炎と暫定的に診断した場合も，6歳未満（特に3歳未満）では腸重積症の可能性を常にもちつづける。

3 脱水の評価と経口補水療法

- 脱水の評価（4 p45），経口補水療法（4 p46）を参照しながら行う。

検査をする基準

- 以下の検査は，下痢があることが前提である。

  Note 下痢がない場合は腹痛（3 p37），嘔吐・下痢（4 p48）を参照して検査を組み立てる。

1 迅速検査

- 冬であればノロウイルス（保険適用は3歳未満），春であればロタウイルス，周囲に流行があればアデノウイルスの迅速検査を行う。

2 血液検査

- 以下の場合，全血算（CBC），CRP，電解質，AST，ALT，LDH，BUN，Cre，血液ガス，ルート確保を行う。

  - 中等症以上の脱水所見がある場合
  - 発熱が72時間以上続く場合

3 便培養，便潜血

- CRP 4mg/dL以上の場合や，1〜5日前に加熱不十分な鶏肉や豚

第4章 消化器

肉，卵を摂取した場合は細菌性腸炎を鑑別に加え，便培養と便潜血を検査する。

帰宅とする基準

- 脱水がない場合。
- 軽症脱水では，経口補水療法を理解できる場合。
- 中等症の脱水では，輸液し排尿が得られ，経口補水療法を理解できる場合。

処方例

> 1歳，体重10kg。嘔吐と下痢
>
> ### 処　方
> - 五苓散
>   1日1.5g　分3　2日分
> - ＜嘔吐が強く，五苓散内服できない場合＞ドンペリドン（ナウゼリン®）坐剤
>   10mg剤　1回1個　3回分　8時間おきに注腸
> - 整腸薬（以下から1つ選択）
>   - 乳酸菌・ビフィズス菌製剤（ビオフェルミン®またはラックビー®）
>   1日1,000mg　分3　7日分
>   - 酪酸菌製剤（ミヤBM®またはビオスリー®）
>   1日500mg　分3　7日分

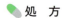

(1) 五苓散（4 p50）

- 嘔吐に対しては五苓散を1日0.15g/kg，分3，2日分。ただし1日6gを超えない。
- 五苓散をどうしても内服できない場合は，ドンペリドン（ナウゼリン®）坐剤を3歳未満で1日10mg，3歳以上で1日30mg。8時間以上空けて再使用。

(2) 整腸薬
- 下痢には乳酸菌・ビフィズス菌製剤を1日100mg/kg。ただし1日6,000mgを超えない。
- 酪酸菌製剤の場合は1日50mg/kg。ただし1日3,000mgを超えない。

(3) 注意
- 止瀉薬であるケイ酸アルミニウム（アドソルビン®），タンニン酸アルブミン（タンナルビン®），ロペラミド（ロペミン®）は小児の下痢症では使用しない。病原体の排泄を遅らせる危険性がある。

再診のタイミング

- 尿量が減った場合や，泣いても涙が流れなくなった場合。
- 経口補水療法ができない場合。経口補水療法を指導した場合は，嘔吐症状が治まるまでは毎日脱水状態を再評価する。
- 便培養を提出している場合は，培養結果が判明する日に合わせて再診予約を取る。

保護者への説明例

 2歳。嘔吐，下痢で来院

嘔吐があると脱水が心配になりますね。現状は，涙はよく流れ，口の中も湿っていて，皮膚の張りも良いです。おしっこも出ているようですから脱水の程度としては軽症です。この場合は点滴よりも経口補水を試すことを提案します。経口補水療法は点滴に比べて，家でも継続でき，子どもにとっても痛くないという利点があります（経口補水療法を説明する）。吐き気止めの薬もお出しします。明日も脱水の状態が見たいので，外来に来てください。

第4章 消化器

入院とする基準

- 低血糖を認める場合。
- 経口補水療法を自宅で行えない場合（理解不足，マンパワー不足などで）。
- 脱水が重症以上の場合。
- 脱水が中等症で，輸液によっても排尿を確認できない場合。

引用文献
1) 土肥直樹：レジデントノート，19（増刊）: 3049-3053，2018
2) 笠井正志，他・編著：HAPPY！こどものみかた 第2版．日本医事新報社，p129，2016
3) 服部文彦，他：小児感染免疫，27：271-278，2015
4) Robert M. Kliegman，他・著，衞藤義勝・監訳：ネルソン小児科学 原著第19版，エルゼビア・ジャパン，pp1551-1568，2015
5) 日本外来小児科学会・編著：お母さんに伝えたい子どもの病気ホームケアガイド 第4版．医歯薬出版，p204，2013

第4章 消化器

33 ★★ 細菌性腸炎

ファーストタッチ

1 カンピロバクター属菌

- 細菌性腸炎として最多[1]。
- 感染源は加熱の不十分な鶏肉が有名だが，豚肉や生野菜からの感染例もある。
- 潜伏期間は2〜5日[2]。
- 症状は発熱，下痢，血便。
- 合併症としてギラン・バレー症候群は有名であるが，実のところ頻度は極めてまれ（1/3,000の確率）である[1]。

2 サルモネラ属菌

- サルモネラ・エンテリティディスやサルモネラ・ティフィムリウムなど，非チフス性サルモネラ属菌が多い。
- 感染源は加熱の不十分な鶏卵や鶏肉が有名だが，その他の食肉やペットのミドリガメからの感染例もある。
- 潜伏期間は12〜36時間[2]。
- 症状は発熱，下痢，血便（カンピロバクター属菌と同じ）。

3 腸管出血性大腸菌

- O157，O26，O111などで，ベロ毒素を産生する[2]。
- 感染源は加熱の不十分な牛肉，生野菜，およびヒト-ヒト感染。
- 潜伏期間は3〜5日[2]。
- 症状は腹痛，下痢，血便。
- 溶血性尿毒症症候群（HUS）を合併するので危険である。
- 腸管出血性大腸菌感染症は，学校保健安全法による出席停止[3]，感染症法に基づきただちに届け出る義務がある[4]。

 Note 出席停止は，感染のおそれがないと認められるまで。明確な基準はないが，便培養が2回陰性であれば感染のおそれがないと判断されるケースもある。

4 エルシニア

- エルシニア・エンテロコリチカとエルシニア・シュードツベルクローシスが代表的。診断にはリン酸緩衝液を用いた低温増菌法が望まれる[5]。
- 感染源は井戸水が有名だが,食肉からの感染例もある。
- 潜伏期間は1〜11日[6]。
- 症状は発熱,腹痛,下痢で虫垂炎（3 p35）との鑑別が難しいこともある。とくにエルシニア・シュードツベルクローシスは結膜充血や苺舌など川崎病徴候を認めることがあり,川崎病（57 p354）の8％と関連するともされ[7],小児科医にとって関心が高い。

検査をする基準

1 血液検査

(1) 下痢がない場合（3 p37）

- 下痢がなく腹痛を認める場合は,まず便秘症（36 p243）を疑って浣腸する。
- 浣腸後も腹痛が改善しない場合や,いったん改善したが再燃した場合は,全血算（CBC），CRP，電解質，AST，ALT，LDH，BUN，Cre，血液ガス，血液培養を行う。

(2) 下痢がある場合（4 p48）

- 下痢があり,中等症以上の脱水所見がある場合や,発熱が72時間以上続く場合は,全血算（CBC），CRP，電解質，AST，ALT，LDH，BUN，Cre，血液ガス，血液培養を行う。

2 便培養

- 腹痛や嘔吐・下痢などの消化器症状があり,CRP 4mg/dL以上である場合や,1〜5日前に加熱不十分な鶏肉や豚肉,卵を摂取した場合は,便培養と便潜血を検査する。
- 井戸水摂取歴や川崎病徴候を認める場合は,便培養時にエルシニア培養を行う。

帰宅とする基準

- 脱水がなく，腹痛がアセトアミノフェンでコントロールできる場合。

処方例

> 6歳，体重20kg。発熱，下痢，腹痛で受診。2日前に焼肉屋に行った。便潜血陽性
>
> ### 処 方
>
> - 整腸薬（以下から1つ選択）
>   - 乳酸菌・ビフィズス菌製剤（ビオフェルミン®またはラックビー®）
>   1日2,000mg 分3 7日分
>   - 酪酸菌製剤（ミヤBM®またはビオスリー®）
>   1日1,000mg 分3 7日分
> - アセトアミノフェン（カロナール®）細粒
>   1回200mg 5回分 腹痛時（6時間以上空ける）
> - ＜便培養後＞ホスホマイシン（ホスミシン®）
>   1日800mg 分3 5日分

処方の解説

(1) アセトアミノフェン

- 腹痛に対して生後3カ月以上であればアセトアミノフェン処方可。1回10〜15mg/kg。ただし1回500mgを超えない。

(2) 整腸薬

- 下痢には乳酸菌・ビフィズス菌製剤を1日100mg/kg。ただし1日6,000mgを超えない。
- 酪酸菌製剤の場合は1日50mg/kg。ただし1日3,000mgを超えない。

(3) ホスホマイシン

- ホスホマイシンカルシウムは1日40mg/kg，分3。ただし1日3,000mgを超えない。
- 実は細菌性腸炎に対して抗菌薬治療をすべきかの結論は出

第4章 消化器

ていない。

再診のタイミング

- 腹痛や下痢で水分摂取ができない場合。
- 36〜60時間後に解熱しない場合。
- 経過が良好であっても，便培養結果に合わせて再診予約を取る。

保護者への説明例

> 💬 6歳。発熱，下痢，腹痛で受診。2日前に焼肉屋に行った。便潜血陽性
>
> 現時点では感染性腸炎だと考えます。エピソードからは細菌性腸炎が疑われます。抗菌薬を飲みましょう。便培養の検査をしますので，結果説明のための再診予約を取りましょう。

入院とする基準

- 腹痛や下痢で水分摂取ができない場合。
- 腸管出血性大腸菌が検出された場合。

引用文献
1) Robert M. Kliegman, 他・著, 衛藤義勝・監訳：ネルソン小児科学 原著第19版, エルゼビア・ジャパン, pp1130-1133, 2015
2) 奥田真珠美, 他：小児内科, 44（増刊）: 368-369, 2012
3) 日本学校保健会：学校において予防すべき感染症の解説. 日本学校保健会, pp46-47, 2018
4) 厚生労働省：腸管出血性大腸菌感染症；感染症法に基づく医師及び獣医師の届出について（https://www.mhlw.go.jp/bunya/kenkou/kekkaku-kansenshou11/01-03-03.html）
5) 国立感染症研究所：エルシニア感染症（https://www.niid.go.jp/niid/ja/kansennohanashi/364-yersinia-intro.html）
6) 横浜市衛生研究所：エルシニア感染症について（http://www.city.yokohama.lg.jp/kenko/eiken/idsc/disease/yersinia1.html）
7) Robert M. Kliegman, 他・著, 衛藤義勝・監訳：ネルソン小児科学 原著第19版, エルゼビア・ジャパン, pp1133-1136, 2015

第4章 消化器

34 ★ 腸重積症

ファーストタッチ

- 間欠的腹痛，嘔吐，血便が三徴。乳児では腹痛の代わりに機嫌不良となる。

  Note 初診時に3つすべて揃うのは10〜50％である[1]。発症初期では血便はみられない。**浣腸しても血便なし，腹部腫瘤なしはあてにならない**[2]。

- 乳幼児が外来の待合室で泣いているケースは腸重積症を考える。

  Note 診察室で泣くのはさまざまな要素があり判断不能だが，待合室でも泣くのは痛がっている。

- 整復が遅れれば開腹，腸管切除，ショック，死亡のリスクあり。
- 腸重積症でないというのは難しい。本書を読む研修医，総合診療医にとって，腸重積症は脅威の疾患である。小児腸重積症の診断基準に基づいてシステマティックに判断すると一定の自信がもてるかもしれないので紹介する（表34-1）。
- 疑わしきは放置せず，積極的に腹部エコー検査を行う。target

表34-1 小児腸重積症の診断基準（試案）

A	・腹痛ないし不機嫌 ・血便（浣腸を含む） ・腹部腫瘤ないし膨満
B	・嘔吐 ・顔面蒼白 ・ぐったりとして不活発 ・ショック状態 ・腹部X線検査で腸管ガス分布の異常
C	・注腸造影，超音波，CT，MRIなどの画像所見で特徴的所見

疑診：「Aから2つ」「Aから1つ＋Bから1つ」「Bから3つ以上」のいずれかで疑診。ただし腹痛や不機嫌が間欠的な場合は，それだけで疑診。
確診：疑診に加え，さらにCを確認したもの。

〔日本小児救急医学会・監：エビデンスに基づいた小児腸重積症の診療ガイドライン．へるす出版，p18，2012より〕

signが見つからなくても，間欠的腹痛または間欠的不機嫌があり腸重積症を否定できなければ，診断的に注腸造影を行う。
- ショック症状，腹膜炎症状，腹部X線検査で腸管遊離ガスを認める場合は重症であり，観血的整復ないし腸管切除の適応となる[3]。このときばかりは診断的な注腸造影をしてはならない。

検査をする基準

- 6歳未満（特に3歳未満）で，**表34-1**で疑診であれば腸重積症を考え，腹部エコー検査をする。診断がつけば，全血算（CBC），CRP，電解質，AST，ALT，LDH，BUN，Cre，血液ガス，ルート確保を行う。

帰宅とする基準

- 腸重積症は整復後も一晩は入院である。

  Note 整復後に再重積する確率は10％で，整復後48時間以内に多いとされるが，現在のガイドラインでは24時間以内の退院を推奨している[4]。

処方例

- 整復に必要な準備は施設によって異なるため，当院での例を紹介する。

> ### ➕ 外来処置（順に行う）
> ①5倍希釈ミダゾラム（ドルミカム®2mL＋生食8mL）を0.1〜0.3mL/kg（鎮静の程度を確認しながら適宜増減）で鎮静してから処置を進める。
> ②＜①の後＞6倍希釈ガストログラフイン®を高さ100cmから開始。1分以上停滞したら造影剤を回収し，高さ120cmに変更して再度行う（5分停滞したら回収する施設もある[4]）。モニタリング，呼吸管理用のバッグバルブマスクが必要。
> ③＜整復が不成功の場合＞DREを行うこともできる[5]。初回の整復で部分的に修復され，全身状態が安定している児が対象。

処方の解説

- 鎮静は重要。筆者の経験上,泣き叫んで腹圧が高い子どもの整復率は低い。
- 注腸造影によるX線透視下での整復を行う場合は以下の2点に注意。

    Note 重積は1カ所とは限らず,下記2点が残存する小腸小腸型腸重積症を見逃さないために重要である[6]。

    ①回盲部を過ぎて上部に行きわたるまでしっかり造影する
    ②整復が成功すると,造影剤の落下速度は速くなる

- 整復中は腹部を圧迫してはいけない。
- 整復が不成功であった場合,手術を行うのが標準的であるが,一定の時間をおいて再度整復を試みるDRE(delayed repeat enema)という対応をとることもある。DREは2〜4時間以内に行うのがよいという報告あり。DREの成功率は50〜85.7%。初回の整復で部分的に整復され,全身状態が安定している児が対象となる[5]。

再診のタイミング

- 整復成功後も一晩は入院である。
    Note 現在のガイドラインは24時間以内の退院を推奨している[1]。
- 退院後も間欠的な腹痛や不機嫌があれば再診。

第4章 消化器

保護者への説明例

 2歳。間欠的に痛がる。腹部エコー検査でtarget sign 陽性

お子さんは腸重積症という状態です。腸の中に腸がはまりこんでしまって，閉塞しています。まずは高圧浣腸という方法を勧めます。腸に造影剤を注入して，はまりこんだ腸を押して元に戻します。成功率は80％以上ですが，整復できないときや腸穿孔を起こしたときは手術が必要です。

入院とする基準

- 整復成功後も24時間は入院である。

引用文献
1) 日本小児救急医学会・監：エビデンスに基づいた小児腸重積症の診療ガイドライン．へるす出版，pp18-27，2012
2) 笠井正志，他・編著：HAPPY！こどものみかた 第2版．日本医事新報社，p123，2016
3) 日本小児救急医学会・監：エビデンスに基づいた小児腸重積症の診療ガイドライン．へるす出版，pp28-37，2012
4) 小笠原有紀：小児科診療，75（増刊）：328-331，2012
5) 日本小児救急医学会・監：エビデンスに基づいた小児腸重積症の診療ガイドライン．へるす出版，pp38-69，2012
6) 五十嵐 隆・編：小児科診療ガイドライン；最新の診療指針 第3版．総合医学社，pp227-233，2016

35 ★★ 過敏性腸症候群

第4章 消化器

ファーストタッチ

1 基本姿勢

- 繰り返す腹痛が1週間に1回，2カ月間にわたってあれば，過敏性腸症候群または機能性ディスペプシア，小児機能性腹痛のどれかに分類される。以下にそれぞれの診断基準を示す。

過敏性腸症候群の診断基準（Rome III基準）
①腹部の不快感（痛みとはいえない不快な気分）または腹痛が，以下の2項目以上を少なくとも25％以上の割合で伴う
- 排便によって軽減する
- 発症時に排便頻度の変化に始まる
- 発症時に便性状（外観）の変化がある

②症状の原因になるような炎症性，形態的，代謝性，腫瘍性病変がない

診断前に診断基準①，②を少なくとも1週間に1回，2カ月間にわたって満たすこと。

〔Rasquin A, et al：Gastroenterology, 130：1527-1537, 2006より〕

2 その他の機能性腹痛

(1) 機能性ディスペプシア

機能性ディスペプシアの診断基準（Rome III基準）
①上腹部（臍より上）を中心とした，持続性または反復性の疼痛や不快感
②排便によって緩和されない，もしくは排便回数や形状変化と関連がない（すわなち過敏性腸症候群ではない）
③症状の原因になるような炎症性，形態的，代謝性，腫瘍性病変がない

診断前に診断基準①〜③を少なくとも1週間に1回，2カ月間にわたって満たすこと。

〔Rasquin A, et al：Gastroenterology, 130：1527-1537, 2006より〕

(2) 小児機能性腹痛

小児機能性腹痛の診断基準（Rome III基準）
①偶発的または持続的な腹痛
②過敏性腸症候群や機能性ディスペプシアの診断基準を満たさない
③症状の原因になるような炎症性，形態的，代謝性，腫瘍性病変がない
診断前に診断基準①〜③を少なくとも1週間に1回，2カ月間にわたって満たすこと。

〔Rasquin A, et al : Gastroenterology, 130 : 1527-1537, 2006より〕

検査をする基準

- 繰り返す腹痛が1週間に1回，2カ月間にわたってある場合。血液検査〔全血算（CBC），CRP，電解質，AST，ALT，LDH，γ-GTP，ALP，BUN，Cre，アミラーゼ，TSH，FT$_4$〕，尿沈査，便培養，便潜血，虫卵，便中好酸球，腹部X線検査，腹部エコー検査，ヘリコバクター・ピロリ検査を実施する[1]。

帰宅とする基準

- 外来で診断・治療を進める。ただし，血液検査で異常値を認める場合は器質的な疾患の可能性が高いため，速やかに小児科専門医に相談する。

処方例

13歳,体重40kg。男子

処 方

- ポリカルボフィル（ポリフル®またはコロネル®）錠
  1日1,500mg 分3 14日分
- 整腸薬（以下から1つ選択）
  - 乳酸菌・ビフィズス菌製剤（ビオフェルミン®またはラックビー®）
    1日3,000mg 分3 7日分
  - 酪酸菌製剤（ミヤBM®またはビオスリー®）
    1日1,500mg 分3 7日分

処方の解説

(1) ポリカルボフィル

- ポリカルボフィル（ポリフル®またはコロネル®）を1日1,500mg, 分3, 14日分。

(2) 整腸薬

- 乳酸菌・ビフィズス菌製剤の場合は1日100mg/kg。ただし1日6,000mgを超えない。
- 酪酸菌製剤の場合は1日50mg/kg。ただし1日3,000mgを超えない。

(3) その他

- 便秘がメインであれば緩下薬（酸化マグネシウムなど），下痢がメインなら抗コリン薬（ブチルスコポラミンなど），ガスが多いなら排ガス薬（ジメチコン）を併用する[1]。

再診のタイミング

- 2週間おきに再評価する。経過が良ければ徐々に再診間隔を広げる。

保護者への説明例

 13歳。男子。2カ月続く腹痛。急に下痢と腹痛がやってきて，排便すると治まる

　過敏性腸症候群という病気だと思います。この腹痛は気のせいではなく，確実に存在します。腸脳相関といって，お腹の調子が乱れると強いストレスがかかりますが，そのストレスは脳に働いて，中枢神経を介して消化管の動きがさらに悪くなります。香辛料の多い食事やカフェインは下痢を悪化させることがあるので控えるようにしましょう。通学中，急にお腹が痛くなることもありますから，余裕をもって家を出るべきです。各駅停車を利用するほうが安心でしょう。

　トイレに行くことは恥ずかしいことではありません。この病気は，トイレを我慢すると余計にお腹が痛くなります。授業中にも気にせずトイレに行くべきですし，学校の理解が足りなければ診断書をお書きします。座席も廊下側の席に変えてもらうといいかもしれません。このあたりの環境調節は経過をみながら行っていきましょう。

入院とする基準

- 入院は不要。

引用文献
1) 日本小児心身医学会・編：小児心身医学会ガイドライン集 改訂第2版．南江堂，2015

第4章　消化器

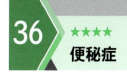

36 便秘症

ファーストタッチ

1 慢性便秘症

- 慢性便秘症の定義はRome III分類が詳しいが[1]，「週に2回以下の排便」および「排便時に痛みを伴う」という状況が1カ月以上続いたときとだけ覚えておけばよい。
- 慢性便秘症はヒルシュスプルング病（巨大結腸症）や鎖肛，二分脊椎，甲状腺機能低下症，消化管アレルギーなどの鑑別が必要であり，長期フォローも必要なので小児科専門医に相談する。

2 新生児期の便秘症

- 慢性便秘症の基準は，便秘症状が1カ月続くことが必要であるため，新生児には適応できない。
- 一方で，新生児期はヒルシュスプルング病や鎖肛などの先天奇形による排便障害が多い時期である。生後48時間以降も胎便が排出される胎便排泄遅延や，便秘に伴って腹部膨満と体重増加不良を認める場合は，1カ月待たずに小児科専門医に相談する。

3 乳児期以降で，慢性便秘症の定義には当てはまらない便秘症

- 以下の場合は慢性便秘症の定義には当てはまらないものの，筆者は便秘症としてフォローするようにしている。

  - 「週に2回以下の排便」または「排便時に痛みを伴う」のどちらか片方のみがあるケース
  - 両方認めるものの，まだ1カ月続いていないケース
  - 両方認めないものの，腹部が張っていて保護者が心配しているケース

4 母乳性便秘

- 乳児期で，完全母乳栄養で，腹部が張らず，体重増加良好で，

第4章 消化器

機嫌の良いタイプの便秘は母乳栄養に伴う便減少であり，病的ではない。

Note 母親には「赤ちゃんが苦しそうでない限り，7日に1回排便があればよい。離乳食を開始すれば便の回数は増える」と伝える[2]。便が出なくて困っているのは児本人ではなく，親であるので，親を安心させるために7日に1回排便がなければ浣腸をするとよい[2]。

5 スキンタグ（見張りイボ）

- 児を仰臥位にして，お尻を見たとき，肛門の12時方向（陰部がある方向）に，肛門の皮膚の盛り上がりがみられる[3]。
- 便秘症によって硬い便が肛門粘膜を繰り返し傷つけることで生じる[3]。
- 肛門周囲にワセリンを塗布したり，便秘症に対して整腸薬や緩下薬を処方したりすることで，数カ月単位で改善する[3]。

検査をする基準

- 乳児期以降で，慢性便秘症の定義に当てはまらず，体重増加が良好であれば，検査は不要。

帰宅とする基準

- 外来診療できる。

処方例

生後6カ月，体重8kg。離乳食開始に伴い排便が3日に1回。体重増加は良好だが，腹部は張り気味

外来処置
- グリセリン浣腸　16mL
- 綿棒刺激の指導
- 離乳食に果物や野菜を加えることを提案

処 方

- 整腸薬（以下から1つ選択）
  - 乳酸菌・ビフィズス菌製剤（ビオフェルミン®またはラックビー®）
    1日800mg 分3 7日分
  - 酪酸菌製剤（ミヤBM®またはビオスリー®）
    1日400mg 分3 7日分

処方の解説

(1) 外来処置

- 綿棒刺激は，綿棒にオリーブ油をつけて，肛門周囲をくすぐるように刺激する。直腸内に深く入れてはいけない（1cm程度まで）。
- グリセリン浣腸は1回2mL/kg。ただし1回120mLを超えない。

(2) 整腸薬

- 乳酸菌・ビフィズス菌製剤の場合は1日100mg/kg。ただし1日6,000mgを超えない。
- 酪酸菌製剤の場合は1日50mg/kg。ただし1日3,000mgを超えない。
- 整腸薬は便秘症にも下痢にも有効である。

(3) 下 剤

- 上記で改善がない場合は，以下を開始。

  - 酸化マグネシウム　1日50mg/kg　分3（ただし1日2,000mgを超えない）
  - ピコスルファート（ラキソベロン®）内用液　1日1回
    生後6カ月以下：1回2滴，生後7〜12カ月：1回3滴，1〜3歳：1回6滴，4〜6歳：1回7滴，7〜15歳：1回10滴

再診のタイミング

- 最初は1週間おきに再評価し，コントロールが良ければ1カ月単位でフォローする。

- 「週に2回以下の排便」かつ「排便時に痛みを伴う」という状態が1カ月続く場合は，小児科専門医に紹介する。

保護者への説明例

> 💬 生後2カ月。便の回数が減っているが体重増加は良好

生後1カ月を過ぎると便の回数が減ってきます。便が2〜3日出ないと便秘が心配になりますが，まとめてたくさん柔らかい便が出ていますし，体重増加も順調ですから，心配しなくて大丈夫です。

> 💬 3歳。排便が2日に1回。排便時痛はない

なかなか便が出にくいようですね。現在は慢性便秘症というほどのものではありませんが，便が出ないと硬くなって，排便が痛くなると，排便が嫌になって余計に便秘になるという悪循環に陥ることがあります。いまのうちから整腸薬で便が硬くなりすぎないようにしていきましょう。おむつが外れる頃には，便秘はいったん良くなることが多いので，それまで頑張りましょう。

入院とする基準

- 基礎疾患がなければ入院とはならない。

引用文献
1) Hyman PE, et al：Gastroenterology, 130：1519-1526, 2006
2) 村松俊範：小児科診療, 75：1921-1923, 2012
3) 日本外来小児科学会・編著：お母さんに伝えたい子どもの病気ホームケアガイド 第4版. 医歯薬出版, p355, 2013

第 5 章

神　経

第5章 神経

37 ★★★ 無菌性髄膜炎

ファーストタッチ

1 基本姿勢

- 無菌性髄膜炎の起炎ウイルスはエンテロウイルスが最多（80%以上）で，ムンプスウイルスが次ぐ[1]。
- 発熱，頭痛，嘔吐を認める児では，口腔内や全身，耳下腺を診察し，ヘルパンギーナや手足口病（19 p171），おたふくかぜ（流行性耳下腺炎，25 p198）がないか確認する。
- エンテロウイルス髄膜炎は通常3〜5日で解熱し[2]，ムンプスウイルス髄膜炎は耳下腺炎の5日後に発症し，7〜10日で軽快する[3]。
- 項部硬直は学童期以降では重要な所見である。一方で，新生児や乳児の髄膜炎では項部硬直は認められず，代わりに大泉門膨隆で気づかれることがある[1]。
- いずれの年齢であっても，診断には髄液検査が必要である。

  Note 無菌性髄膜炎は対症療法しかないものの，症状が遷延することもあり，髄液検査でしっかりと確定診断しておくことが肝要だと筆者は感じている。

- 無菌性髄膜炎による熱性けいれんはあるが，無菌性髄膜炎自体がけいれんを引き起こすことはない。

  Note 細菌性髄膜炎はそれ自体がけいれんを引き起こす。

2 特殊な無菌性髄膜炎

- ガンマグロブリン大量療法後や予防接種後に無菌性髄膜炎を経験することがある。

  Note 予防接種では，おたふくかぜワクチン接種が原因であることが多く，接種後1〜10%に無菌性髄膜炎がみられる[4]。

- 生後6カ月未満の無菌性髄膜炎では単純ヘルペス脳炎（24 p192）を考える。

  Note これは生後6カ月未満ではけいれんや意識レベル低下に気づきにくく，脳炎の診断が難しいためだと筆者は認識している。

3 腰椎穿刺（ルンバール）痛

(1) 腰痛が生じる場合
- 腰椎穿刺後，3人に1人は腰痛を来す（31～33.8%[5), 6)]）。穿刺後6～48時間で発生し[7)]，5～7歳の比較的高年齢に多い[6)]。つかまり立ちができていた児がつかまり立ちをしなくなったり，歩けていた児が歩かなくなったりする。
- 鎮痛薬で対処し，1～2日で軽快する（平均19.6±19.2時間[7)]）。

(2) 頭痛が生じる場合
- 腰痛とは別に，頭痛を起こすこともある。post lumbar puncture headache（PLPHA）といって，10～60%に起きる[8)]。
- 処置後安静臥床にすることで防げるといわれているが，実はエビデンスなし[8)]。

検査をする基準

- 無菌性髄膜炎を疑ったら，全血算（CBC），CRP，電解質，AST，ALT，LDH，BUN，Cre，アミラーゼ，血液ガス，髄液検査を行う。血清アミラーゼ高値はおたふくかぜ（ムンプスウイルス感染症）の診断に有用である。
- 生後6カ月未満の無菌性髄膜炎では，単純ヘルペスウイルス抗体を提出する。
- 中等症以上の脱水では血液検査，ルート確保を行う。

帰宅とする基準

- 診断には髄液検査が必須であり，髄液検査後の合併症を観察するためにも入院が基本である。

処方例

6歳，体重20kg。発熱，頭痛，項部硬直あり。髄液検査で無菌性髄膜炎と診断

🏷 入院のうえ，処方

- アセトアミノフェン（カロナール®）細粒
  1回200mg　5回分　痛いときに（6時間以上空ける）

処方の解説

- 無菌性髄膜炎には特異的治療はなく，安静と輸液，頭痛に対する鎮痛薬で治る。
- 生後3カ月以上であればアセトアミノフェン処方可。1回10～15mg/kg。ただし1回500mgを超えない。年齢に応じて坐剤，散剤，錠剤を使い分ける。剤形は保護者の意見を参考に決める。

再診のタイミング

- 髄液検査後であり基本は入院だが，帰宅した場合は頭痛や嘔吐で水分摂取ができなくなった場合に再診してもらう。

保護者への説明例

> 6歳。発熱，頭痛，嘔吐あり。項部硬直を認め，髄液検査で単核球優位の細胞増多あり

髄液検査の結果，無菌性髄膜炎のようです。多くが夏風邪のウイルスによって引き起こされます。細菌性髄膜炎という非常に危険な病気がありますが，お子さんの髄膜炎は細菌性ではなくウイルス性です。安静にして，水分を輸液していれば必ず治ります。後遺症を残すことも一般的にはありません。

入院とする基準

- 髄液検査後であり基本は入院。

引用文献
1) 瀬島 斉：小児内科，44（増刊）: 694-695，2012
2) Robert M. Kliegman，他・著，衞藤義勝・監訳：ネルソン小児科学 原著第19版．エルゼビア・ジャパン，pp1272-1280，2015
3) Robert M. Kliegman，他・著，衞藤義勝・監訳：ネルソン小児科学 原著第19版．エルゼビア・ジャパン，pp1261-1264，2015
4) 国立感染症研究所：おたふくかぜワクチンについて（https://www.niid.go.jp/niid/ja/allarticles/surveillance/2349-iasr/related-articles/related-articles-440/6832-440r11.html）
5) 鹿野高明，他：ムンプス髄膜炎の臨床像．小児科臨床，57：429-433，2004
6) 藤原克彦，他：小児科診療，57：273-276，1994
7) 肘井孝之，他：小児科診療，57：1311-1315，1994
8) 真部 淳，他・編：小児科研究の素朴な疑問に答えます．MEDSi，pp38-70，2008

38 細菌性髄膜炎

ファーストタッチ

1 症状

- 症状として発熱,頭痛,嘔吐,けいれん,意識障害,髄膜刺激症状,大泉門膨隆,黄疸,哺乳不良がある[1]。発症時には症状が軽微な場合あり。
- 発熱はほとんどの細菌性髄膜炎でみられるが,年長児の44%は診断時には無熱だったという報告があり[2],発熱がないことで細菌性髄膜炎は否定できない。
- 嘔吐は50~70%でみられる[2]。
- けいれんがある場合,熱性けいれん診療ガイドラインに準じて,「けいれん頓挫後30分で意識障害がある(JCS 3以上またはJCS 1~2であっても保護者からみて普段の不機嫌と比較して違和感がある)場合」や「けいれんが30分以上持続した場合」に髄液検査[3]を行えば,自動的に細菌性髄膜炎の存在に気づくはずである。しかし,けいれんの頻度は10~30%[2]でしかない。
- 活気,表情,目つき,易刺激性など全身状態をよく観察すること。Hibワクチン,肺炎球菌ワクチンの接種歴の確認し,接種歴のない児のnot doing well(なんとなく元気がない)は,常に細菌性髄膜炎を疑わなければならない。

2 起炎菌

	GBS	大腸菌	リステリア	インフルエンザ菌	肺炎球菌	表皮ブドウ球菌	黄色ブドウ球菌	緑膿菌	アシネトバクター属菌
新生児	○	○	まれ						
生後1~4カ月	○	○		○					
生後4カ月以上				○	○				
脳外科手術後[4]		○							

GBS:B群溶血性レンサ球菌

〔五十嵐 隆・編:小児科診療ガイドライン;最新の診療指針 第3版. 総合医学社,pp135-139,2016を参考に作成〕

3 後遺症

- 感音性難聴,てんかん,知的障害,水頭症などの神経学的後遺症が15%でみられる[5]。

検査をする基準

1 髄液検査

- 新生児の発熱は,うつ熱を除き髄液検査が必須である[6]。
- 生後1～2カ月の場合,ネルソン小児科学では髄液検査は必須とされているが[6],筆者はRochester Criteria[7]を流用し,「白血球数5,000/μL未満または15,000/μL以上の場合」や「重症と認識した場合(1 p6)」にのみ抗菌薬投与前に髄液検査をしている。
- インフルエンザウイルスやRSウイルスなど原因が確定している場合は,専門医と相談したうえで髄液検査を省略できる。
- 予防接種(Hib,肺炎球菌)を受けていない生後3～36カ月未満の児が発熱した場合,ただちに髄液検査を行う必要はない。しかし,発熱39度以上かつ白血球数15,000/μL以上であれば,少なくとも血液培養は取得し,結果が出るまでは経静脈的な抗菌薬投与が必要である[8]。

2 髄液検査禁忌

- 意識障害,神経症状,けいれんがある場合は頭部CT検査後に髄液検査をする[9]。ただし頭部CT検査のために治療が1時間以上遅れるような場合は,この限りではない[9]。
- 高度の頭蓋内圧亢進(瞳孔固定・散大,除脳・除皮質肢位,チェーンストークス呼吸),頭蓋内占拠病変,DICによる出血傾向がある場合は,腰椎穿刺禁忌である[10]。

3 細菌性髄膜炎を疑う所見

- 髄液細胞数の上限を超えて多核球優位の場合,細菌性髄膜炎が疑われる[2]。以下に年齢ごとの上限値を示す。

第 5 章　神経

- 新生児：22/μL
- 生後2カ月未満の乳児：30/μL
- 生後2カ月以上：5/μL
- 髄液糖/血糖比が0.4以下で細菌性髄膜炎が強く疑われる[2]。
- 髄液検査に異常がある場合は塗抹検査を至急行い，起炎菌を推定する。

4　血液検査

- 全血算（CBC），生化学，凝固系，血液培養を必ず行う。

帰宅とする基準

- 髄液検査を施行した時点で帰宅できない。

処方例

- 当院における一例を示す。

外来処置（順に行う）

①呼吸状態不良の場合，酸素投与
②＜①の後＞末梢ルートからデキサメタゾン，抗菌薬を一刻も早く投与（血液培養を行っていなければ抗菌薬投与前に2セットで行うこと）
③＜②の後＞PIカテーテル留置（2回目からのデキサメタゾン，抗菌薬，ファモチジンを投与）

入院のうえ，処方

- デキサメタゾン（デカドロン®）注射液3.3mg
  1回0.124mg/kg　1日4回　2日分　抗菌薬静注15分前に投与
- ＜起炎菌不明の場合＞抗菌薬
  - 新生児：アンピシリン（50mg/kg）＋セフォタキシム（50mg/kg）
    1日4回　静注
  - 生後1カ月以上：セフォタキシム（75mg/kg）＋メロペネム（35mg/kg）
    1日4回　静注

- ガンマグロブリン（献血ベニロン®-Iまたは献血ヴェノグロブリン®IH，献血グロベニン®-I，献血ポリグロビン®N）
  150mg/kg　3日分　2時間程度で点滴静注
- ファモチジン（ガスター®）
  1回0.5mg/kg　1日2回　静注
- 濃グリセリン・果糖（グリセオール®）注
  1回5〜10mL　1日4回　60分で点滴静注

その他

- 水分量
  - 1日70〜80mL/kg程度
  - 低ナトリウム血症に注意。ADH分泌過剰症（SIADH），意識状態に応じて水分量を漸増
- けいれん治療（40 p265）
- 食事：意識障害がある場合は絶飲食

処方の解説

- 上記は一例であり，必ず小児科専門医と相談して対応を決める。

(1) デキサメタゾン

- デキサメタゾンリン酸エステルナトリウムは特にインフルエンザ菌による感音性難聴を減らす[11]。生後1カ月以上ではグレードA，新生児ではグレードC[11]。一方で，Hibワクチンの普及でインフルエンザ菌髄膜炎は激減しているため，実際の現場では過半数でステロイドが使用されなくなっている[12), 13)]。

(2) 抗菌薬

- 生後1カ月以上の抗菌薬については，筆者はメロペネムよりセフォタキシムを先に投与している。効果がなければバンコマイシンを追加する。
- 抗菌薬感受性試験の結果と臨床経過により判断し単剤へ変更する。

第5章　神経

再診のタイミング

- 髄液検査を施行した時点で帰宅できない。

保護者への説明例

> 1歳。発熱，けいれん。予防接種をしていない
>
> 残念ですが，悪い知らせです。髄液検査の結果，細菌性髄膜炎の可能性が高いです。この病気の予後は悪く，死亡リスク，後遺症が残るリスクがあります。できる限りの治療を行います。治療は原因菌や経過にもよりますが，10〜14日はかかります。日々の経過は随時お伝えします。退院時には脳波検査，聴力検査，頭部造影MRIなどで後遺症を確認します。おつらいと思いますが，一緒に頑張りましょう。

入院とする基準

- 髄液検査を施行した時点で帰宅できない。血液培養，髄液培養による起炎菌の確定後，それが肺炎球菌，インフルエンザ菌，髄膜炎菌であった場合，感染症法に基づき保健所に届け出る[14]。

  Note 届出は髄膜炎菌ではただちに，肺炎球菌・インフルエンザ菌では7日以内に行う。

引用文献
1) 笠井正志，他・編著：HAPPY！こどものみかた 第2版．日本医事新報社，pp96-97，2016
2) 五十嵐　隆・編：小児科診療ガイドライン；最新の診療指針 第3版．総合医学社，pp135-139，2016
3) 日本小児神経学会・監：熱性痙攣けいれん診療ガイドライン 2015．診断と治療社，pp18-22，2015
4) 日本神経学会，他・監：細菌性髄膜炎診療ガイドライン 2014．南江堂，pp28-29，2014

5) 日本神経学会, 他・監：細菌性髄膜炎診療ガイドライン 2014. 南江堂, pp34-35, 2014
6) Robert M. Kliegman, 他・著, 衞藤義勝・監訳：ネルソン小児科学 原著第19版. エルゼビア・ジャパン, pp1044-1047, 2015
7) Jaskiewicz JA, et al; Febrile Infant Collaborative Study Group : Pediatrics, 94 : 390-396, 1994
8) Baraff LJ, et al; Agency for Health Care Policy and Research : Pediatrics, 92 : 1-12, 1993
9) 日本神経学会, 他・監：細菌性髄膜炎診療ガイドライン 2014. 南江堂, p54, 2014
10) 日本神経学会, 他・監：細菌性髄膜炎診療ガイドライン 2014. 南江堂, p55, 2014
11) 日本神経学会, 他・監：細菌性髄膜炎診療ガイドライン 2014. 南江堂, pp115-116, 2014
12) 山中崇之, 他：小児内科, 50：606-609, 2018
13) Shinjoh M, et al : J Infect Chemother, 23 : 427-438, 2017
14) 厚生労働省：感染症法に基づく医師の届出のお願い（https://www.mhlw.go.jp/stf/seisakunitsuite/bunya/kenkou_iryou/kenkou/kekkaku-kansenshou/kekkaku-kansenshou11/01.html）

第 5 章　神経

39 ★★★★★ 熱性けいれん

ファーストタッチ

- 来院時にけいれんがある場合は，けいれん重積（40 p265）を参照。

1　基本姿勢

- 我が国の熱性けいれんの有病率は7〜11％である[1]。
- 生後6カ月〜60カ月までの乳幼児に起こる。

  Note　生後60カ月を超えて熱性けいれんを来す場合は，"熱性けいれんプラス"という病態が考えられる[1]。**5歳以降で熱性けいれんを反復する症例は小児科専門医に必ず相談する。**

- 38度以上の発熱に伴う[1]。熱がない場合は無熱性けいれん（42 p274）を参照。
- 細菌性髄膜炎（38 p252）や代謝異常，低血糖，電解質異常，てんかんの既往がすべてない場合，熱性けいれんとされる。

2　複雑型熱性けいれんとてんかん発症予測因子

- けいれんが「一発熱機会内（通常は24時間以内）に2回起きた場合」，「15分以上続いた場合」，「明らかな左右差がある場合」は複雑型熱性けいれんという[1]。
- 熱性けいれん診療ガイドラインにおいて，複雑型熱性けいれんはてんかん発症予測因子の一つとされ，他にけいれん発症前の神経学的異常，てんかんの家族歴，発熱後1時間以内のけいれんの合計4因子ある。2〜3因子認める場合のてんかん発症率は10％とされるが[1]，むしろ**90％がてんかんを発症しないということを保護者に理解してもらうほうが大切である**[1]。

3　熱性けいれん再発リスク

- 以下のうち，2つを満たすけいれんを2回以上したときは熱性けいれん再発リスクが高いため，熱性けいれん予防にジアゼパ

ムの導入を行う。

Note ちなみに，けいれん時間が15分以上であった場合は，そのけいれん1回だけであってもジアゼパム予防投与適応となる[1]。

発熱時のジアゼパム予防投与の適応基準
- 左右差ありまたは24時間以内に反復
- けいれん以前に発達遅滞がある
- 家族に熱性けいれんまたはてんかんの既往がある
- 1歳未満での発症
- 発熱後1時間未満のけいれん
- 38℃未満でのけいれん

〔日本小児神経学会・監：熱性けいれん診療ガイドライン 2015．診断と治療社，2015より〕

4 非けいれん性発作重積状態

- 見かけ上けいれんが止まっているようにみえても，一点凝視，眼球偏位，瞳孔散大，体温に不釣り合いな頻脈，呼吸不整は非けいれん性発作を示唆する[1,2]。筆者は四肢筋緊張亢進，限局的または律動的な間代性運動，開眼したまま，チアノーゼ（SpO$_2$ 91%以下）も，非けいれん性発作と考えている。
- 非けいれん性発作重積の神経学的予後は不良であるという報告がある[3]。非けいれん性発作に対する早期介入が転帰改善に有効であるかどうかは不明ではあるが[4]，筆者は抗けいれん薬を投与している。

5 脳炎・脳症

(1) 脳炎・脳症の診断基準

- JCS 20以上が24時間続く場合，急性脳症と定義され[5]，髄液検査で細胞数増多があれば脳炎である[5]。しかし，この定義では病初期に診断ができない。脳炎・脳症に対するステロイドパルスが24時間以内で有効だという報告[6]から，できるだけ早期に診断すべきである。
- 脳炎に関しては単純ヘルペス脳炎（24 p192）を早期に診断すべきである。
- 脳炎・脳症を発症から24時間以内に診断する方法として，イン

フルエンザ脳症の診療戦略による脳症の診断基準（**表39-1**）を示す。本来インフルエンザウイルス感染症に伴う急性脳症に関するものだが、インフルエンザ以外の感染症で発症した脳症に関しても一般的に用いられている[5]。

(2) 検査の基準

- 筆者は熱性けいれん診療ガイドラインに基づき、「けいれん頓挫後30分で意識障害がある（JCS 3以上またはJCS 1〜2であっても保護者からみて普段の不機嫌と比較して違和感がある）場合」や「けいれんが30分以上持続した場合」に、髄液検査および髄液検査施行前の頭部CT検査を行っている。
- 髄液検査における細胞数増多は脳炎を示唆し、CT画像上の大脳浮腫性病変は脳症と診断できる[7]。
- CT画像が正常であっても、JCS 10以上が12時間遷延すれば脳症疑いとし[7]、脳症に準じた治療を行う。

> **Note** 近年は6時間で脳炎・脳症として治療を開始する施設もある。

(3) 乳幼児用のJCS

- 脳炎・脳症のポイントとなるJapan Coma Scale（JCS）の取り

表39-1 インフルエンザ脳症の診断基準

①確定：以下のいずれかを認める
- JCS 20以上の意識障害が24時間以上続く
- 頭部CT検査で「全脳, 大脳皮質全域のびまん性低吸収域」、「皮髄境界不鮮明」、「脳表クモ膜腔・脳室の明らかな狭小化」、「両側視床, 一側大脳半球などの局所性低吸収域」、「脳幹浮腫（脳幹周囲の脳槽の狭小化）」のいずれかを認める

②疑い：以下のいずれかを認める
- 意識障害が経過中, 増悪する
- JCS 10以上の意識障害が12時間以上続く
- JCS 3以下であっても、その他の検査から脳症を疑う
- 頭部MRI検査で拡散強調画像の高信号域の病変, またはT1強調画像の低信号域（T2強調・FLAIR画像では高信号域）の病変を認める

脳症疑いの段階から、ステロイドパルスを含めた特異的治療が推奨される。
〔新型インフルエンザ等への対応に関する研究班：インフルエンザ脳症の診療戦略. pp14-16, 2018を参考に作成〕

方は，乳幼児で異なるので注意（9 p109）。

(4) けいれん重積
- けいれんが30分以上続くことをけいれん重積という[1]。
- けいれん重積後は，たとえその後の意識状態が回復したとしても，3〜4日後にけいれん重積型急性脳症（AESD，40 p265）を発症することがある。

検査をする基準

1 血液検査
- 単純型で意識清明であれば血液検査は必要ない。
- 「来院時に意識が清明でない場合」や「複雑型熱性けいれんの場合」は，全血算（CBC），CRP，電解質，AST，ALT，LDH，CK，BUN，Cre，アンモニア，血液ガスを測定する。

2 頭部CT検査と髄液検査
- 「けいれんが30分以上続いた場合」や「意識障害（JCS 3以上またはJCS 1〜2であっても保護者からみて普段の不機嫌と違和感がある）が30分以上遷延する場合」は頭部CT検査を施行し，髄液検査を行う。

  Note　髄液検査は細菌性髄膜炎や脳炎・脳症，急性散在性脳脊髄炎（ADEM）の鑑別に有用。

- 「項部硬直がある場合」や「大泉門膨隆がある場合」，「Hib・肺炎球菌ワクチン未接種の場合」も積極的に髄液検査を行うべきである[1]。

3 頭部MRI検査
- 髄液検査で脳炎，ADEMを疑う場合は頭部MRI検査を施行する。
- 髄液検査が正常であっても，AESD予測スコア（40 p266）が陽性の児では，筆者は3日後に頭部MRI検査を行っている。

4 脳波検査
- 複雑型熱性けいれんではけいれんから10日後に脳波検査を行う[1]。

第 5 章　神経

- 5歳以降に熱性けいれんを反復する場合は"熱性けいれんプラス"を鑑別疾患に加え，脳波検査の施行および小児科専門医に必ず相談する。

帰宅とする基準

- けいれん時間が30分未満で，一発熱機会内（通常は24時間以内）に再度けいれんしておらず，けいれん頓挫後30分での意識状態がほぼ清明（JCS 2以下で保護者とは目線が合い，普段の不機嫌として保護者が違和感をもたない）で，ジアゼパム（ダイアップ®）坐剤以外の抗けいれん薬を使用していない場合は帰宅できる。

処方例

2歳，体重12kg。発達遅滞があり，発熱後1時間未満のけいれんを2回既往あり

処　方

- ジアゼパム（ダイアップ®）坐剤
  6mg剤　6個
  Note　使い方について十分に指導する。**37.5℃の発熱時に1個使用し，8時間後に38℃以上ならさらに1個使用。以降はしっかり解熱するまで使用しない。**

処方の解説

- ジアゼパム間欠投与は1回0.5mg/kg，8時間後に再投与。
- ジアゼパム坐剤によるけいれん予防の適応は，けいれん時間が15分以上のときか，熱性けいれん再発リスクのうち2つを満たすけいれんを2回以上したとき[1]。

  Note　ジアゼパム予防投与をいつまで続けるかについては，筆者は1年間熱性けいれんがなければ終了としている。

再診のタイミング

- 再度けいれんした場合は必ず再診。
- 現時点から36〜60時間後に解熱しない場合は再診。

保護者への説明例

> 3歳。熱性けいれん初発。単純型。救急車で来院し，病院到着時には意識清明
>
> お母さん，さぞかし心配されましたね。けいれんされたときの状況を詳しくお聞かせください。(聴取後) わかりました。お子さんのけいれんは単純型熱性けいれんというものだと思います。現在の意識はしっかりしていますので，血液検査や今後の脳波検査は必要ありません。てんかんになりやすいということもありませんので，ご安心ください。熱の原因はおそらく喉の風邪だと思います。2〜3日で熱は下がると思いますが，明後日になっても熱が続く場合は受診してください。また，それまでにもう一度けいれんする場合も必ず受診してください(院内に熱性けいれん時のパンフレットがあれば，それに従って説明する)。

入院とする基準

- けいれん時間が30分以上の場合。
- 一発熱機会内(通常は24時間以内)の再けいれんの場合。
- けいれん頓挫後30分での意識障害(JCS 3以上またはJCS 1〜2だが普段の不機嫌として保護者が違和感をもつ)の場合。
- ジアゼパム(ダイアップ®)坐剤以外の抗けいれん薬を使用した場合[1]。
- 発熱の重症度項目(p6)を満たす場合。
- 入院期間は原則として解熱するまで。退院希望が強い場合，変化があれば受診するよう伝える。

- AESDの初期は熱性けいれんと区別できない。AESD予測スコア（40 p266）が陽性の児では3〜4日後まで要注意。筆者は原則的にけいれん発症7日目まで入院を継続させている。

引用文献
1) 日本小児神経学会・監：熱性けいれん診療ガイドライン 2015. 診断と治療社, 2015
2) 浜野晋一郎, 他：小児内科, 47：1501-1506, 2015
3) Topjian AA, et al：Crit Care Med, 41：215-223, 2013
4) 日本小児神経学会・監：小児けいれん重積治療ガイドライン 2017. 診断と治療社, 2017
5) 日本小児神経学会・監：小児急性脳症診療ガイドライン 2016. 診断と治療社, 2016
6) Okumura A, et al： Brain Dev, 31：221-227, 2009

第5章　神経

40 ★★ けいれん重積

ファーストタッチ

1 基本姿勢

- けいれんを目撃したら，まずは気道確保と酸素投与である。酸素を投与しながら次のことを考える。
- 熱性けいれんは一般的に5分以内で自然に止まる。一方，5分以内に止まらないけいれんは，その後30分以上けいれんすることが多い[1]。30分以上けいれんすることをけいれん重積という[1]。
- 5分以上けいれんすると，けいれん重積に至る可能性が高いため，薬物治療が必要である。

2 抗けいれん薬投与

- ミダゾラム〔ミダフレッサ®原液，または5倍希釈したドルミカム®（2mLを生食8mLで希釈）〕の場合は，0.15mL/kg（0.15mg/kg）を1mL/分で静注する。
- ジアゼパム（セルシン®）の場合は，0.1mL/kg（0.5mg/kg）を1分以上かけて静注する。
- ホスフェニトイン（ホストイン®）の場合は0.3mL/kg（22.5mg/kg）を7.5分以上かけて静注する。生食20mLと混合したほうが投与しやすい。
- 詳細は処方の解説を参照。

3 けいれん重積型急性脳症（AESD）

- けいれん重積後は，たとえその後の意識状態が回復したとしても，3〜4日後にけいれん重積型急性脳症（AESD）を発症することがある。
- AESD予測スコア（**表40-1**）をつけ，4点以上であれば小児科専門医に相談する。4点未満であっても，けいれん30分以上はそもそも入院適応なので，小児科専門医に相談は必要である。

表40-1　AESD予測スコア

A）AESD予測スコア（聖マリア病院）

pH＜7.014	1点
ALT≧28IU/L	2点
Glu≧228mg/dL	2点
覚醒までの時間≧11時間	2点
Cre≧0.3mg/dL	1点
アンモニア≧125μg/dL	2点

4点以上：AESDのハイリスク群。
（AESD発症に対する感度93％，特異度91％，陽性的中率47％）

〔Yokochi T, et al：Brain Dev, 38：217-224, 2016より〕

B）AESD予測スコア（済生会習志野病院）

けいれん12～24時間後の意識レベル	JCS 0	0点
	JCS 1～30	2点
	JCS 100～300	3点
1.5歳未満		1点
けいれん時間≧40分		1点
機械的呼吸器管理		1点
AST≧40IU/L		1点
血糖≧200mg/dL		1点
Cre≧0.35mg/dL		1点

4点以上：AESDのハイリスク群。
（AESD発症に対する感度88.7％，特異度90％）

〔Tada H, et al：J Neurol Sci, 358：62-65, 2015より〕

検査をする基準

1 血液検査

- 速やかに検体採取できるのであれば，抗けいれん薬投与のルート確保時に全血算（CBC），CRP，電解質，AST，ALT，LDH，CK，BUN，Cre，アンモニア，血液ガスを測定。
- 検体採取に時間がかかるのであれば，けいれんを止めた後にゆっくりと採血する。

2 頭部CT検査，髄液検査

- 「けいれんが30分以上続いた場合」や「意識障害（JCS 3以上またはJCS 1〜2であっても保護者からみて普段の不機嫌と違和感がある）が30分以上遷延する場合」は頭部CT検査を施行し，髄液検査を行う。

  Note 細菌性髄膜炎や脳炎・脳症，急性散在性脳脊髄炎（ADEM）の鑑別に有用。

- 「項部硬直がある場合」や「大泉門膨隆がある場合」，「Hib，肺炎球菌ワクチン未接種の場合」も積極的に髄液検査を行うべきである[1]。

3 頭部MRI検査

- 髄液検査で脳炎・脳症，ADEMを疑う場合は頭部MRI検査を施行する。
- 髄液検査が正常であっても，AESD予測スコア（**表40-1**）が陽性の児では，筆者は3日後に頭部MRI検査を行っている。

帰宅とする基準

- けいれん時間が30分未満で，一発熱機会内（通常は24時間以内）に再度けいれんしておらず，けいれん頓挫後30分での意識状態がほぼ清明（JCS 2以下で保護者とは目線が合い，普段の不機嫌として保護者が違和感をもたない）で，ジアゼパム（ダイアップ®）坐剤以外の抗けいれん薬を使用していない場合は帰宅できる。

  Note したがって，けいれん重積では帰宅できない。

第5章　神経

処方例

1歳，体重10kg。発熱後けいれんし救急車で来院。来院時も全身性間代性けいれんが続いている

外来処置

- 酸素投与，必要に応じて人工換気
- 抗けいれん薬（以下から1つ選択）
  - 速やかにルート確保し，ミダゾラム〔ミダフレッサ®原液，または5倍希釈したドルミカム®（2mL＋生食8mL）〕
    1.5mL　1.5分かけて静注
  - 速やかにルート確保し，ジアゼパム（セルシン®）注射液
    1mL（5mg）　1分以上かけて静注
  - ＜速やかにルート確保できない場合＞ミダゾラム（ドルミカム®）原液
    左右の鼻腔に0.2mLずつ点鼻投与（合計2mg）
- ＜抗けいれん薬を2回投与後もけいれんが持続する場合＞ホスフェニトイン（ホストイン®）静注
  3mL（225mg）＋生食20mL　7.5分かけて静注

処方の解説

(1) 速やかにルート確保できる場合

- ミダゾラム〔ミダフレッサ®原液，または5倍希釈したドルミカム®（2mLを生食8mLで希釈）を0.15mL/kg（0.15mg/kg），1mL/分で静注，もしくはジアゼパム（セルシン®）を0.1mL/kg（0.5mg/kg），1分以上かけて静注する。
- ルート確保後のミダゾラム（ミダフレッサ®またはドルミカム®）静注とジアゼパム（セルシン®）静注とでは有効性に差はない[1]。どちらでもよい。

(2) ルート確保できない場合

- ミダゾラム（ドルミカム®）点鼻は適応外使用ではあるが，ルート確保が不要であり，静注よりけいれんを2分早く止められるというエビデンスあり[2]。0.04mL/kg（0.2mg/kg）を分割投与する。

（3）けいれんが持続する場合

- ホスフェニトインを0.3mL/kg（22.5mg/kg）を7.5分以上かけて静注する。生食20mLと混合したほうが投与しやすい。
- ホスフェニトインは2歳未満では適応外使用であるが，2歳未満でも安全性は高く，有効性が高いという報告がある[3]。

再診のタイミング

- 抗けいれん薬を用いた時点で入院が必要である。
- AESD予測スコア（**表40-1**）が陽性の児では3〜4日後に再けいれんするリスクが高いため，筆者は原則的にけいれん発症7日目まで入院を継続させている。
- AESD予測スコアが陰性の児では解熱後退院できるが，その場合も，帰宅後再けいれんしたら速やかに救急車を呼ぶように説明する。

保護者への説明例

 1歳。発熱，けいれんのため救急車で来院。けいれん時間45分，ジアゼパム2回投与で頓挫。インフルエンザ陽性。AESD予測スコア陽性

お子さんのけいれんは止まりましたが，長い時間けいれんしました。脳への影響が心配です。現時点で髄液検査，頭部CTに異常はありません。ですが，このまま6〜12時間観察しても意識が戻らない場合は脳炎や脳症の可能性があります。また意識が戻っても，3〜4日後にけいれん重積型急性脳症を起こすことがあるので，慎重な管理が必要です（施設によっては脳低温療法やステロイドパルス療法が行われる可能性もあります）。

第 5 章　神経

入院とする基準

- けいれん時間が30分以上の場合。
- 一発熱機会内（通常は24時間以内）の再けいれんの場合。
- けいれん頓挫後30分での意識障害（つまり，JCS 3以上またはJCS 1～2だが普段の不機嫌として保護者が違和感をもつ）の場合。
- ジアゼパム（ダイアップ®）坐剤以外の抗けいれん薬を使用した場合[1]。
- 低血糖や電解質異常を伴う場合は補正や経過観察が必要であるため入院させる。
- 発熱の重症度項目（1 p6）を満たす場合も入院。

引用文献
1) 日本小児神経学会・監：熱性けいれん診療ガイドライン 2015. 診断と治療社，2015
2) Lahat E, et al：BMJ，321：83-86, 2000
3) 浜野晋一郎，他：小児内科，47：1501-1505, 2015

第5章 神経

41 ★ 胃腸炎関連けいれん

ファーストタッチ

1 診断基準

- 以下のすべてを満たせば胃腸炎関連けいれんである[1]。

  - 胃腸炎症状が先行する
  - 無〜低熱性けいれん（少なくとも1回は38℃未満でけいれんが起こっている）
  - 重度の脱水や低血糖，電解質異常，髄膜炎，脳炎・脳症，てんかんがない

- 通常，胃腸炎発症2〜5日後にけいれんが生じる[2]。
- けいれんは短時間で，通常30秒〜3分で頓挫する[2]。全身性，左右対称性のけいれんだが[2]，ときどき部分発作の例もある。
- 発作間欠期は意識清明で，神経学的異常を認めない[2]。
- 通常生後6カ月〜3歳で発症する[2]。
- てんかんに至ることはなく，予後良好である[2]。
- 発症すると70〜80％で24時間以内にけいれんを繰り返す[2]。

2 鑑別診断

- 熱性けいれん（けいれん時，常に38℃以上）
- 髄膜炎，脳炎，脳症
- 重度脱水
- 電解質異常
- 低血糖
- てんかん
- 良性乳児けいれん
- 細菌性腸炎（大腸菌，サルモネラ属菌など）によるけいれん

3 注意点

- 痛みや啼泣でけいれんが誘発されることあり。

  Note 筆者の経験では，採血やルート確保，カルバマゼピン内服を嫌がる児に無理に飲ませる，などを行った際に再けいれんしやすい。

第5章　神経

検査をする基準

- 診断基準を満たしたけいれんに遭遇したら，以下の検査を行う。

- **血液検査**：全血算（CBC），BUN, Cre, AST, ALT, LDH, 電解質，アンモニア，血液ガス
- **迅速検査**：便中ロタウイルス抗原（ロタウイルス陰性なら便培養），3歳未満であればノロウイルス抗原
- **髄液検査**：非典型例，意識障害例に
- **頭部CT検査**：通常不要だが，意識障害例では検査を行う

帰宅とする基準

- 胃腸炎関連けいれんは群発するので入院させる。

処方例

3歳，体重12kg。嘔吐，下痢があり，ノロウイルス胃腸炎と診断。発熱はない。3日後，嘔吐はおさまり，下痢は続いている状況でけいれん2分間。胃腸炎関連けいれんと診断

入院のうえ，処方

- 抗けいれん薬（以下から1つ選択）
  - カルバマゼピン（テグレトール®）細粒
    1回60mg　1回分　内服
  - フェノバルビタール（ノーベルバール®）静注用250mg＋生食25mL
    12mL（120mg）　60mL/時で点滴静注

処方の解説

- 胃腸炎関連けいれんは群発するものの，1回のけいれんは通常1〜2分で止まるため，ミダゾラムやジアゼパムを投与する必要はない。

  Note　胃腸炎関連けいれんにミダゾラムやジアゼパムを投与しても，けいれん群発の予防には無効である[1]。

- けいれん群発の予防には，カルバマゼピン（テグレトール®）を1回5mg/kg，1回内服，またはフェノバルビタールナトリウム（ノーベルバール®）250mgを生食25mLで希釈し，1mL/kg（10mg/kg），60mL/hで点滴静注[1]が有効である。
- カルバマゼピンを内服させようとして，泣いてけいれんされたという経験を筆者はもつため，フェノバルビタール点滴静注を第一選択にしている。

再診のタイミング

- 胃腸炎関連けいれんは入院が基本であるが，どうしても帰宅される場合は再けいれんしたら受診してもらう。

保護者への説明例

> 2歳。ロタウイルス胃腸炎が回復してきた頃にけいれんし，救急車で来院。来院時は意識清明で発熱なし
>
> お母さん，さぞかし驚かれましたね。お話を聞いた限りでは，おそらく胃腸炎関連けいれんだと思います。これは胃腸炎の治りかけに起きるけいれんです。熱性けいれんとは違って，この24時間に何度も繰り返す特徴があります。けいれん予防のお薬がありますので，さっそく投与します。けいれんが再発しないか観察が必要ですので，今日は入院をお勧めします。

入院とする基準

- 胃腸炎関連けいれんは入院が基本である。

引用文献
1) 高見勇一，他：脳と発達，44：461-464，2012
2) 安原昭博：小児内科，50：649-650，2018

第 5 章　神経

42 ★ 無熱性けいれん

ファーストタッチ

- 来院時にけいれんがある場合は，けいれん重積（40 p265）へ。
- 38度以上の発熱を伴う場合は，熱性けいれん（39 p258）へ。
- 38℃未満で胃腸炎症状がある場合は，胃腸炎関連けいれん（41 p271）へ。

❖　❖　❖

- つまり本項では，38℃未満かつ胃腸炎症状がないけいれんについて取り扱う。
- 最も頻度が多いのはてんかんだが[1]，てんかんの診断は緊急を要することはなく，小児神経専門医の協力のもとで後日じっくりと診断すればよい。実際，家族歴のある若年性ミオクロニーてんかんを除き，初回のエピソードのみではてんかんとは診断できない[1]。
- したがって本項では，無熱性けいれんにおいて緊急で鑑別すべき疾患と，てんかんを念頭に置いた病歴聴取について述べる。

1 緊急で鑑別すべき疾患

- 低血糖，電解質異常（Na，Mg，Ca），代謝異常，高血圧性脳症（急性腎炎），不整脈（QT延長症候群，洞不全症候群），脳の器質的疾患（出血，腫瘍）は迅速に鑑別可能である[2]。血液検査（Mg，Ca，アンモニア，静脈血液ガスを忘れずに），尿検査，心電図，頭部CT検査を実施する[2]。
- 薬剤歴にも注意。テオフィリンによるけいれんはジアゼパムやミダゾラムが有効ではないことが知られ，これらが無効な場合は気管挿管したうえでチオペンタール（ラボナール®）注射用を3〜5mg/kg，ゆっくり静注する[3]。
- 銀杏中毒やベンゾジアゼピンの離脱もけいれんの原因となる。

2 後日鑑別してもよい疾患

①脳の器質的疾患
- 鑑別疾患:脳動静脈奇形,もやもや病,脳梗塞,神経皮膚症候群,神経変性疾患(副腎白質ジストロフィー,亜急性硬化性全脳炎など)
- 頭部MRI検査を実施。過換気のエピソード,カフェオレ斑,麻疹の罹患歴,新生児仮死の有無,予防接種歴,精神運動発達を確認

②循環器疾患
- 鑑別疾患:起立性調節障害(43 p281),血管迷走神経性失神
- 家族の失神・突然死・QT延長症候群の有無を確認

③憤怒けいれん
- 生後6カ月〜3歳。乳幼児が強く泣いたあと,呼気のまま呼吸が停止し,顔色不良となり,1分以内のけいれんを認める。乳幼児の1〜4%にみられる
- 貧血がリスクファクターであり,治療は鉄剤投与。けいれんを頻回に発症する場合は重症であり,ペースメーカーの必要性を含めて小児循環器科医に相談[4]

④チック
- 発作回数が非常に多い。覚醒時のみ。常同運動
- 意識すれば短時間抑制可

⑤心因性発作・過換気症候群
- 心因性発作ではけいれん中に閉眼,睡眠中や一人のときはまれ,発作後睡眠なし,発作時脳波正常などが特徴

〔真柄慎一,他:小児内科,43:372-376,2011より〕

3 てんかんを念頭に置いた問診

(1) 家族歴
- 良性新生児家族性てんかんや良性乳児家族性てんかん,若年性ミオクロニーてんかんは家族歴が重要。

(2) 状況ごとに考えられる疾患
- 入浴中の場合は入浴てんかんや乳児重症ミオクロニーてんかん(ドラベ症候群)[1]。
- テレビゲーム中の場合は光感受性をもつてんかん[1]。
- 入眠時の場合は中心・側頭部棘波を伴う良性小児てんかん(BECT)や前頭葉てんかん[1]。
- 睡眠時の場合はPanayiotopoulos症候群[1]。

- 覚醒直後の場合は覚醒時大発作てんかんや若年性ミオクロニーてんかん[1]。
- 非てんかん性疾患の場合は，啼泣時では憤怒けいれん，もやもや病，運動中の場合はQT延長症候群，体の一部のけいれんが断続的に1時間以上続く場合は脳血管障害，脳腫瘍，ラスムッセン症候群[1]。

(3) 発作型

- カルテには部分発作（焦点起始発作）や全般発作のような発作型でなく，具体的な状況・状態・動きを記載する。

  Note 発作型を正しく判断することは非専門医には難しい。

(4) ILAE分類

①旧分類

- 参考までに，1981年のInternational League Against Epilepsy（ILAE）の分類（**表42-1, 2**）を記す。これらを参考に，発作型に関する問診を進める。

表42-1 部分発作

(1) 単純部分発作（SPS）：意識は保たれる
①運動発作
・間代性：ドラベ症候群や側頭葉てんかん
・強直性：後頭葉てんかん
②自律神経発作
・頭痛や嘔吐：Panayiotopoulos症候群
・上腹部の不快感：内側側頭葉てんかん
・咀嚼や流涎：BECT
・尿失禁や呼吸停止：二次性全般化発作
③感覚発作
・不快な臭気：内側側頭葉または眼窩前頭葉の発作
・味覚異常：側頭葉または眼窩前頭葉または頭頂葉の発作
・聴覚異常：外側側頭葉
・視覚異常：ガストー型特発性小児後頭葉てんかん
・熱感，冷感，身体の失認，錯覚，チクチク感，圧迫感，感覚鈍麻など：頭頂葉てんかんまたは側頭葉てんかん
・口腔内のしびれ・口喝：BECT
④精神発作
・恐怖：扁桃核・海馬発作
(2) 複雑部分発作（CPS）：意識障害を伴う
①各種単純部分発作に意識障害を伴う

②意識障害のみ
③自動症を示す
- 笑い：視床下部過誤腫や側頭葉てんかん，前頭葉てんかん
- こみ上げるような上腹部不快感を前兆とし，凝視・動作停止から口をペチャペチャし，朦朧状態になる：側頭葉てんかん
- 頭が後ろを向く：内側側頭葉てんかん
- 母趾や口角に限局して10秒未満の間隔で収縮を1時間以上反復する：ラスムッセン症候群

(3) 二次性全般化発作
①前兆やSPS，CPSから全身強直性けいれんや強直間代発作に移行

〔Epilepsia, 22：489-501, 1981／
山中　岳：小児内科，47：1453-1458, 2015を参考に作成〕

表42-2　全般発作

①**欠神発作**：突然動作を停止し10秒程度で回復。転倒しない。小児欠神てんかん，若年欠神てんかん。
②**ミオクロニー発作**：意識が保たれることあり。四肢の急激な筋収縮。単発または不規則に反復。乳児良性ミオクロニーてんかん。
③**間代発作**：律動的な筋収縮と弛緩をビクンビクンと繰り返す。
④**強直発作**：筋の持続的収縮。Lennox-Gastaut（引き倒されるように倒れ，頭部外傷を伴うこともある）。
⑤**強直間代発作**：強直発作の後に間代発作へと移行。覚醒時大発作てんかん，ドラベ症候群。
⑥**脱力発作**：真下にストンと倒れる。まれ。レノックス・ガストー症候群。

〔Epilepsia, 22：489-501, 1981／
山中　岳：小児内科，47：1453-1458, 2015を参考に作成〕

②新分類

- 2017年にILAEの新分類が提案された。全般発作についてはほぼ改訂はないが，部分発作は大きく改訂された。以下に改訂のポイントを示す。

- 部分発作は「焦点起始発作」と改訂された
- 単純・複雑の表記がなくなり，自覚あり・自覚なしとなった
- 焦点起始発作では，運動起始（自動症，間代，強直，てんかん性スパズム，過動，ミオクロニー，脱力）なのか，非運動起始（自律神経，行動停止，認知，情動，知覚）なのか記載するようになった
- 二次性全般化発作は「焦点起始から両側強直間代へ移行」という名称に改訂された

検査をする基準

1 初発例

- 血液検査：全血算（CBC），生化学（Na, Mg, Ca, AST, ALT, LDH, CK），アンモニア，静脈血液ガス。
- 髄液検査：けいれん重積，意識障害遷延（けいれん後30分以上）の場合。
- 頭部CT検査：頭蓋内出血，脳腫瘍がないかを確認。
- 心電図検査：QT延長症候群や洞不全症候群がないかを確認。
- 頭部MRI・MRA検査：後日でよい。
- 脳波検査：なるべく発作後早期に行う。

  Note MRIと同日検査の場合，MRIを先に検査。脳波を先に行うと，電極のゼリーがMRIに反応する危険性があり，頭部MRI検査ができなくなる。

2 再発例（抗てんかん薬内服なし）

- 血液検査：以前の発作当日に検査されていない場合は必須。
- 脳波検査：基本的に脳波再検。

3 てんかん患者（抗てんかん薬内服中）

- 血液検査：血中濃度測定（服薬コンプライアンス確認のため重要）。

帰宅とする基準

- けいれん時間が30分未満で，一発熱機会内（通常は24時間以内）に再度けいれんしておらず，けいれん頓挫後30分での意識状態がほぼ清明（JCS 2以下で保護者とは目線が合い，普段の不機嫌として保護者が違和感をもたない）で，ジアゼパム（ダイアップ®）坐剤以外の抗けいれん薬を使用していない場合は帰宅できる。

  Note ただし血液検査，頭部CT検査，心電図で「緊急で鑑別すべき疾患」がみつかった場合は帰宅できない。

処方例

- 抗けいれん薬の開始，調節は小児神経専門医に任せる。

再診のタイミング

- 初発例では頭部MRI検査，脳波検査を直近で予約する。
- 再発例やてんかん患者では，小児神経専門医に相談する。

保護者への説明例

> 5歳。睡眠中に突然嘔吐。いったん覚醒し，何度も吐くようなそぶりをしているうちに眼球が偏位し，意識レベル低下。左上下肢の強直性間代性けいれんが出現。来院時は意識清明。経過中に発熱なし
>
> お母さんのお話を聞くと，ただの熱性けいれんではなさそうです。血液検査をしましたが，電解質や血糖に異常はありません。後日頭部MRIや脳波検査をしましょう。(ちなみに，上記例はpanayiotopoulos症候群)

入院とする基準

- けいれん時間が30分以上の場合。
- けいれん頓挫後30分での意識障害（JCS 3以上またはJCS 1〜2だが普段の不機嫌として保護者が違和感をもつ）の場合。
- 抗けいれん薬を使用した場合。
- 低血糖や電解質異常を伴う場合は，補正や経過観察が必要であるため入院させる。
- 血液検査，頭部CT検査，心電図で「緊急で鑑別すべき疾患」がみつかった場合も入院。

第 5 章　神経

引用文献
1) 小林　梢, 他：小児内科, 50：545, 2018
2) 真柄慎一, 他：小児内科, 43：372-376, 2011
3) 高野知行, 他：小児内科, 47：1667-1670, 2015
4) 安元佐和：小児内科, 50：643-645, 2018

第5章 神経

43 ★★★ 起立性調節障害

ファーストタッチ

1 典型例

- 朝しんどくて起きられない。
- 頭が痛くて,吐き気もして,食事が摂れない。
- 立ち上がるとめまいがして,気を失いそうになる。
- 症状は朝に強く,夕方から夜にかけて良くなってくることが多い。夜はむしろ興奮してしまい,全然眠くならない。朝になるとまた体調が悪くなる。

2 有病率と予後

- 中学生男子の15%,中学生女子の25%が起立性調節障害である[1]。

(1) 軽症

- 大半が軽症例である。軽症例は学校を休んだり遅刻したりすることはほとんどない(あっても月に1回程度)。
- 軽症例は生活リズムの見直しだけでも数カ月で軽快する。しかし,軽症例だけの経験で「起立性調節障害は気合や根性で治る」と勘違いしては決していけない。

(2) 中等症以上

- 週に1～2回学校に遅刻したり,欠席したりするようになれば中等症である。中等症の1年後の回復率は50%である[1]。
- 学校にほとんど行けない場合,重症である。重症の1年後の回復率は30%で,多くの場合回復までに3年かかる[1]。

3 基本的な対応

- 起立性調節障害は対応によって予後が大きく変わる。気のせい,心のもちよう,気合が足りないなどと考えずに,小児科専門医に相談する。小児科専門医は小児心身医学会ガイドライン集に準じた対応をとる。

4 二次障害

- 起立性調節障害に対して不適切な対応を行うと，二次障害を起こす。つまり，児は病気を理解してくれない親や学校のことを嫌いになり，仮に起立性調節障害が完治しても不登校が続く可能性が高くなる。不適切な対応とは以下のような例である。

> 「朝はしんどい？　朝はみんなしんどいんだ。甘えるな」
> 「朝起きられないのは，心が弱い証拠です。これだからゆとり教育は……」
> 「学校を休んで，家で漫画を読んでいるらしい。怠け病だな」
> 「夜は元気なんでしょう？　仮病じゃないの？」
> 「私も中学生のとき起立性調節障害だったけど，気合で治った」
> 「要するに根性なし。根性で起きて，根性でご飯を食べて，根性で学校に行け」
> 「うつ病じゃない？　精神科に行ったほうがいいですよ」
> 「反抗期をこじらせているだけ。家庭の問題じゃないのか？」
> 「夜更かしするから朝起きられないんだ。テレビもゲームも漫画も没収だ」

5 起立性調節障害の頭痛

- 起立性調節障害は多くが頭痛を訴える（自験例では71％で頭痛を合併する[2]）。
- 国際頭痛分類では，起立性調節障害は二次性頭痛に含まれない[3]。他の二次性頭痛を除外したうえで，片頭痛または緊張型頭痛（44 p285）と診断する。

検査をする基準

- **表43-1**の身体症状項目のうち**3項目以上**を満たしたら起立試験を行うために小児科専門医に紹介する。
- 1～2項目しか当てはまらなくても，1ヵ月状態をみてその症状で日常生活に支障を来している場合は小児科専門医に相談する。小児科専門医は起立性調節障害への対応，または不登校への対応，繰り返す子どもの痛みへの理解と対応のいずれかを行

表43-1　身体症状項目

① 立ちくらみ，あるいはめまいを起こしやすい
② 立っていると気持ちが悪くなる。ひどくなると倒れる
③ 入浴時あるいは嫌なことを見聞きすると気持ちが悪くなる
④ 少し動くと動悸あるいは息切れがする
⑤ 朝なかなか起きられず午前中調子が悪い
⑥ 顔色が青白い
⑦ 食欲不振
⑧ 臍疝痛をときどき訴える
⑨ 倦怠あるいは疲れやすい
⑩ 頭痛
⑪ 乗り物に酔いやすい

〔日本小児心身医学会・編：小児心身医学会ガイドライン集 改訂第2版．南江堂，pp25-85，2015より〕

うはずである。

帰宅とする基準

- 基本的に入院となることはない。

処方例

14歳女子。朝の調子が悪く，1〜2時間目に参加できない。起立試験で血圧回復に1分かかり，起立直後性低血圧（INOH）と診断

疾病教育

- 起立性調節障害は精神疾患ではなく，身体疾患であることを説明。夜更かしの是正は治療にならない。小児科専門医が治療すれば必ず治ることを強調する

非薬物治療

- 30秒以上かけてゆっくり立ち上がる
- 日中はできるだけ横にならないようにする
- 水分摂取（200mLの水分を朝・昼・間食時・夜・風呂上りに飲む）
- 塩分摂取（普段より3g多く摂る。1日10〜12gを目安にする）

処方の解説

- 薬物治療であるミドドリン（メトリジン®）錠は有効だが，処方については小児科専門医に任せる。

再診のタイミング

- 最初は2週間おき。徐々に間隔を広げる。

保護者への説明例

> 💬 14歳女子。朝の調子が悪く，1～2時間目に参加できない
>
> 身体症状項目のいくつかに合致します。起立性調節障害かもしれません。この病気はストレスや疲労のようなものではなく，精神的な疾患でもありません。循環器疾患と神経疾患が組み合わさった疾患で，れっきとした身体疾患です。診断にはいくつか検査が必要ですし，治療も長期間にわたります。小児科専門の先生に相談しましょう。

入院とする基準

- 基本的に入院となることはない。

引用文献
1) 日本小児心身医学会・編：小児心身医学会ガイドライン集 改訂第2版. 南江堂, pp25-85, 2015
2) 岡本光宏, 他：日本小児科学会雑誌, 122：817, 2018
3) 国際頭痛学会 頭痛分類委員会・著, 日本頭痛学会 国際頭痛分類委員会・訳：国際頭痛分類 第3版beta版. 医学書院, pp50-151, 2014

44 ★★ 片頭痛・緊張型頭痛

ファーストタッチ

1 二次性頭痛の除外

- 繰り返す頭痛では，まず二次性頭痛（器質的疾患）を除外することが大切。

(1) 頭部MRI・MRA検査による鑑別

- くも膜下出血，脳腫瘍，もやもや病，脳動脈瘤，急性散在性脳脊髄炎（ADEM），慢性硬膜下血腫（虐待や事故による頭部外傷を含む），側頭葉てんかん，一過性脳虚血性発作，起立性調節障害（起立性調節障害は国際頭痛分類に従えば二次性頭痛ではない）など，鑑別疾患は多岐にわたるが，頭部MRI・MRA検査で多くを除外できる。
- 頭部MRI・MRA検査を行う基準は以下のとおりである。

> ①頭部MRI・MRA検査を行う基準
> - 薬物療法によって6カ月以内に改善しない頭痛
> - 乳頭浮腫，眼振，歩行・運動障害を有する頭痛
> - 片頭痛の家族歴を有さない頭痛
> - 意識障害または催吐を伴う頭痛
> - 睡眠と覚醒を繰り返す頭痛
> - 中枢神経疾患の家族歴や診療歴を有する頭痛など
>
> ②特に緊急で頭部MRI・MRA検査を行う基準
> - 5歳以下
> - 5分以内に最強点に達する超急性の経過
> - 神経所見の合併
> - 発疹や頭部の圧痛
> - 外傷
> - 感染
> - 高血圧（高血圧に気づくために，必ず血圧測定を行う[1]）

〔日本神経学会，他・監：慢性頭痛の診療ガイドライン 2013．医学書院，pp6-8, pp12-15, 2013を参考に作成〕

- 筆者は救急外来における頭痛について，頭痛の強さ，意識レベル，神経症状を確認し，緊急度を決めている。「いままでで経験したことがないほどの強い痛み」や「意識障害」，「けいれん

や失調，片麻痺」がある場合は緊急撮影する。
- 「後頭部痛」や「朝に嘔吐する」，「頭痛で目が覚める」は危険な二次性頭痛を疑わせるので，筆者は緊急でないにせよできるだけ早期にMRI・MRA検査を行っている。

(2) そのほか鑑別時の注意
- MRI検査では念のため副鼻腔炎（6 p64）がないかもチェックする。特に10日以上鼻漏や咳嗽が持続する場合は注意。

  Note 上気道炎後に10日以上鼻漏や咳嗽が伴うだけで臨床的には急性副鼻腔炎である[2]。

- 起立性調節障害は頭痛の鑑別に重要である。起立性調節障害を除外するためには，まず身体症状項目（43 p283）を確認する。

  Note わが国では二次性頭痛の原因の最多は起立性調節障害とされているが，国際頭痛分類では二次性頭痛の原因として起立性調節障害は取り上げられていない[3]。したがって，繰り返す頭痛をもつ児が起立性調節障害の診断基準を満たしたとしても，一次性頭痛の診断を行うことが必要である。

- 脳波上にてんかん波がある片頭痛や，てんかん関連頭痛を鑑別するために，脳波検査は重要である。

2 一次性頭痛

- 二次性頭痛が否定されれば，一次性頭痛と考える。一次性頭痛で多いのは前兆のない片頭痛と反復性緊張型頭痛である。両者は同時期に共存することはなく，必ずどちらか一方であると診断する[4]。

(1) 前兆のない片頭痛と反復性緊張型頭痛の相違点
- 前兆のない片頭痛の特徴と診断基準を以下に示す。すべて満たせば，前兆のない片頭痛である。

> **片頭痛の特徴と診断基準**
> ①5回以上の頭痛がある
> ②持続時間が4〜72時間（小児では2〜72時間という提案もある）
> ③以下の4項目のうち2項目以上満たす
> ・部位は片側性
> ・性質は拍動性
> ・強さは中等度以上
> ・動作による悪化があり

④以下の2項目のうち1項目以上満たす
- 嘔気または嘔吐(または両方)を伴う
- 光過敏,音過敏を同時に認める

〔国際頭痛学会 頭痛分類委員会・著,日本頭痛学会 国際頭痛分類委員会・訳:
国際頭痛分類 第3版beta版.医学書院,pp3-4, 2014を参考に作成〕

- 反復性緊張型頭痛の特徴と診断基準を以下に示す。すべて満たせば,反復性緊張型頭痛である。

反復性緊張型頭痛の特徴と診断基準
①3カ月以上にわたり,10回以上の頭痛がある
②持続時間は30分〜7日間
③以下の4項目のうち2項目以上満たす
- 部位は両側性
- 性質は圧拍感または締めつけ感(非拍動性)
- 強さは軽度から中等度
- 動作による悪化がない

④以下の2項目のうちすべて満たす
- 嘔気・嘔吐を認めない
- 光刺激,音刺激はあっても片方のみ

〔国際頭痛学会 頭痛分類委員会・著,日本頭痛学会 国際頭痛分類委員会・訳:
国際頭痛分類 第3版beta版.医学書院,pp22-25, 2014を参考に作成〕

- 上記の特徴を完全に満たす必要はなく,非拍動性の片頭痛や両側性の片頭痛も存在しうる。どちらの要素により近いかを評価し,前兆のない片頭痛か反復性緊張型頭痛かを診断する。

Note 家族歴と頭痛の発作性は片頭痛ではみられるが緊張型頭痛にはみられず,参考所見となる[4]。

(2) 慢性連日性頭痛
- 3カ月を超えて,頭痛のある日数が1カ月で15日以上である場合は,慢性連日性頭痛と診断される[4]。

(3) 前兆のある片頭痛
- 片頭痛に前兆を伴うことがある。感覚障害,言語障害,運動障害であることもあるが,前兆のある片頭痛の90%以上が視覚障害として閃輝暗点を伴う[5]。代表的な閃輝暗点を以下に示す(wikipedia出典だが,記載が面白いので紹介する)。

> - 突然，視野の中心あたりに，まるで太陽を直接目にした後の残像のようなキラキラした点が現れる
> - 視界の一部がゆらゆら動きだし，物がゆがんで見えたり，目の前が真っ暗になったり，見えづらくなったりする
> - ドーナツ状にキラキラと光るギザギザしたガラス片や，ノコギリのふちのようなもの，あるいはジグザグ光線のような幾何学模様が稲妻のようにチカチカしながら光の波が視界の隅に広がっていく
> - 無数の光り輝く歯車のような点が集まり回転する
> - 視界の大部分が見えなくなることもある

〔Wikipedia；閃輝暗点（https://ja.wikipedia.org/wiki/%E9%96%83%E8%BC%9D%E6%9A%97%E7%82%B9）より〕

- 前兆は5分以上かけて進展する。前兆の視覚症状が5分未満である場合は，後頭葉てんかんの除外が必要である[2]。

検査をする基準

1 頭部MRI・MRA検査，脳波検査

- 二次性頭痛の除外のために，頭部MRI・MRA検査，脳波検査が必要となる。
- 「いままでで経験したことがないほどの強い痛み」や「意識障害」，「けいれんや失調，片麻痺」があれば緊急撮影を行う。
- 「後頭部痛」や「朝に嘔吐する」，「頭痛で目が覚める」もできるだけ早くMRI・MRA検査を行う。
- 上記以外の場合は1週間鎮痛薬で経過観察し，頭痛が続いたら頭部MRI・MRA検査，脳波検査を計画する。

2 起立試験

- 起立性調節障害の身体症状項目（43 p283）のうち3つ以上満たす場合は起立試験が必要となる。
- 起立試験の結果，起立性調節障害の診断基準を満たしても一次性頭痛は除外されたことにはならないため，片頭痛なのか緊張型頭痛なのかを考えることが大切である。

帰宅とする基準

- 外来診療が基本。

処方例

> 13歳，体重45kg。週に1度，拍動性の頭痛があり日常生活に支障がある。母親にも同様の症状があった
>
> ### 処　方
>
> - イブプロフェン（ブルフェン®）錠
>   1回200mg　8時間以上空けて内服

処方の解説

- イブプロフェン（ブルフェン®）は1回5〜10mg/kg。ただし1回200mgを超えない。
- アセトアミノフェンも有効。
- 頭痛発作の治療薬としてトリプタン製剤の使用や，予防薬としてアミトリプチリンの使用は有用であるが，小児科専門医に委ねるべきである。

再診のタイミング

- 鎮痛薬投与で1週間後に再診し，頭痛が続いているようであれば頭部MRI・MRA検査を予定する。
- 診断確定後は2週間おき。徐々に間隔を広げる。

第5章 神経

保護者への説明例

 13歳，女子。繰り返される頭痛で受診。頭痛は1～12時間程度続く。両側性で拍動なし。日常生活に支障はない。午前中がしんどく，立ちくらみがある

　頭痛でお困りなのですね。頭痛診療の基本は，まず危険なタイプの頭痛を除外することです。これは頭部MRI・MRA検査，脳波検査でなされます。お子さんの頭痛は気がかりではありますが，緊急を要する疾患である可能性は低く感じます。順次，検査の予定を組み立てていきましょう。まずは鎮痛薬をお出ししますので，これがどの程度効いたか次回教えてください。また，午前中のしんどさや立ちくらみは起立性調節障害という疾患を感じさせます。起立性調節障害の子どもは片頭痛や緊張型頭痛を併せもつことが多いです。こちらについても起立試験で検査していきましょう。

入院とする基準

- 基本的に入院となることはない。

引用文献
1) 笠井正志, 他・編著：HAPPY！こどものみかた 第2版. 日本医事新報社, pp201-207, 2016
2) Wald ER, et al; American Academy of Pediatrics：Pediatrics, 132：e262-e280, 2013
3) 国際頭痛学会 頭痛分類委員会・著, 日本頭痛学会 国際頭痛分類委員会・訳：国際頭痛分類 第3版beta版. 医学書院, pp50-151, 2014
4) 日本小児心身医学会・編：小児心身医学会ガイドライン集 改訂第2版. 南江堂, pp264-285, 2015
5) 国際頭痛学会 頭痛分類委員会・著, 日本頭痛学会 国際頭痛分類委員会・訳：国際頭痛分類 第3版beta版. 医学書院, pp4-7, 2014

第 6 章

腎・尿路系

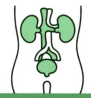

第6章　腎・尿路系

45 ★★★★ 尿路感染症

ファーストタッチ

1 基本姿勢

- 尿路感染症は腎・尿管に感染が及ぶ上部尿路感染症（腎盂腎炎）と，膀胱・尿道に感染が限局する下部尿路感染症（膀胱炎・尿道炎）があるが，本項で述べるのは上部尿路感染症〔腎盂腎炎，急性巣状細菌性腎炎（AFBN），腎膿瘍〕である。これは発熱を伴う。

- 尿路感染症に特異的な症状はない。乳幼児の尿路感染症は主訴が発熱と嘔吐であることが多い[1]。
- 血液検査結果で細菌感染症が示唆される（CRP 4mg/dL以上）にもかかわらず，フォーカスが不明で，髄膜炎，中耳炎が否定される場合は常に念頭に置くべきである。
- 尿路感染症は発症から24時間以内に診断すべき疾患である[2]。
- 尿検査正常は必ずしもあてにならない。

  Note　紹介元などで抗菌薬の前治療を受けている場合は特に。

- 確実に否定できない場合は，積極的に腹部エコー検査を実施する。

  Note　後述するAFBNや腎膿瘍を認めることで診断に至る可能性がある。

2 診　断

- カテーテル尿または中間尿の尿培養で10⁴ cfu/mL以上あれば診断確定である。しかし，抗菌薬で部分的に治療された場合は尿培養が陰性になることがあり[3]，また検査結果が判明するのに数日要することもあり，難点がある。

  Note　実はガイドラインによって基準はさまざまである。欧州泌尿器科学会（EAU）では中間尿では10⁴，カテーテル尿では10³としている[4]。米国小児科学会ではカテーテル尿で5×10⁴としている[5]。本書ではネルソン小児科学の基準を採用した[3]。

- 尿路感染症の初期では尿中白血球が陰性であることも多いため，尿中白血球陽性は尿路感染症の診断というよりも確認という意味が強い[3]。
- 尿中亜硝酸塩は特異度が高い（特異度98%[6]）が，グラム陽性菌の検出はできず，また膀胱内に4時間蓄尿されないと還元反応が生じないため，結果的に乳児での感度が低い（感度58%[6]）検査である[2]。
- 以上から，尿路感染症の診断は尿培養，尿中白血球，尿中亜硝酸塩，腎エコー検査，その他の疾患の除外と抗菌薬への反応の組み合わせによってなされている。

検査をする基準

1 血液検査

- 「生後3カ月未満の児が発熱した場合」や「いかなる年齢でも重症と認識した場合」，「発熱が72時間以上続く場合」，「尿検査で尿路感染症と診断した場合」に行う。血液検査項目の基本は全血算（CBC），CRP，電解質，AST，ALT，LDH，BUN，Cre，血液ガス，血液培養である。

2 尿検査

- 生後3カ月未満の発熱はカテーテル尿で尿検査・尿培養を行う[3]。

  Note 生後3カ月までの児では男児に多く，女児の2～5倍の頻度である[6]。以降は女児が多く，全小児では男児に比べて女児は3～4倍の発症頻度である[6]。

- 2歳未満で，問診・診察から呼吸器感染症と考えにくいケースでは，尿路感染症である確率は5%である[6]。これを5%しかないとするか，5%もあるとするかは議論があるだろう。少なくとも「発熱の重症度項目（1 p6）」，「尿路感染症の既往歴」，「恥骨上部の圧痛」[7]，「下痢を伴わない嘔吐」，「腰背部を圧迫すると嫌がる所見」を認める児では必ずカテーテル尿で尿検査・尿培養を実施する[3]。
- いかなる年齢であっても，CRP 4mg/dL以上で感染のフォー

カスが不明な場合には，尿路感染症を鑑別疾患に加え，尿検査・尿培養を行う。

Note トイレットトレーニングが済んでおり，中間尿が採取できる場合は，カテーテル尿を取る必要はない。採尿バッグはコンタミネーションが多いため培養検査に使うべきではない[3]。一方，採尿バッグによる採尿検査の感度は高いので，尿路感染症を疑っていないが除外したい状況で陰性確認をするときには使用できる[8]。ネルソン小児科学では採尿バッグで10^5 cfu/mL認めた場合は尿路感染症を疑ってカテーテル尿で再検することが推奨されている[3]。カテーテルで採尿するとき，おむつ解放時の冷気や外陰部清拭の刺激，カテーテルによる刺激，啼泣によって反射的に排尿することがある[9]。おむつを開くときは常に採尿用カップを用意しておく[9]（クリーンキャッチできた尿は中間尿として提出する）。

- 中間尿またはカテーテル尿の定量培養にて10^4 cfu/mL以上で起炎菌と判断する[3]。

3 腎エコー検査

- 尿路感染症と診断した場合や，尿路感染症を疑うが前医で抗菌薬治療を受けていて尿所見が正常な場合には，腎エコー検査を行う。AFBN様所見（巣状の低血流域）や腎膿瘍を認める場合がある。

4 造影CT検査

- 腎エコー検査で異常があったときや，抗菌薬投与後48時間で解熱しないときは，造影CT検査を行う[10]。AFBNの診断に腎エコー検査は有用ではあるが，感度・特異度の面で造影CT検査のほうが優れる[10,11]。

Note 小児のAFBNでは61％が膀胱尿管逆流症を合併した[11]（成人では3.6％[10]）。AFBNは腎盂腎炎よりも推奨される抗菌薬の治療期間が長い[10]。腎盂腎炎の90％は抗菌薬投与後48時間以内に解熱[2]するが，AFBNは腎盂腎炎より経過が長くなることが知られている[10]。そのため造影CT検査を行う意義がある[10]。

5 排尿時膀胱尿道造影検査

- 筆者はNICEガイドラインを部分的に導入し[1]、「再発性の場合」や「血清クレアチニン（**表45-1**）上昇を認める場合」、「血液培養陽性の場合」、「起炎菌が大腸菌以外の感染だった場合」、「腎エコー検査または造影CT検査で腎盂拡大や尿管拡張（12歳以下で尿管直径7mm異常は巨大尿管症[12]）、AFBNなどの異常を認めた場合」に、排尿時膀胱尿道造影検査を行っている。退院2～3週間後に実施する。

Note NICEガイドラインには腎盂拡大についての記載はないが、筆者はSFU（Society for Fetal Urology）分類（**表45-2**）[13]で水腎症Grade 2以上を異常としている。小児膀胱尿管逆流診療手引き2016[14]では、SFU Grade 3以上かつ尿管拡張を伴う場合は膀胱尿管逆流症の有無の確認が必要と書かれており、筆者の排尿時膀胱尿道造影検査基準はそれよりもオーバートリアージであることを付記する。

表45-1 小児血清クレアチニンの基準値

年齢	97.5%タイル値
生後3～5カ月	0.26
生後6～8カ月	0.31
生後9～11カ月	0.34
1歳	0.32
2～3歳	0.37
4歳	0.40
5歳	0.45
6歳	0.48

日本で一般的に普及している酵素法で測定（Jaffe法なら+0.2する必要あり）。

〔日本小児CKD研究グループ・編：小児慢性腎臓病（小児CKD）診断時の腎機能評価の手引き．p10, 2014（https://cdn.jsn.or.jp/academicinfo/report/201402.pdf）〕

表45-2 SFU分類

Grade 0	水腎症なし	
Grade 1	腎盂の拡張のみあり	
Grade 2	腎盂の拡張と一部腎杯がみられる	
Grade 3	腎盂の拡張とすべての腎杯の拡張	
Grade 4	腎実質の菲薄化を伴う	

〔Fernbach SK, et al：Pediatr Radiol, 23：478-480, 1993より〕

帰宅とする基準

- 膀胱炎は帰宅できるが，上部尿路感染症（腎盂腎炎，AFBN，腎膿瘍）は入院加療が必要である。

処方例

🔵 入院のうえ，処方

- ＜第一選択＞セフォタキシム（セフォタックス®またはクラフォラン®）注射用
  1日100mg/kg　分3　静注（ただし1日2,000mgを超えない）
- ＜塗抹検査にてグラム陽性球菌が検出され，エンテロコッカス・フェカリスが疑われる場合＞アンピシリン（ビクシリン®）
  1日100〜200mg/kg　分3〜4　静注（ただし1日4,000mgを超えない）

処方の解説

(1) 経静脈的抗菌薬

- EAUでは解熱するまでは経静脈的抗菌薬投与を行い，解熱後は内服抗菌薬で治療する[4]。

  Note 筆者の経験上，尿中白血球は速やかに改善する例が多いが，一方で膀胱内に菌塊が存在し，尿中白血球がなかなか正常化しないケースもある。

- 筆者はEAUの基準に加え，CRP低下傾向（CRP 5mg/dL未満かつピーク時の半分以下）を確認すれば，経静脈的抗菌薬投与を終了し，内服抗菌薬に変更している。
- 経静脈的抗菌薬の終了後は退院可能であり，内服抗菌薬を1週間内服させる（EAUでは合計7〜14日間の治療を推奨[4]）。
- AFBNがあった場合は，解熱後2日間は抗菌薬静注，その後経口で2週間投与が推奨されている[10]。

(2) 内服抗菌薬

- 大腸菌にはセフポドキシム（バナン®）を1日9mg/kg，分3。ただし1日300mgを超えない。
- エンテロコッカス・フェカリスにはアモキシシリン（パセトシン®またはサワシリン®）を1日40mg/kg，分3。ただし1日1,000mgを超えない。

(3) 外科的治療

- 腎膿瘍の場合は，ドレナージを要することがある[10]。

再診のタイミング

- 「再発性の場合」や「血清クレアチニン上昇を認める場合」，「血液培養陽性の場合」，「大腸菌以外の感染だった場合」，「腎エコー検査で腎盂拡張や尿管拡張，AFBNなどの異常を認めた場合」は，退院2〜3週間後に排尿時膀胱尿道造影検査を行う。
- 排尿時膀胱尿道造影検査で膀胱尿管逆流を認めた場合は，抗菌薬予防投与をすべきか，手術をすべきかを泌尿器科に相談する。

  Note 世界的にも予防的抗菌薬についての意見は一致していない。

保護者への説明例

> 生後6カ月の男児。発熱，嘔吐で受診。初めての尿路感染症
>
> 尿に白血球を認めます。これは膿尿といって，尿路感染症が疑われる所見です。抗菌薬の点滴で治療する必要がありますので，入院しましょう。入院中にエコー検査をします。もし抗菌薬治療から48時間経っても元気にならない場合は，腎臓を詳しく診る必要がありますので，造影CT検査をさせてください。エコーやCTで腎臓に負担がかかっている様子があれば，繰り返しやすいタイプの尿路感染症かもしれませんので，退院後に造影検査を行います。

入院とする基準

- 上部尿路感染症（腎盂腎炎，AFBN，腎膿瘍）は入院加療が必要である。

引用文献
1) The National Institute for Health and Care Excellence（NICE）: NICE Clinical guideline 54. 2017（https://www.nice.org.uk/guidance/cg54）
2) 五十嵐　隆・編：小児科診療ガイドライン；最新の診療指針 第3版．総合医学社，pp391-395，2016
3) Robert M. Kliegman，他・著，衞藤義勝・監訳：ネルソン小児科学 原著第19版．エルゼビア・ジャパン，pp2122-2127，2015
4) Stein R, et al; European Society for Pediatric Urology : Eur Urol, 67 : 546-558, 2015
5) Subcommittee on Urinary Tract Infection, et al : Pediatrics, 128 : 595-610, 2011
6) 大友義之，他：小児内科，44（増刊）: 644-645，2012
7) 笠井正志，他・編著：HAPPY！こどものみかた 第2版．日本医事新報社，pp97-98，2016
8) McGillivray D, et al : J Pediatr, 147 : 451-456, 2005
9) 塚原宏一：小児科，46 : 2133-2142，2005
10) Sieger N, et al : BMC Infect Dis, 17 : 240, 2017
11) Bitsori M, et al : Pediatr Nephrol, 30 : 1987-1993, 2015
12) Cussen LJ : Invest Urol, 5 : 164-178, 1967
13) Fernbach SK, et al : Pediatr Radiol, 23 : 478-480, 1993
14) 日本小児泌尿器科学会・編：日本小児泌尿器科学会雑誌，25 : 122-170，2016

46 ★ 急性腎炎

第6章 腎・尿路系

ファーストタッチ

1 症 状

- 肉眼的血尿（紅茶やコーラ色の尿），顔面または全身の浮腫，高血圧（**表46-1**），尿量低下で気づかれる[1]。筆者の経験では，特に顔の浮腫が目立ちやすい。
- 顕微鏡的血尿は必発だが，肉眼的血尿は約1/3にとどまる[2]。
- 高血圧は急性腎炎の60％にみられるが[2]，そのうち10％が高血圧性脳症（PRES）に至るため[1]，急性腎炎の管理では血圧コントロールが最も大切である。
- 頭痛，嘔気，意識障害，けいれんは高血圧性脳症の可能性がある。うっ血性心不全による呼吸障害にも注意。
- 血尿（肉眼的・顕微鏡的は問わない）に加え，高血圧または浮腫を認めれば急性腎炎を考える。

2 診断基準

- 好発年齢は5〜12歳[2]。
- 血尿（肉眼的・顕微鏡的は問わない）に加え，高血圧または浮腫を認めれば急性腎炎を考える。

表46-1 高血圧の定義

幼 児	120/70
小学1〜3年生	130/80
小学4〜6年生	135/80
中学生（男子）	140/85
中学生（女子）	135/80
高校生	140/85

〔日本高血圧学会 高血圧治療ガイドライン作成委員会・編：高血圧治療ガイドライン 2014．日本高血圧学会，pp104-107，2014より〕

- 以下の5項目をすべて満した場合は，腎生検の裏づけがなくても臨床的に急性腎炎と診断できる。

> **溶連菌感染後急性糸球体腎炎の診断基準**
> - 腎疾患，高血圧の既往がない
> - 臨床および検査所見から全身疾患（全身性エリテマトーデスなど）を否定できる
> - 扁桃炎，その他の感染症状が先行する
> - 感染症状出現から2〜4週間後に蛋白尿，血尿，乏尿，浮腫などの急性腎炎症候群が出現する
> - 血清ASOが2回以上の測定で，いずれも高値を示す[*1]。血清補体価（C3またはCH50）が低下する

[*1]：元気な子どもの12〜20%が溶連菌を保菌するので[3]，ASO測定が有用である。ASOは感染後1週間で上昇し，3週間で最高値をとり，数カ月以上をかけて正常化する[2]。

〔下条文武・監：専門医のための腎臓病学 第2版．医学書院，p272，2009より〕

3 原　因

- 最多は溶連菌感染後急性糸球体腎炎（急性腎炎の80〜90%[2]）。
- 鑑別として膜性増殖性糸球体腎炎やループス腎炎，IgA腎症の急性増悪を考える。
- 1〜2週間前の咽頭炎や，3〜6週間前の伝染性膿痂疹を確認する[4]。

4 腎生検

- 「ネフローゼ症候群の状態が持続する場合」や「8週間以上低補体血症が持続する場合」，「補体が低下しない場合」は，膜性増殖性糸球体腎炎やループス腎炎，IgA腎症を鑑別に加え，腎生検を行う[4]。

5 学校検尿で血尿が指摘された場合

- 主訴が浮腫ではなく，学校検尿で指摘された血尿である場合は急性腎炎ではないことが多い。
- まずは本当に血尿なのか評価する。なぜなら，学校検尿は尿潜血反応試験紙検査であり，溶血によるヘモグロビン尿や横紋筋融解によるミオグロビン尿でも尿潜血陽性となるためである[5]。

尿沈渣の目視で赤血球を確認できれば血尿である。血尿で頻度が高い鑑別疾患として，非糸球体疾患では高カルシウム尿症とナットクラッカー現象が多く，糸球体疾患では菲薄基底膜病とIgA腎症が多い[6]。赤血球の形態で，変形赤血球が30％以上を占める場合や5％以上の有棘赤血球を認める場合，糸球体性血尿が疑われる[5]。

Note 主訴が学校検尿で指摘された蛋白尿である場合は，ネフローゼ症候群（47 p306）を参照。

（1）非糸球体性血尿

- 高カルシウム尿症は尿Ca/Cre比：生後12カ月以下0.8以上，1〜3歳0.53以上，3〜5歳0.4以上，5〜7歳0.3以上，7歳以上0.2以上で診断する[7]。ただし，尿中Ca排泄量は食事の影響を受けやすいため，繰り返し確認する必要がある[7]。
- 腎尿路結石やナットクラッカー現象は腹部エコー検査で確認する[7]。

（2）糸球体性血尿

- 腹部エコーに異常がない，または赤血球の形態異常がある場合は，尿蛋白/Cre比を求める[7]。尿蛋白/Cre比が「6〜12カ月間0.2〜0.4g/gCrを持続」，「3〜6カ月間0.5〜0.9g/gCrを持続」，「1〜3カ月間1.0〜1.9g/gCrを持続」，「2.0g/gCr以上」の場合は，IgA腎症を念頭に腎生検の適応がある[7]。
- 尿蛋白/Cre比が0.2g/gCr未満で浮腫も高血圧もない場合は，腎生検を急ぐ必要はないが，小児科専門医に必ず相談する。

Note この場合，筆者は菲薄基底膜病または軽症のIgA腎症と考えてフォローしている。まずは1カ月おきにフォローし，徐々に間隔を広げ，最終的に血尿消失となるまで1年に1回フォローする。途中で尿蛋白/Cre比が0.2g/gCr以上となった場合は毎月フォローし，前述の基準で腎生検を行う[7]。

検査をする基準

1 入院前

- 急性腎炎の外来主訴は，浮腫か血尿である。いずれにしても，

まずは尿検査を行う。
- 尿検査で尿中赤血球が陽性であり，高血圧または浮腫を認めた場合は以下の検査を行う。

> - 血液検査：全血算（CBC），TP, Alb, AST, ALT, ALP, LDH, BUN, Cre, T-Cho, Na, Cl, K, Ca, CRP, IP, HBs抗原/EIA, HCV抗体, ANA, 抗DNA抗体, IgGAM, C3, C4, CH50, ASO, UA
> - 咽頭培養検査，A群溶連菌迅速検査
> - 尿検査：検尿一般，尿蛋白定量，尿中Cre，尿中 β_2MG，尿中NAG
> - 腎エコー検査

- 溶連菌感染後急性糸球体腎炎の急性期では，ASO上昇，低蛋白，低アルブミン，BUN高値，Cre高値，低補体を認める。

  Note 溶連菌感染後急性糸球体腎炎のうちネフローゼ症候群に至るのは5〜10％である[4]。

- 早朝尿で尿蛋白/Cre比が2.0g/gCr以上，かつ血清Alb 2.5g/dL以下でネフローゼ症候群と診断する[8]。

2 入院後

- 入院後は一般検尿，尿蛋白定量，尿中Cre（早朝尿）を毎日提出。体重測定（毎日），血圧測定（1日3回），飲水量チェックを行う。週に2回採血し，電解質，腎機能，Alb，補体を確認する。

  Note 浮腫や高血圧は通常5〜10日で改善する[2]。肉眼的血尿も通常数日で改善するが[2]，顕微鏡的血尿は1年以上持続することもある[2]。筆者の経験では，3〜5カ月で消失することが多い。

帰宅とする基準

- 急性腎炎は厳格な血圧コントロールをしなければ高血圧性脳症に至るリスクがあるため，入院管理が原則である。

処方例

💊 入院のうえ，以下を処方

- <咽頭A群溶連菌陽性の場合>アモキシシリン（パセトシン®またはサワシリン®）
  1日40mg/kg　分3　10日分（ただし1日1,000mgを超えない）
- 乏尿期の場合
  - 水分制限
    不感蒸泄（400mL/m^2）＋前日尿量（入院初日は300mL）まで
  - <高カリウム血症の場合>カリウム制限食（果物や野菜を禁止する）
  - <利尿期に入るまで>フロセミド（ラシックス®）
    1日2mg/kg　分2　内服
  - <高血圧を認める場合>ニフェジピン（アダラート®）
    1日1mg/kg　分4（ただし1日40mgを超えない）内服
  - <浮腫，高血圧が強い場合>
    食塩制限の追加（1日3g），ベッド上安静（トイレ，洗面のみ可）
- 利尿期の場合
  - <浮腫が消失したら>塩分，水分制限を解除する
  - <蛋白尿消失，血圧が安定したら>運動制限解除，血圧測定1日1回
  - <補体価の改善傾向がみられたら>退院可（入院期間は4週間が目安。血尿は残っていてもよい）

処方の解説

- 高血圧性脳症を認める場合は，ニカルジピンを0.5μg/kg/分，持続点滴を開始する。

再診のタイミング

- 退院後は血尿が消失するのを確認するために毎月尿検査を行う。

  Note 顕微鏡的血尿は1年以上持続することもある[2]。筆者の経験では，3〜5カ月で消失することが多い。

第6章 腎・尿路系

保護者への説明例

6歳。むくみを主訴に来院。高血圧と肉眼的血尿を認める

　急性腎炎という病気です。この病気は溶連菌感染がきっかけになることが多く，その場合の予後は良好です。ただし，血圧の管理を十分に行わないと脳症を起こす危険性があります。検査を進めつつ，血圧コントロールを行います。

入院とする基準

- 急性腎炎は厳格な血圧コントロールをしなければ高血圧性脳症に至るリスクがあるため，入院管理が原則である。

引用文献
1) Robert M. Kliegman, 他・著, 衛藤義勝・監訳：ネルソン小児科学 原著第19版. エルゼビア・ジャパン, pp2068-2071, 2015
2) 藤永周一郎：小児内科, 44（増刊）: 610-611, 2012
3) Judith Martin : The *Streptococcus pyogenes* Carrier State. *Streptococcus pyogenes* : Basic Biology to Clinical Manifestations（ed. byFerretti JJ, et al）, 2016
4) 五十嵐　隆・編：小児科診療ガイドライン；最新の診療指針 第3版. 総合医学社, pp374-376, 2016
5) 血尿診断ガイドライン編集委員会・編：血尿診断ガイドライン 2013. ライフサイエンス出版, pp36-37, 2013
6) 血尿診断ガイドライン編集委員会・編：血尿診断ガイドライン 2013. ライフサイエンス出版, pp34-36, 2013
7) 血尿診断ガイドライン編集委員会・編：血尿診断ガイドライン 2013. ライフサイエンス出版, pp37-39, 2013
8) 日本小児腎臓病学会・編：小児特発性ネフローゼ症候群診療ガイドライン 2013. 診断と治療社, pxiv, 2013

第6章 腎・尿路系

47 ネフローゼ症候群

ファーストタッチ

1 診断基準

- 以下のすべてを認めれば，ネフローゼ症候群と診断できる。

> - 早朝尿で尿蛋白/Cre比が2.0g/gCr以上
> - 血清Alb 2.5g/dL以下

〔日本小児腎臓病学会・編：小児特発性ネフローゼ症候群診療ガイドライン 2013. 診断と治療社，pxiv，2013より〕

- 好発年齢は3～6歳[1]，男女比は約2：1[1]。日本では年間1,300人が発症する[1]。
- 再発時は診断基準を満たす必要はなく，尿蛋白3＋が3日連続すれば再発と診断される[2]。

Note ガイドラインにも記載があるが，尿蛋白2＋が3日連続した場合も，再発を念頭に診療にあたらなければならない[2]。

2 原因

- 90％が特発性ネフローゼ症候群[3]。経口ステロイド薬により80％が寛解する[3]。
- 低補体血症合併，高度の血尿（沈渣でRBC多数）合併，高血圧（**表47-1**）合併例では急性腎炎を疑うべきである。

表47-1 高血圧の定義

幼 児	120/70
小学1～3年生	130/80
小学4～6年生	135/80
中学生（男子）	140/85
中学生（女子）	135/80
高校生	140/85

〔日本高血圧学会 高血圧治療ガイドライン作成委員会・編：高血圧治療ガイドライン 2014. 日本高血圧学会，pp104-107，2014より〕

第6章 腎・尿路系

検査をする基準

1 初発の場合

- ネフローゼ症候群初発の外来主訴は，浮腫である。まず尿検査を行う。
- 尿蛋白が2＋以上の場合は以下の検査を行う。

> - 血液検査：全血算（CBC），TP，Alb，AST，ALT，ALP，LDH，BUN，Cre，T-Cho，Na，Cl，K，Ca，CRP，IP，HBs抗原/EIA，HCV抗体，ANA，抗DNA抗体，IgGAM，C3，C4，CH50，ASO，UA
> - 咽頭培養検査，A群溶連菌迅速検査
> - 尿検査：検尿一般，尿蛋白定量，尿中Cre，尿中β_2MG，尿中NAG
> - 腎エコー検査

2 再発の場合

- ネフローゼ症候群再発の場合，児は毎日自宅で尿検査をしているため，主訴は尿蛋白陽性が3日続く，となる。尿蛋白/Cre比を求め，0.2g/gCr以上であれば再発として入院させる。

3 学校検尿で蛋白尿が指摘された場合

- 主訴が浮腫ではなく，学校検尿で指摘された蛋白尿である場合は，まず尿蛋白/Cre比を求める。
- 尿蛋白/Cre比が「6～12カ月間0.2～0.4g/gCrを持続」，「3～6カ月0.5～0.9g/gCrを持続」，「1～3カ月間1.0～1.9g/gCrを持続」，「2.0g/Cr以上」の場合は，IgA腎症を念頭に腎生検の適応がある[4]。

Note なお，主訴が"学校検尿で指摘された血尿"である場合は，急性腎炎（46 p301）を参照。

帰宅とする基準

- ネフローゼ状態または再発では入院である。

処方例

🔵 入院のうえ，順に処方[4]

- 初発の場合
  ① プレドニゾロン（プレドニン®）
  1日2.0mg/kg　分3　4週分（ただし1日60mgを超えない）
  ②＜①終了後＞プレドニゾロン（プレドニン®）
  2日1.3mg/kg　分1　朝（隔日）　4週分で終了（ただし1日40mgを超えない）
- 再発の場合
  ① プレドニゾロン（プレドニン®）
  1日2.0mg/kg　分3　尿蛋白陰性を3日間確認するまで（ただし1日60mgを超えない）
  ②＜①終了後＞プレドニゾロン（プレドニン®）
  2日2.0mg/kg　分1　朝（隔日）　2週分（ただし1日60mgを超えない）
  ③＜②終了後＞プレドニゾロン（プレドニン®）
  2日1.0mg/kg　分1　朝（隔日）　2週分（ただし1日30mgを超えない）
  ④＜③終了後＞プレドニゾロン（プレドニン®）
  2日0.5mg/kg　分1　朝（隔日）　2週分で終了（ただし1日15mgを超えない）

処方の解説

- 体重は身長から換算した標準体重で計算すること。

再診のタイミング

- 退院後は自宅で毎日尿テープ検査する。尿蛋白2＋が3日続けば再診。

第6章 腎・尿路系

保護者への説明例

 4歳。むくみで来院

　お子さんの体の蛋白が腎臓から漏れ出しています。ネフローゼという状態になっており，体の蛋白が不足するために強いむくみを認めます。原因のほとんどが特発性ネフローゼ症候群というもので，80％以上がステロイド治療に反応します。治療には2カ月必要で，そのほとんどを入院で行う必要があります。再発の可能性や日常生活の注意点などいろいろと伝えるべきことがありますので，入院中に繰り返し説明します。

入院とする基準

- ネフローゼ状態または再発では入院である。

引用文献
1) 小牧文代，他：小児内科，44（増刊）：616-617，2012
2) 日本小児腎臓病学会・編：小児特発性ネフローゼ症候群診療ガイドライン 2013．診断と治療社，pxiv，2013
3) 五十嵐　隆・編：小児科診療ガイドライン；最新の診療指針 第3版．総合医学社，pp365-367，2016
4) 血尿診断ガイドライン編集委員会・編：血尿診断ガイドライン 2013．ライフサイエンス出版，pp37-39，2013
5) 日本小児腎臓病学会・編：小児特発性ネフローゼ症候群診療ガイドライン 2013．診断と治療社，pp6-9，2013

第7章

アレルギー

48 ★★★★ アナフィラキシー

第7章 アレルギー

ファーストタッチ

1 診 断

- アナフィラキシーは「複数臓器に全身性にアレルギー症状が惹起され,生命に危機を与え得る過敏反応」と定義される[1]。
- 一般的にアレルゲンとなりうるもの(食物,薬剤,ハチ毒)に曝露後,以下の症状のうち**2つ**認めるとアナフィラキシーである。

- 皮膚症状:皮膚の紅斑,蕁麻疹,唇や瞼の腫れ
- 呼吸器症状:咳,喘鳴,嗄声,呼吸困難感
- 消化器症状:腹痛,嘔気,嘔吐,下痢
- 循環器症状:意識低下,失神,血圧低下[*1]

[*1] 低血圧の定義は,収縮期血圧が70+(年齢)×2未満。10歳以上は90未満[2]。

〔日本アレルギー学会・監:アナフィラキシーガイドライン,日本アレルギー学会,p1, 2014より〕

- ただし,重症度評価(**表48-1**)で「グレード1のみの症状を複数認めた場合」や「一つの臓器にのみグレード2を認め,他はグレード1の場合」は軽症と判断され,アナフィラキシーではない。
- **表48-1**のうち,最も高いグレードを重症度とする。
- 明らかな喘鳴,持続する強い咳き込み,犬吠様咳嗽,嗄声,SpO_2 92%以下,自制できない腹痛,繰り返す嘔吐,意識障害,血圧低下を認めれば,グレード3のアナフィラキシーである。
- 例えば小麦アレルギーの児が小麦を摂取し,全身に蕁麻疹ができたとしても,呼吸器症状や消化器症状,循環器症状などがなければ,アナフィラキシーではない。逆に,蕁麻疹が出なくても,断続的に咳き込んで,腹痛もあればアナフィラキシーである。
- アナフィラキシーの10~20%では皮膚症状が伴わない[4]。

表48-1 アナフィラキシーの重症度評価

皮膚症状	グレード1	部分的な皮疹,自制内の掻痒感
	グレード2	全身の皮疹,自制できない掻痒感,顔全体の腫れ
消化器症状	グレード1	口・喉の痒みや違和感,嘔気,単回の嘔吐・下痢
	グレード2	咽頭痛,自制内の腹痛,複数回の嘔吐・下痢
	グレード3	自制できない腹痛,繰り返す嘔吐,便失禁
呼吸器症状	グレード1	間欠的な咳嗽,鼻汁,鼻閉,くしゃみ
	グレード2	断続的な咳嗽,聴診上の喘鳴,軽い息苦しさ
	グレード3	明らかな喘鳴,呼吸困難,チアノーゼ,SpO_2 92%以下,嗄声,嚥下困難
循環器症状	グレード1	元気がない
	グレード2	頻脈[*1],血圧軽度低下[*2],眠気,軽度頭痛,恐怖感
	グレード3	血圧低下[*3],徐脈,ぐったり,失禁,意識消失

アナフィラキシー:「グレード3を含んだ複数臓器の症状を認めた場合」や「グレード2以上の症状を複数認めた場合」のみ

Note 「グレード1のみの症状を複数認めた場合」や「一つの臓器にのみグレード2を認め,他はグレード1の場合」は軽症のアレルギー反応であり,アナフィラキシーではない。

*1 頻脈の定義は以下に示す

年齢	啼泣していないときの覚醒時の心拍数(回/分)
乳児	180以上
幼児(1~3歳)	140以上
就学前小児(4~6歳)	120以上
学童	118以上
思春期	100以上

*2 血圧軽度低下の定義は,低血圧の定義+10未満[3]
*3 低血圧の定義は,収縮期血圧が70+(年齢)×2未満。10歳以上は90未満[2]

〔日本アレルギー学会・監:アナフィラキシーガイドライン,日本アレルギー学会,p12, 2014より〕

- なお，前述したとおり，複数臓器の症状があっても，軽症と判断される場合はアナフィラキシーではない。すなわち，全身に蕁麻疹（皮膚グレード2）があり，間欠的な咳嗽（呼吸器グレード1）があっただけでは，グレード2の症状が複数ないためアナフィラキシーではない。
- 循環器症状グレード3を有するアナフィラキシーはアナフィラキシーショックとよぶ。

検査をする基準

- アレルギー検査はすべきではない。

   Note　特異的IgE抗体検査は結果の評価が非常に難しいため，小児科専門医またはアレルギー専門医が行うべきである。特に，いままで食べていて問題がなかった食材に関しては絶対にアレルギー検査をしてはいけない。

帰宅とする基準

- 皮膚症状が主体である場合。
- 呼吸器症状がない，またはごく軽度で吸入治療により消失した場合。

処方例

➕ 外来処置

- ＜重度のアナフィラキシーの場合は速やかに＞アドレナリン 1回0.01mg/kg　筋注（ただし1回0.3mgを超えない）
   Note　効果不十分なら10〜15分毎に追加可能。
- ショックに対する基本的処置
  - 患者を仰臥位にし，下肢を約30度挙上
  - 気道の確保，酸素投与（10L/分リザーバー投与），モニター装着しバイタルサインの把握
  - 血管確保（どうしても難しければ骨髄輸液）し，生食20mL/kgを10分で急速輸液する（60mL/kgまで追加可）

- 呼吸器症状（以下から1つ選択し，◆を混合。吸入後は喘息発作に準じて治療）
  - サルブタモール（ベネトリン®）吸入液0.3mL＋◆ 吸入（20分毎に反復可）
  - プロカテロール（メプチン®）吸入液0.3mL＋◆ 吸入（20分毎に反復可）
  〔◆：クロモグリク酸（インタール®）吸入液2mL〕
  - ＜吸入後も喘鳴が続く場合＞アドレナリン
  1回0.01mg/kg 筋注（ただし1回0.3mgを超えない）
- 抗ヒスタミン薬（以下から1つ選択）
  - フェキソフェナジン（アレグラ®）ドライシロップ
  生後6カ月以上：1回15mg
  2歳以上：1回30mg
  12歳以上：1回60mg
  - エピナスチン（アレジオン®）ドライシロップ
  1歳以上：1回0.5mg/kg（ただし1回20mgを超えない）
  - レボセチリジン（ザイザル®）シロップ
  生後6カ月以上：1回1.25mg
  7歳以上：1回2.5mg
  15歳以上：1回5mg
  - オロパタジン（アレロック®）顆粒
  2歳以上：1回2.5mg
  7歳以上：1回5mg
  - ロラタジン（クラリチン®）錠
  3歳以上：1回5mg
  7歳以上：1回10mg
- ステロイド
  - プレドニゾロン（プレドニン®）
  1回1mg/kg 内服または静注[5]

処方の解説

(1) アドレナリン筋注

- 呼吸器症状，循環器症状に有効なのはアドレナリン筋注である。
- グレード3に至っていない状況であっても，吸入によって喘鳴が消失しない場合や，症状の進行が急激でグレード3になる可能性が高い状況であれば，アドレナリン筋注を行う。

(2) 抗ヒスタミン薬

- 抗ヒスタミン薬は皮膚症状にしか効果がないことを肝に銘じる。皮膚症状では生命の危険に至らない。

(3) ステロイド

- ステロイドは効果発現に4時間かかる[6]。二相性アナフィラキシーに有効な可能性はあるが効果は立証されていない。

   Note　筆者はアドレナリン筋注を行った児には入院とともにステロイド投与を行っている。抗ヒスタミン薬で改善しない皮膚症状や，吸入にて改善しない呼吸器症状に対して使用する施設もある[7]。

再診のタイミング

- 原因の究明および再発予防を行わなければならない。小児科専門医またはアレルギー専門医に必ずつなぐ。エピペン®を導入する。

保護者への説明例

> 7歳。初めてエビを食べた。15分後に全身の紅斑と，咳嗽，呼吸苦で救急車搬送

重度のアナフィラキシーと判定しましたので，アドレナリンの筋肉注射を行いました。治療に反応し，いまのアレルギー症状は治まってきています。ですが二相性アナフィラキシーといって，数時間後に症状が悪化するケースもあるので，今晩は入院にしましょう。お母さんの話によると原因はエビの可能性はありますが，本当にエビアレルギーでいいのか，カニは食べられるのか，イカや貝などの軟体生物はいいのか，エピペン®というアドレナリン注射薬を携帯しておくべきなのかなど，さまざまな問題がありますので，退院後はアレルギー専門医の先生を紹介します。

入院とする基準

- アドレナリン筋注を要した場合，必ず入院させる。二相性アナフィラキシーを引き起こすことがある。

引用文献
1) 日本アレルギー学会・監：アナフィラキシーガイドライン．日本アレルギー学会，p1，2014
2) American Heart Association：PALSプロバイダーマニュアル 2015（日本語版）．シナジー，pp29-67，2015
3) 日本アレルギー学会・監：アナフィラキシーガイドライン．日本アレルギー学会，p12，2014
4) 日本アレルギー学会・監：アナフィラキシーガイドライン．日本アレルギー学会，p11，2014
5) 五十嵐　隆・編：小児科診療ガイドライン；最新の診療指針 第3版．総合医学社，pp508-514，2016
6) 田中健一，他：小児科診療，74：1901-1904，2011
7) 海老澤元宏・編：症例を通して学ぶ年代別食物アレルギーのすべて．南山堂，pp56-59，2013

第7章 アレルギー

49 ★★★★★ 食物アレルギー

ファーストタッチ

1 基本姿勢

- 必要最小限の除去が基本である。「念のため除去しましょう」という指導はしない。
- 診断のゴールデンスタンダードは食物経口負荷試験である。これを実施できるのはアレルギー医療に10年以上精通した常勤医が在籍する施設のみである。
- 採血による特異的IgE抗体検査は安全な食物経口負荷試験を行うための補助にすぎない。食物経口負荷試験を行う予定がない患者に血液検査をする意味はない。

2 食物アレルギーの種類

- 食物アレルギーの臨床型分類を以下に示す。

新生児-乳児消化管アレルギー	・IgE抗体によらないIV型アレルギー ・血便，嘔吐，下痢，体重増加不良
食物アレルギーが関与する乳児アトピー性皮膚炎	・生後3カ月以内のアトピー性皮膚炎のごく一部がこのタイプ ・ステロイド外用薬が奏効しないときに疑う
即時型症状	・乳幼児では卵，牛乳，小麦が多い ・学童期ではエビ，魚が多い
食物依存性運動誘発アナフィラキシー	・小麦，エビを食べて2時間以内に運動すると出現
口腔アレルギー症候群	・口唇，舌，咽頭の掻痒感 ・花粉症と関連する

〔「食物アレルギーの診療の手引き2017」検討委員会:臨床型分類（https://www.foodallergy.jp/care-guide/clinical-type/）を参考に作成〕

3 卵アレルギーと予防接種

- インフルエンザワクチンおよび麻疹・風疹ワクチンにおいて，ワクチンに卵成分の混入があるといわれているが，例えばインフルエンザワクチンに含まれる卵白成分は1バイアルあたり

0.000000001g程度であり[1]，アレルギー反応を起こしえない。
- 卵によるアナフィラキシー歴がある児は小児科専門医のもとで予防接種すべきであるが，アナフィラキシー歴がないのであれば予防接種は通常通りの注意で問題ない。

  Note 米国小児科学会では卵のアナフィラキシー歴があっても通常どおり予防接種している[2]。

検査をする基準

- アレルギー検査をすべきではない。

  Note 特異的IgE抗体検査は結果の評価が非常に難しいため，小児科専門医またはアレルギー専門医が行うべきである。特に，いままで食べていて問題がなかった食材に関しては絶対にアレルギー検査をしてはいけない。

帰宅とする基準

- アナフィラキシーがなければ帰宅可。
- アナフィラキシーの場合は，48 p310を参照。

処方例

4歳，体重15kg。牛乳でアナフィラキシー歴あり。幼稚園に通うために診断書を求め来院。アレルギー外来にはかかっていない

処　方

- エピペン®注射液0.15mg
- 抗ヒスタミン薬（以下から1つ選択。5回分，蕁麻疹出現時に）
  - フェキソフェナジン（アレグラ®）ドライシロップ　1回30mg
  - エピナスチン（アレジオン®）ドライシロップ　1回7.5mg
  - レボセチリジン（ザイザル®）シロップ　1回1.25mg
  - オロパタジン（アレロック®）顆粒　1回2.5mg

第7章 アレルギー

処方の解説

(1) エピペン®

- アナフィラキシー歴がある児にはエピペン®を持たせておく[3]。
- エピペン®は持たせるだけでは意味がなく，十分な患者教育が必要である（打つタイミング，打ち方，エピペン®の保管方法など）。処方にあたって医師は講習会を受けておく必要があり，また患者から同意書を取得する必要がある。

(2) 抗ヒスタミン薬

- 軽度のアレルギー症状時には以下の抗ヒスタミン薬から1つを使用。

> - フェキソフェナジン（アレグラ®）ドライシロップ
>   生後6カ月以上：1回15mg
>   2歳以上：1回30mg
>   12歳以上：1回60mg
> - エピナスチン（アレジオン®）ドライシロップ
>   1歳以上：1回0.5mg/kg（ただし1回20mgを超えない）
> - レボセチリジン（ザイザル®）シロップ
>   生後6カ月以上：1回1.25mg
>   7歳以上：1回2.5mg
>   15歳以上：1回5mg
> - オロパタジン（アレロック®）顆粒
>   2歳以上：1回2.5mg
>   7歳以上：1回5mg
> - ロラタジン（クラリチン®）錠
>   3歳以上：1回5mg
>   7歳以上：1回10mg

- 筆者は蕁麻疹に対する抗ヒスタミン薬の頓用において，1日1回の薬が使いやすいと感じている。つまり，生後6カ月以上の乳児にはザイザル®シロップ，1歳以上ではアレジオン®ドライシロップ，7歳以上ではクラリチン®錠を使用している。

再診のタイミング

- 食物経口負荷試験を重ねる必要がある。エビやピーナッツ，ソバなど寛解の可能性が低い，かつ症状が重篤で保護者も児も負荷試験を望まない場合であっても，1年ごとに診断書を書くために受診させる。

保護者への説明例

 2歳。1歳のとき卵を食べ，顎に発疹が2カ所できた。前医でアレルギー検査を受け，卵白特異的IgE抗体検査でクラス2を認めたため完全除去をしている。保育園に通うための診断書を求め来院

卵アレルギーの診断書が必要なのですね。わかりました。食物アレルギーの診断は実は非常に難しく，血液検査だけでは十分ではありません。また，卵アレルギーは治りやすいことで知られています。食物アレルギーの基本は必要最小限の除去です。良い機会ですからアレルギーを専門としている先生に一度話を聞いてみるといいでしょう。

入院とする基準

- 食物経口負荷試験をする場合は，入院させる。

引用文献
1) 岡部信彦，他・監：予防接種に関するQ&A集 2016．日本ワクチン産業協会，p12，2016
2) Committee On Infectious Diseases : Pediatrics, 140 : e20172550, 2017
3) 海老澤元宏・編：症例を通して学ぶ年代別食物アレルギーのすべて．南山堂，pp178-179，2013

第7章 アレルギー

50 ★★★★★ 気管支喘息発作・喘息性気管支炎

ファーストタッチ

1 基本姿勢

(1) 気管支喘息発作か喘息性気管支炎か

- 生後6カ月以降で肺野に広くwheezesやrhonchiを認めた場合は，気管支喘息発作か，喘息性気管支炎である。
- 発熱を伴わないwheezesは気管支喘息発作が典型的だが，5歳以下ではウイルス性の下気道感染でwheezesやrhonchiだけが遷延するケースも多く，便宜的に"喘息性気管支炎"と診断する。
- 非専門医は両者を区別しなくてよい。ただし，すでに気管支喘息と診断されている児にwheezesやrhonchiを認める場合は，"気管支喘息発作"とよぶ。

   Note 5歳以下で気管支喘息発作か喘息性気管支炎かを区別できない理由は，5歳以下ではピークフロー検査を始めとした呼吸機能検査ができないためである。

(2) 気管支炎・肺炎は併存することもある

- "気管支炎・肺炎"と"気管支喘息発作・喘息性気管支炎"は併存可能である。
  - 例1) 発熱があり，局所的なcracklesと肺野に広くwheezesを認め，胸部X線画像で肺炎像があれば"肺炎＋喘息性気管支炎"と考える。
  - 例2) すでに気管支喘息と診断されている児において，発熱があり，局所的なcracklesと肺野に広くwheezesを認め，胸部X線画像で肺炎像がないのであれば"気管支炎＋気管支喘息発作"と考える。

(3) 診断後の処置は変わらない

- 生後6カ月以降で肺野に広くwheezesやrhonchiは認めた場合は，気管支喘息発作であろうが，喘息性気管支炎であろうが，気管支炎・肺炎を合併していようが，行うべき処置は同じであ

320

る。すなわち、発作強度を判定し、β_2刺激薬吸入および必要があればステロイド投与をする。

2 発作強度

- 気管支喘息発作・喘息性気管支炎では、まず以下の発作強度を測る。

発作強度	所 見
小発作	・喘鳴は軽度、横になれる、会話に問題なし ・SpO_2：96%以上 ・$PaCO_2$：41mmHg未満
中発作	・喘鳴は軽度、肋骨下に陥没呼吸あり、座位を好む、会話を句で区切る ・SpO_2：95%以下 ・$PaCO_2$：41mmHg未満
大発作	・喘鳴は著明、陥没呼吸著明、前かがみになる、会話が一語区切り ・SpO_2：91%以下 ・$PaCO_2$：41～60mmHg
呼吸不全	喘鳴は消失または減弱、意識レベル低下、会話不能 ・$PaCO_2$：60mmHgより高い

〔荒川浩一、他・監：小児気管支喘息治療・管理ガイドライン 2017, 協和企画, p146, 2017より〕

検査をする基準

- 発作強度が中等症以上であれば、全血算（CBC）, CRP, 電解質, AST, ALT, LDH, BUN, Cre, 血液ガス, 胸部X線検査を行う。
- 1歳未満であればRSウイルス、6歳未満で聴診または画像上で肺炎を疑えばヒトメタニューモウイルスの迅速検査を追加で行う。

帰宅とする基準

- 発作強度が中発作以上で、β_2刺激薬吸入をしても小発作以下にならない場合は入院が必要。

第7章 アレルギー

処方例

1歳，体重10kg。呼気性喘鳴あり。SpO$_2$ 97％。小発作

外来処置

- 吸入β2刺激薬（以下から1つ選択。◆を混合後，吸入）
  - サルブタモール（ベネトリン®）吸入液0.3mL+◆ 吸入
  - プロカテロール（メプチン®）吸入液0.3mL+◆ 吸入
  〔◆：クロモグリク酸（インタール®）吸入液2mL〕

処 方

- ツロブテロール（ホクナリン®）テープ
  0.5mg剤 1日1枚 7日分

4歳，体重15kg。呼気性喘鳴と肋骨下に陥没呼吸あり。SpO$_2$ 93％。中発作。ステロイド吸入後，20分ごとに反復したが喘鳴消失しない

入院のうえ，処方

- プレドニゾロン（プレドニン®）散
  1日30mg 分3 3日分
- 吸入β2刺激薬（以下から1つ選択。◆を混合後，吸入）
  - サルブタモール（ベネトリン®）吸入液0.3mL+◆
    1日4回 吸入（発作が強いときは2時間空けて反復可）
  - プロカテロール（メプチン®）吸入液0.3mL+◆
    1日4回 吸入（発作が強いときは2時間空けて反復可）
  〔◆：クロモグリク酸（インタール®）吸入液2mL〕
- ツロブテロール（ホクナリン®）テープ
  1mg剤 1日1枚 7日分

処方の解説

(1) ツロブテロール
- 喘鳴に対してはツロブテロールテープ。生後6カ月以上では1回0.5mg，3歳以上では1回1mg，9歳以上では1回2mg。効果発現に4～6時間かかる[1]。

(2) ステロイド
- 中発作以上にはステロイド療法を行う。

- 経口であれば、プレドニゾロンを1日1～2mg/kg、分3。もしくはデキサメタゾンを1日0.05～0.1mg/kg、分1。
- 静注であれば、ヒドロコルチゾンを1回5mg/kg、1日4回。もしくはプレドニゾロンまたはメチルプレドニゾロンを1回0.5～1mg/kg、1日3回。
- ステロイドは効果発現に4時間かかる[2]。
- ヒドロコルチゾンはミネラルコルチコイド作用があるため、数日間使う場合は他のステロイドに変更すべき[3]。
- 経静脈投与も経口投与も効果は同じ[4]。安全性は内服のほうが高い[4]。
- ステロイドは3～5日で終了し、漫然と投与しない[2]。7日以内の投与であれば漸減不要[3]。

再診のタイミング

- 中発作でβ₂刺激薬吸入により改善し、帰宅した場合は必ず翌日受診させる。
- 小発作の場合も翌日受診させるが、翌日も小発作であり症状の進行を認めない場合はフォロー間隔を広げていく。
- 喘息性気管支炎は喘鳴消失に7日間かかることを念頭に置いて再診していく。
- 発熱を認める場合は、発熱の再診のタイミング（1 p14）も参照。
- 5歳以下で呼気性喘鳴を3回起こせば乳幼児喘息と診断し[4]、長期コントロールが必要になるので小児科専門医に必ずつなぐ。

  Note 呼気性喘鳴はwheezesやrhonchi, cracklesを問わない。感染に伴うものかどうかも問わない。

第7章 アレルギー

保護者への説明例

1歳。鼻汁と呼気性喘鳴，陥没呼吸を認める。SpO$_2$ 93％。β$_2$刺激薬吸入後も喘鳴持続し，20分後に再吸入しても改善しない。喘鳴は今回3回目。父親が小児喘息だった

　呼吸の苦しさに対して気管支拡張薬の吸入をしていますが，効果が不十分です。ステロイド治療のために入院が必要です。今回呼吸が苦しくなったのは風邪ウイルスによって気道に炎症が起きているのか，それとも喘息なのかはわかりません。ただ，今回でゼーゼーが3回目ということから，乳幼児喘息を疑います。退院後は小児科専門医のもとで喘息コントロールを続けましょう。

入院とする基準

- 咳き込み嘔吐で水分摂取ができない場合。
- 発作強度が中発作以上で，β$_2$刺激薬吸入をしても小発作以下にならない場合。
- 喘鳴が小発作であったり，中発作で吸入後改善がみられたりした場合でも，夜間救急が充実していない地域では入院させるべきである。
- 発熱を伴う場合は，発熱の入院とする基準（1 p15）を参照。

引用文献
1) 荒川浩一，他・監：小児気管支喘息治療・管理ガイドライン 2017. 協和企画, pp158-159, 2017
2) 荒川浩一，他・監：小児気管支喘息治療・管理ガイドライン 2017. 協和企画, pp157-158, 2017
3) 荒川浩一，他・監：小児気管支喘息治療・管理ガイドライン 2017. 協和企画, p154, 2017
4) 荒川浩一，他・監：小児気管支喘息治療・管理ガイドライン 2017. 協和企画, p146, 2017

第7章　アレルギー

51 ★★★ アトピー性皮膚炎・乳児脂漏性皮膚炎

ファーストタッチ

1 基本姿勢

- 頭，顔，体幹，四肢関節部に左右対称性の湿疹（掻痒感がある紅斑）が乳児では2カ月以上，1歳以上では6カ月以上続くと，アトピー性皮膚炎と診断する[1]。
- アトピー性皮膚炎の児は多くの場合，アトピー素因（家族歴・既往歴に気管支喘息，アレルギー性鼻炎・結膜炎，アトピー性皮膚炎）をもつ[1]。

2 アトピー性皮膚炎か乳児脂漏性皮膚炎か

- 乳児期の湿疹はまず乳児脂漏性皮膚炎を考える。
- 典型的には生後1カ月から頭部や額，眉，耳周囲，頬，頸部から前胸部にかけて湿疹ができる。黄白色の鱗屑を伴うこともある。
- スキンケア（せっけんで優しく洗う，よくすすぐ，十分に保湿する）で治るが，難渋する場合はミディアムクラスのステロイド（ロコイド®やキンダベート®）を外用する。
- ステロイド塗布で経過しても再発し，管理に難渋する場合はアトピー性皮膚炎を疑う。2カ月湿疹が繰り返されるようであれば，アトピー性皮膚炎と診断する。

3 鶏卵アレルギー発症予防に関する提言

- 生後6カ月までにアトピー性皮膚炎を認める児は，卵アレルギーの可能性が高い。提言は日本小児アレルギー学会のサイトが詳しい[2]。
- 生後6カ月までに湿疹をコントロールし，かつ生後6カ月から微量の卵白（20分間茹でた卵白0.2g，または20分間茹でてから1時間放置したのちに卵白から外した卵黄5g）を摂取することで卵アレルギーが予防されることがわかっている。
- 生後6カ月までに繰り返される湿疹は，速やかに小児科専門医

第7章　アレルギー

またはアレルギー専門医に相談する。

4 合併症

- アトピー性皮膚炎は伝染性膿痂疹（29 p213），カポジ水痘様発疹症（24 p191），伝染性軟属腫（8 p94）を合併しやすい[1]。ジアノッティ症候群（8 p96）の合併もある。
- アトピー性皮膚炎を引き金に食物アレルギー，気管支喘息，アレルギー性鼻炎を次々に発症することをアレルギーマーチという[3]。
- スキンケアが上記の合併症を予防すると考えるべきである。

検査をする基準

- 血清TARC（thymus and activation-regulated chemokine）値を経時的に測定することは，スキンケアの動機づけやプロアクティブ療法に有用である。しかし，長期のコントロールが必要であるため，小児科専門医が行うべきである。
- 食物アレルギーが関与する乳児アトピー性皮膚炎を鑑別に加えた場合でも，非専門医は特異的IgE抗体検査を行うべきではない。

Note　特異的IgE抗体検査は結果の解釈が難しい。また，筆者は乳児期にはプリックテストのほうが有用と考えており，かつ食物アレルギーが関与する乳児アトピー性皮膚炎では除去試験と負荷試験が診断に不可欠と考えている。

帰宅とする基準

- 外来診療が基本である。

処方例

生後4カ月。湿疹が強く，近医で保湿剤を処方されたが改善しない

＋ 外来処置
- スキンケア指導（せっけんの使い方, 洗い方, 保湿剤の量と塗り方）

処 方

- ヘパリン類似物質（ヒルドイド®またはビーソフテン®）クリーム
  50g 1日2回 塗布

上記児が7日後に再診。湿疹は改善していない

専門医に相談し，以下を処方

- ヒドロコルチゾン（ロコイド®）軟膏
  15g 1日2回 塗布
- ヘパリン類似物質（ヒルドイド®またはビーソフテン®）クリーム
  50g 1日2回 塗布

その他

- ＜生後6カ月までに皮膚コントロールが良好になった場合＞生後6カ月から，卵黄（20分茹でてから1時間放置したのちに卵白から外した卵黄5g）を開始。筆者は開始前にプリックテストを行っている

処方の解説

(1) スキンケア指導

- スキンケア指導が最も大切である。外用薬を処方するだけでは治療にならない。
- 手のひら2枚分の面積を塗るのに，0.5g（1FTU）使用する。
- 処方例ではヘパリン類似物質を書いたが，筆者は保湿剤に特にこだわりはなく，白色ワセリンでも尿素クリームでもよい。保護者に選ばせたほうがコンプライアンスは高まるので，最初に複数の外用薬を渡し，保護者にとって最も使用感が良かったものを使うのもよい。

(2) ステロイド外用薬

- スキンケア指導から7日後も湿疹の改善がみられない場合は，スキンケアを再確認したうえで，ミディアムクラスのステロイドから開始する。

- 処方例ではロコイド®をあげたが，キンダベート®でもアルメタ®でもリドメックス®でも効果は同じである。

再診のタイミング

- コントロールが良くなるまで毎週フォローする。

保護者への説明例

> 生後5カ月。湿疹があり近医でフォローされたが，寛解・増悪を繰り返し2カ月経過
>
> 湿疹が2カ月以上続いていますので，アトピー性皮膚炎と診断します。この時期の湿疹コントロールは非常に重要で，皮膚を良くすることはアトピー性皮膚炎の予後を良くするだけでなく，食物アレルギーの発症予防にもつながります。アレルギー専門医の先生を紹介します。

入院とする基準

- 生後6カ月で卵黄を開始するときに，プリックテストの反応が強かった場合，負荷試験目的に入院することはある。

引用文献
1) 日本皮膚科学会 アトピー性皮膚炎診療ガイドライン作成委員会・編：日本皮膚科学会雑誌，128：2431-2502，2018
2) 日本小児アレルギー学会：鶏卵アレルギー発症予防に関する提言（http://www.jspaci.jp/modules/membership/index.php?page=article&storyid=205）
3) 伊藤浩明・編：食物アレルギーのすべて：基礎から臨床・社会的対応まで．診断と治療社，p14，2016

第7章　アレルギー

52 ★ 多形滲出性紅斑

ファーストタッチ

1 基本姿勢

- 多形滲出性紅斑を見たことがあれば，見ただけで診断可能。5〜20mm大の境界明瞭の紅斑で[1]，触ると盛り上がりを感じる。

  Note　蕁麻疹では紅斑の中央が盛り上がるが，多形滲出性紅斑では境界が盛り上がる。

- 一部環状（紅斑の中に正常部位が存在する）。掻痒感を伴うことがある[2]。癒合して地図状になることもある。粘膜疹はない。

  Note　粘膜疹のある多形滲出性紅斑をEM majorとよぶこともあるが[1]，むしろスティーブンス・ジョンソン症候群と考えるべきである。

2 原因

- 薬剤，感染症が原因とされるが，最も多いのは原因不明であり，多形滲出性紅斑を認めるものの，その他の随伴症状がない。
- 口唇ヘルペスの1〜2週間後に発症することも多く[3]，この場合は基本的に発熱を伴わない。

  Note　ヘルペス性歯肉口内炎に伴う多形滲出性紅斑では発熱がある[4]。

- マイコプラズマ肺炎や溶連菌感染症に伴うこともあり，この場合は発熱や呼吸器症状を伴う[5]。

症例報告
6歳女児。全身の皮疹，掻痒で発症し，第4病日には38℃台の発熱，倦怠感が出現，さらに紅色漿液性丘疹が多発した。第7病日に小水疱，痂皮を伴う標的状紅斑が主体となり，多形滲出性紅斑と診断した。一方，同日から咳嗽や咽頭痛，咽頭の発赤・腫脹が出現した。血清マイコプラズマ抗体価の有意な上昇があり，マイコプラズマ感染による多形滲出性紅斑と診断し，クラリスロマイシン内服を開始した。第9病日には解熱し，皮疹も軽快傾向を示した。そして約2週間の経過で皮疹は色素沈着となり，掻痒も改善した。

〔高橋隼也：皮膚科の臨床，52：258-259，2010を参考に作成〕

第7章　アレルギー

3 スティーブンス・ジョンソン症候群

- 多形滲出性紅斑に粘膜疹（口腔内や目）があれば，スティーブンス・ジョンソン症候群である。
- 表皮剥離が体表面積の10％を超えれば，中毒性表皮壊死症（TEN）である[6]。TENではニコルスキー現象を伴う（一見正常な皮膚をこすると，表皮剥離を生じる）。
- 入院管理が必要。

検査をする基準

- 発熱または呼吸器症状がある場合は，マイコプラズマ抗体検査，マイコプラズマLAMP，胸部X線検査，溶連菌迅速検査を行う。

帰宅とする基準

- 粘膜疹がなければ帰宅。

処方例

4歳，体重13kg。体幹に多形滲出性紅斑が散在。1〜2週間前の口唇ヘルペスはなく，現在発熱も咳も鼻汁もない

🍀 処　方

- ●抗ヒスタミン外用薬（以下から1つ選択。1日数回塗布）
  - ジフェンヒドラミン（レスタミンコーワ）クリーム
  - ジフェンヒドラミンラウリル（ベナパスタ®）軟膏
  - クロタミトン（オイラックス®）クリーム
- ●抗ヒスタミン内服薬（以下から1つ選択）
  - フェキソフェナジン（アレグラ®）ドライシロップ
    1日60mg　分2（食後）5日分
  - エピナスチン（アレジオン®）ドライシロップ
    1日6.5mg　分1　5日分
  - レボセチリジン（ザイザル®）シロップ
    1日2.5mg　分2（朝食後・就寝前）5日分

> - オロパタジン（アレロック®）顆粒
>   1日5mg　分2（朝食後・就寝前）5日分

11歳，体重40kg。発熱，咳嗽，体幹に多形滲出性紅斑。口腔内や目にもびらんを認める。胸部X線画像で肺炎像を認め，マイコプラズマLAMP陽性

🟢 入院のうえ，処方

- アジスロマイシン（ジスロマック®）細粒
  1日400mg　分1　3日分
- プレドニゾロン（プレドニン®）錠
  1日60mg　分3　3日分

処方の解説

(1) 抗ヒスタミン薬

- 治療は抗ヒスタミン薬の内服と外用である。代表的な抗ヒスタミン内服薬を以下に示す。

> - フェキソフェナジン（アレグラ®）ドライシロップ
>   生後6カ月以上：1日30mg　分2（食後）
>   2歳以上：1日60mg　分2（食後）
>   12歳以上：1日120mg　分2（食後）
> - エピナスチン（アレジオン®）ドライシロップ
>   1歳以上：1日0.5mg/kg　分1（ただし1日20mgを超えない）
> - レボセチリジン（ザイザル®）シロップ
>   生後6カ月以上：1日1.25mg　分1
>   1歳以上：1日2.5mg　分2（朝食後・就寝前）
>   7歳以上：1日5mg　分2（朝食後・就寝前）
>   15歳以上：1日5mg　分1（就寝前）
> - オロパタジン（アレロック®）顆粒
>   2歳以上：1日5mg　分2（朝食後・就寝前）
>   7歳以上：1日10mg　分2（朝食後・就寝前）
> - ロラタジン（クラリチン®）錠
>   3歳以上：1日5mg　分1（食後）
>   7歳以上：1日10mg　分1（食後）

(2) 原因・病態に応じた処方

- マイコプラズマ感染が原因の場合は抗菌薬投与が有用。アジスロマイシン（ジスロマック®）を1日10mg/kg, 分1, 3日分。ただし1日500mgを超えない。
- 溶連菌感染が原因の場合は抗菌薬投与が有用。アモキシシリン（パセトシン®またはサワシリン®）を1日40mg/kg, 分3, 10日分。ただし1日1,000mgを超えない。
- スティーブンス・ジョンソン症候群には，プレドニゾロンを1日1～2mg/kg, 分3。ただし1日60mgを超えない。

> **Note** ステロイドは，単純ヘルペスウイルス感染だった場合の罹患期間の遷延が危惧される[2]。口唇ヘルペスに対する抗ヘルペス薬は発症予防には有用であるが，多形滲出性紅斑自体に有用という報告はない。

再診のタイミング

- 多形滲出性紅斑は5日程度で消失するはずであるが，治らない場合は再診させる。

保護者への説明例

> 4歳。体幹に多形滲出性紅斑が散在。1～2週間前の口唇ヘルペスはなく，現在発熱も咳も鼻汁もない

多形滲出性紅斑という湿疹が体にできています。感染症や薬剤が原因であることもありますが，お子さんの場合は原因がはっきりしません。多形滲出性紅斑は原因がはっきりしないことも多いので，心配しすぎる必要はありません。抗ヒスタミン薬の飲み薬と塗り薬が効きますので，試してみましょう。

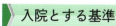

入院とする基準

- 粘膜疹を伴えば入院させる。

引用文献
1) 清水　宏：あたらしい皮膚科学 第2版．中山書店，pp115-117，2011
2) Robert M. Kliegman，他・著，衞藤義勝・監訳：ネルソン小児科学 原著第19版．エルゼビア・ジャパン，pp2602-2603，2015
3) 山内晶子，他：単純ヘルペルウイルス感染症．小児科臨床ピクシス；7 アトピー性皮膚炎と皮膚疾患，中山書店，pp132-135，2009
4) 田端祐一：小児科臨床，63：1609-1615，2010
5) 高橋隼也：皮膚科の臨床，52：258-259，2010
6) 和田靖之：小児内科，44（増刊）：298-299，2012

第7章　アレルギー

53 ★★ 蕁麻疹

ファーストタッチ

1 基本姿勢

- 搔痒感のある膨疹が出現し，個々は24時間以内に消失するが，別の場所に新規発症するので移動したように見える。
- 蕁麻疹と聞くと食物アレルギーや薬疹を想起するが，実はまれ。最も多いのは，誘因が不明である特発性蕁麻疹である[1]。

2 急性特発性蕁麻疹

- 急性は4週間以内に治癒するものであるが[2]，通常は長くても10日以内[1]で軽快する。

  Note 筆者の経験では急性特発性蕁麻疹は2〜3歳に多く，24時間以内に改善しない。約5日の経過で改善するケースが多い。

- 小児蕁麻疹患者の23.7％とされるが[1]，筆者が遭遇する蕁麻疹のほとんどがこれに該当する。
- 原因は感染，ストレス，疲労などが考えられるが，特定の原因は見つけられず，蕁麻疹を再現させることができない。
- 蕁麻疹の誘因となりうる食物や薬剤の摂取がなく，蕁麻疹以外の所見（呼吸器症状，消化器症状，循環器症状）を伴わない場合は急性特発性蕁麻疹と診断し，むやみに特異的IgE抗体検査を行わないことが肝要である。これは蕁麻疹診療ガイドラインにも記載がある。

蕁麻疹にⅠ型アレルギーの検査は必要か？
推奨文：詳細な病歴からⅠ型アレルギーが疑われる場合を除き，すべての蕁麻疹にⅠ型アレルギーの検査を実施する意義は認められない。また検査を行う場合は臨床的に関与が疑われる抗原の種類を絞り，個々の事例に適した検査の方法と内容を選択することが大切である。

〔日本皮膚科学会・編：日本皮膚科学会雑誌，128：2530，2018より〕

- 急性特発性蕁麻疹と診断した後も，エピソードが多い場合や1カ月以上遷延する場合は，慢性蕁麻疹を鑑別するために小児科専門医に相談する。

3 アレルギー性蕁麻疹

- 食物摂取や薬剤摂取によって蕁麻疹が出現する場合は，I型アレルギーによる蕁麻疹である。
- 呼吸器症状（咳嗽や喘鳴，嗄声）や，消化器症状（腹痛，嘔吐），循環器症状（意識レベル低下）を伴う場合は，アナフィラキシー（48 p310）を参照しながら治療を進める。

4 慢性特発性蕁麻疹

- 蕁麻疹が1カ月を超えて遷延するものを慢性蕁麻疹という[4]。原因はやはり究明できない場合が多く，その場合は慢性特発性蕁麻疹とよぶ。
- 小児蕁麻疹患者の40％と最も多い[1]。成人を含めた研究では有病率0.5〜1.0％とされるが[2]，小児の有病率は0.2％という報告もある。
- 自己抗体が陽性のことがあるが，筆者はその結果に意義を見出せない（誘因を回避できないため）。
- まれだが，寒風や雨，雪，海，プールへの曝露が誘因となる寒冷蕁麻疹がある。前腕屈側に保冷剤（アイスノン®など）を当て，5分で蕁麻疹が出現する[5]。寒冷蕁麻疹は誘因を避けることが状況によっては可能であるので，疑う価値はある。
- いずれにせよ，慢性蕁麻疹は長期間のフォローが必要で，1年後の寛解率は18.5％，3年後54％，5年後67.7％である[6]。

検査をする基準

- 蕁麻疹の原因が食物アレルギーであることは多くない。食物摂取が明らかに疑われる場合や呼吸器症状，消化器症状，循環器症状を伴う場合を除いて，特異的IgE抗体検査を行うべきではない。

第7章 アレルギー

- 疑わしい食物がある場合でも，特異的IgE抗体検査は小児科専門医またはアレルギー専門医に任せる。

  Note 特異的IgE抗体検査は結果の解釈が難しく，最終的な診断は食物経口負荷試験で行われる。

帰宅とする基準

- 基本的に外来でフォローする。

処方例

3歳，体重13kg。急性特発性蕁麻疹

処 方

- 抗ヒスタミン外用薬（以下から1つ選択。1日数回塗布）
  - ジフェンヒドラミン（レスタミンコーワ）クリーム
  - ジフェンヒドラミンラウリル（ベナパスタ®）軟膏
  - クロタミトン（オイラックス®）クリーム
- 抗ヒスタミン内服薬（以下から1つ選択）
  - フェキソフェナジン（アレグラ®）ドライシロップ
    1日60mg　分2（食後）5日分
  - エピナスチン（アレジオン®）ドライシロップ
    1日6.5mg　分1　5日分
  - レボセチリジン（ザイザル®）シロップ
    1日2.5mg　分2（朝食後・就寝前）5日分
  - オロパタジン（アレロック®）顆粒
    1日5mg　分2（朝食後・就寝前）5日分

処方の解説

- 基本は抗ヒスタミン薬の内服と外用である。急性特発性蕁麻疹は症状が持続するため、5日分処方する。代表的な抗ヒスタミン内服薬を以下に示す。

> - フェキソフェナジン（アレグラ®）ドライシロップ
>   生後6カ月以上：1日30mg　分2（食後）
>   2歳以上：1日60mg　分2（食後）
>   12歳以上：1日120mg　分2（食後）
> - エピナスチン（アレジオン®）ドライシロップ
>   1歳以上：1日0.5mg/kg　分1（ただし1日20mgを超えない）
> - レボセチリジン（ザイザル®）シロップ
>   生後6カ月以上：1日1.25mg　分1
>   1歳以上：1日2.5mg　分2（朝食後・就寝前）
>   7歳以上：1日5mg　分2（朝食後・就寝前）
>   15歳以上：1日5mg　分1（就寝前）
> - オロパタジン（アレロック®）顆粒
>   2歳以上：1日5mg　分2（朝食後・就寝前）
>   7歳以上：1日10mg　分2（朝食後・就寝前）
> - ロラタジン（クラリチン®）錠
>   3歳以上：1日5mg　分1（食後）
>   7歳以上：1日10mg　分1（食後）
>
> **Note** アレルギー性蕁麻疹では症状が持続しないため、抗ヒスタミン薬は頓用で使用される。そのため1日単位ではなく、1回単位で処方するとよい。

- 慢性特発性蕁麻疹には、上記の抗ヒスタミン薬の増量や、抗ロイコトリエン受容体拮抗薬（プランルカスト、モンテルカスト）、H_2ブロッカー（シメチジン、ラニチジン）の組み合わせが奏効することがあるが、長期間のフォローが必要であり、専門医に委ねる。

再診のタイミング

- 5〜7日ごとに蕁麻疹の状態を確認。1カ月以上続く場合は、慢性特発性蕁麻疹として小児科専門医に相談する。

第7章 アレルギー

保護者への説明例

> 3歳。入浴後に蕁麻疹。夕食はいつも食べている食事
>
> お子さんは蕁麻疹が出ています。特に変わった食事やお薬を摂ったわけではないので、アレルギーよりもむしろ、急性特発性蕁麻疹を最も考えます。実は蕁麻疹の7割が、食べ物や薬に関係なく出現します。原因は不明ですが、2～3歳くらいの子どもに多く、この時期特有の蕁麻疹といえます。痒み止めのお薬をお出しします。今後も頻繁に蕁麻疹を繰り返すケースがときどきあります。そのときは小児科の先生に診てもらいましょう。このままお薬で治る場合は、日常生活で気をつけるべきことはありません。

入院とする基準

- アナフィラキシーでアドレナリン筋注を要した場合は入院。

引用文献
1) 石黒直子：小児内科，48：479-483，2016
2) 西間三馨，他・監：アレルギー総合ガイドライン 2013. 協和企画，pp370-381，2013
3) 日本皮膚科学会蕁麻疹診療ガイドライン改定委員会・編：日本皮膚科学会雑誌，121：1354，2011
4) 日本皮膚科学会蕁麻疹診療ガイドライン改定委員会・編：日本皮膚科学会雑誌，121：1340，2011
5) 常深祐一郎：小児科診療，80：1705-1707，2017
6) Chansakulporn S, et al：J Am Acad Dermatol, 71：663-668, 2014

第 8 章

外　因

第8章 外因

54 ★★ 熱傷

ファーストタッチ

1 基本姿勢

- ここで扱う熱傷は，Ⅱ度熱傷の範囲が7cm×6cmまでの大きさとする。このサイズ以下であれば，キズパワーパッド™ジャンボサイズで十分に被覆することができる。
- Ⅱ度熱傷の範囲が7cm×6cmを超える場合や，Ⅲ度熱傷を伴う場合は，皮膚科または形成外科に紹介する。
- 熱傷の基本姿勢は"創部の清潔と湿潤"である[1]。
- 水疱の人工破膜は議論がある[1]。筆者はいまにも潰れそうな緊満した水疱であれば人工破膜する。潰れた水疱蓋膜は除去する。
- デジタルカメラを用いた経時的記録は，治療計画にとって重要である[2]。

2 熱傷深度

- 表54-1に熱傷深度の特徴を示す。ただし，深達度は受傷初日に

表54-1 熱傷深度

Ⅰ度熱傷	・表皮にとどまる熱傷 ・表皮の発赤や腫脹のみ ・疼痛や搔痒を伴う ・数日で軽快する
浅達性 Ⅱ度熱傷	・真皮の浅い部位にとどまる ・水疱形成がある。水疱の下の真皮はピンク〜赤色 ・神経末端受容体が露出するため，強い疼痛がある ・10〜14日で上皮化が完成する
深達性 Ⅱ度熱傷	・真皮の深い部位に及ぶ ・水疱下は白色 ・神経末端受容体は損傷を受け，知覚は鈍麻する ・上皮化後も瘢痕が残りやすい
Ⅲ度熱傷	・創面は白色から褐色の乾燥壊死 ・知覚は認めない

〔福家顕宏：小児内科，44（増刊）：884-885，2012より〕

は正確に判定できない。Ⅰ度熱傷と思ったが翌日水疱ができていることもある。受傷初日では深達度を断言しないほうが無難である[1]。

3 熱傷面積

- 「5の法則」が有名ではあるが,筆者は患児の手掌（指まで含める）を1%として計算する方法[1]が最も簡便であると感じている。

検査をする基準

- 上記を対象とする限り,検査は不要。

帰宅とする基準

- 上記を対象とする限り,外来診療が基本である。

処方例

2歳。カップラーメンが倒れて大腿にⅡ度熱傷5cm×5cm

➕ 外来処置

- 流水で洗浄した後,ハイドロサイト貼付
- ＜患児の痛みが強い場合＞鎮痛薬の処方に加え,筆者はリンデロン®-VGを塗布してからハイドロサイトを貼付することもある

処方の解説

(1) ドレッシング材

- もしハイドロサイトがなければ,デュオアクティブ®貼付し,その上をガーゼで覆い,テープで固定してもよい。

　Note　受傷から1〜2日は滲出液が非常に多く,デュオアクティブ®では水分が溢れてしまうため注意。

(2) ステロイド外用薬

- 筆者は，強い痛みを伴う熱傷には1日だけリンデロン®-VGを用いている。

   Note ステロイド外用薬については賛否両論ある。熱傷診療ガイドラインでは，ステロイド外用薬の推奨度は2Dである[3]。同ガイドラインには，「Ⅰ度ないしⅡ度熱傷において，ステロイド外用薬は急性期の発赤浮腫の抑制，疼痛の軽減に優れた効果はあるが，創治癒の遷延作用，上皮化抑制作用も有することから，その使用期間は受傷当初の2日間が限度」とする論文[4]や，「ベタメタゾン吉草酸塩・ゲンタマイシン硫酸塩は使用開始2日目までは上皮化を促進する」という論文[5] が紹介されている。

再診のタイミング

- 翌日再診させるが，その際に創部に合ったキズパワーパッド™を購入してきてもらう。上記処方例ではキズパワーパッド™ジャンボサイズがよい。
- 再診時にはハイドロサイトを剥がし，皮膚から異臭がしないか確認する。流水で洗浄したのち，持参したキズパワーパッド™を貼る。

   Note キズパワーパッド™は水をはじくので，風呂に入れる。パッドは滲出液を吸収し，白いゲル状になって膨らむ。これが**湿潤療法**として有効である。

- パッドから滲出液が漏れ出したら自宅で交換してもらう。最初は1〜2日おきに交換が必要になることもある。滲出液の量が落ち着けば，4〜5日は貼っていられる。2週間以内に滲出液は出なくなり，そうなれば皮膚修復は完了である。
- 修復された皮膚は色素変化があるが，6カ月以内に見えなくなる。筆者は1カ月程度，保湿療法（ヘパリン類似物質などで）を指導している。

保護者への説明例

 2歳。カップラーメンが倒れて大腿にⅡ度熱傷5cm×5cm

ふとももに水疱ができていますね。これはⅡ度熱傷といって，湿潤療法のよい適応になります。怪我を乾燥させて治していた時代もありましたが，怪我を乾燥させると傷跡が残ってしまうことが知られています。湿潤療法は痕を残さずに治すことを目指した治療です。今日は痛みが強そうですから，痛みを和らげるステロイドと抗菌薬の入った塗り薬を塗って保護します。明日必ず受診してください。そのとき，キズパワーパッド™のジャンボサイズを買ってきてください。明日は感染のチェックと，Ⅱ度熱傷の深さのチェックと，キズパワーパッド™の指導を行います。

入院とする基準

- 本項で扱う熱傷では入院は不要。

  Note Ⅱ度熱傷が体表面積の15%を超えた場合やⅢ度熱傷が体表面積の2%を超えた場合に入院とする施設や[6]，Ⅱ度熱傷が体表面積の10%を超えたら入院とする施設[1]，Ⅱ度熱傷が体表面積の5%を超えたら入院とする施設もある[7]。

引用文献
1) 光銭大裕：レジデントノート，19（増刊）: 3125-3131，2018
2) 福家顕宏：小児内科，44（増刊）: 884-885，2012
3) 日本皮膚科学会・編：創傷・褥瘡・熱傷ガイドライン6；熱傷診療ガイドライン．日本皮膚科学会雑誌，127：2261-2292，2017
4) 等 泰三，他：薬局，49：1085-1093，1988
5) 村松正久，他：形成外科，15：318，1972
6) 五十嵐 隆・編：小児科診療ガイドライン；最新の診療指針 第3版．総合医学社，pp644-650，2016
7) Madnani DD, et al : Ear Nose Throat J, 85 : 278-280, 2006

第8章 外因

55 ★★★ 頭部打撲

ファーストタッチ

- 小児科外来ですべき頭部打撲の診療は"頭部CTを撮るかどうか"に尽きる。無意味な頭部CTは小児を被爆させ，脳腫瘍のリスクを与える。詳細は，「検査をする基準」を参照。

検査をする基準

- PECARNという米国の小児頭部外傷基準に，頭部CTの撮影基準が示されている[1]（表55-1）。一つでも該当すれば，頭部CTを撮影する。

表55-1 PECARNの頭部CT基準

2歳未満	・GCS 15点未満（筆者はJCS 1〜2で保護者が児の状態に違和感をもつ，またはJCS 3以上で有意としている） ・いつもと精神状態が違う（興奮，傾眠，同じ質問ばかりする，反応が鈍い） ・頭蓋骨に触ってわかるような骨折がある ・後頭部，頭頂部，側頭部の頭皮に血腫がある ・5秒以上意識がなかった ・外傷機転が重度（90cm以上の高さからの落下だと重度な外傷機転と考える） ・保護者の命令に正しく行動できない
2歳以上	・GCS 15点未満（筆者はJCS 1〜2で保護者が児の状態に違和感をもつ，またはJCS 3以上で有意としている） ・いつもと精神状態が違う（興奮，傾眠，同じ質問ばかりする，反応が鈍い） ・頭蓋底骨折の徴候がある ・意識がなかった ・嘔吐した ・外傷機転が重度（150cm以上の高さからの落下だと重度な外傷機転と考える） ・強い頭痛がある

〔Kuppermann N, et al; Pediatric Emergency Care Applied Research Network（PECARN）: Lancet, 374 : 1160-1170, 2009を参考に作成〕

Note 小児の頭部外傷で外傷性脳損傷を伴う確率は1.4％であり，2歳未満PECARNは陰性的中率100％，2歳以上PECARNは陰性的中率99.98％であることが2017年に示された[2]。

帰宅とする基準

- 頭部CT基準に該当しない場合，または該当したが頭部CTに異常がない場合は帰宅できる。

再診のタイミング

- 受傷後24時間は，いつもと異なる精神状態（興奮，傾眠，同じ質問ばかりする，反応が鈍い）や嘔吐に注意し[3]，出現する場合は再診してもらい，再度頭部CTを撮影する。

保護者への説明例

1歳。70cmのベッドから転落。前頭部に頭血腫あり，1度嘔吐があった。意識清明

さぞかし驚かれましたね。診察した限りでは，前頭部をぶつけています。嘔吐も気がかりです。ですが幸いなことに意識状態はクリアで，アメリカの頭部外傷の基準と照らし合わせると，お子さんの打撲は低リスクといえます。このような場合は頭のCTを撮影しないことを推奨されています。ですが24時間以内に興奮，傾眠，反応が鈍いと感じたらお知らせください。また嘔吐が続くこともあります。その場合も受診してください。

入院とする基準

- 頭部CTに異常がない場合でも，嘔吐が続いたら入院とし輸液で経過観察することもある。これらは最終的に"脳震盪"と診断されることになる。

引用文献
1) Kuppermann N, et al; Pediatric Emergency Care Applied Research Network（PECARN）: Lancet, 374 : 1160-1170, 2009
2) Babl FE, et al; Paediatric Research in Emergency Departments International Collaborative（PREDICT）: Lancet, 389 : 2393-2402, 2017
3) 岡田　正：系統小児外科学 改訂第2版．永井書店，pp183-185，2005

第8章 外因

56 ★★★ 異物誤飲

ファーストタッチ

- おもちゃ，タバコ，薬剤，電池など，0～2歳の児は何でも飲み込む。トイレットペーパーの芯を通るものは飲みこめるというメッセージは啓発に便利である[1]。
- 米国臨床中毒学会と欧州中毒センター臨床中毒学連合で，催吐薬（吐根シロップ）の使用中止声明が発表されている[2]。

1 鈍的なもの（おもちゃ，硬貨），1個の磁石

- 同じ種類のおもちゃがあれば，家から持ってきてもらう。胸腹部X線検査で児の胸腹部と，そのおもちゃとを一緒に撮る。プラスティックはX線画像に映らないが，内部にネジがあれば映る。
- 食道内にあれば，摘出または胃内に落とすことが必要[3]。
- X線画像に映らないおもちゃである場合，無症状で水分や食事の摂取に支障がなければ，少なくとも食道内にあるとは考えられず，胃内に落ちたか，そもそも誤飲していないかのどちらかである。
- 胃内に落ちたおもちゃは概ね3日以内，最長で2週間以内に必ず排便として排出される[4]ので心配いらないと筆者は話しているが，排出されるまで家族は強い不安を抱えることになるので，磁性体は積極的にマグネットカテーテルで取る医師もいる[3]。
- 500円硬貨や5cmを超えるものはいつまでも胃内に残り続けることがあり[3]，内視鏡的摘出が必要になることもあるが，その時期については一定の見解はない。

Note 筆者は2週間様子をみて胃内から動かなければ消化器内科に相談している。

2 鋭利なもの，複数個の磁石

- 折れた割りばし，串，開いた安全ピン，針，釘，ガラス片，PTPシートなど鋭利なものは腸管にひっかかったり損傷した

りするため、十二指腸を超えていない場合には内視鏡的摘出を行うのが望ましい[4),5)]。

- 複数個の磁石も腸管をはさみこんでしまう危険性があるため、マグネットカテーテルで摘出しなければならない。

3 タバコ

- 小児の誤飲事故で最多[3)]。ニコチンの幼児致死量は10〜20mgだが[5)]、タバコ1本には16〜24mgのニコチンが含まれる[5)]。

  Note パッケージに記載されているニコチン量は火を付けて吸入した場合の量であり、誤飲した場合の量ではない。

- タバコを30分間に水に浸すとニコチンの100%が溶出するため、灰皿やジュース缶にタバコが浸かっていた液体を飲むケースは危険である。

- タバコ自体を食べるケースは、多くの場合かじっただけであり、飲みこんでいることは少ない。飲みこんでも嘔吐で排出され、重篤な症状を呈するのはまれである[5)]。

- 摂取から10〜60分以内に嘔吐を生じる。その後2〜4時間以内に、興奮、頭痛、振戦、呼吸促拍、重症例ではけいれん、呼吸停止を認める。タバコ誤飲から4時間以上無症状であれば安全といえる[5)]。

- 誤飲量がタバコ2cm以下であれば、処置不要。経過観察も不要。
- 誤飲量がタバコ2cm以上の場合は2時間経過観察。
- タバコが浸かっていた液体を飲んだケースでは、1時間以内であれば胃洗浄[3)]、4時間以内であれば活性炭投与を行う。

  Note 活性炭投与が臨床的転帰を改善するという大規模な臨床対照研究はない[6)]。2016年のレビューで活性炭の有用性を示す論文は複数あったが[7)]、事故発症から4時間経過後の活性炭投与では効果がなかったため[8)]、筆者は4時間以内の活性炭投与は有効としている。

4 薬 剤

- いつ、どこで、何を、どの程度内服したかが重要。
- 一般的に成人量1回分程度で重篤な障害を起こすことはない。多量に内服した場合、アセトアミノフェン、モルヒネ、ペンタ

ゾシン，有機リン，ベンゾジアゼピン系薬には拮抗薬がある。
- 無呼吸または著しい呼吸数低下を認める場合，まず行うべきことは人工換気である。筆者はエペリゾン（ミオナール®，肩こりの薬として成人でよく処方される）過量内服によるけいれんの経験があり，この場合すべきことはけいれん（9 p108）に準じる。

  Note すなわち酸素投与と必要に応じて人工換気，そして抗けいれん薬の投与を行う。

- 内服1時間以内であれば胃洗浄，4時間以内であれば活性炭投与を行う。アルコール，アルカリ，フッ化物，無機塩類，鉄，ヨウ化物，リチウム，カリウム，エチレングリコールに活性炭は無効である。

5 ボタン電池

- ボタン電池誤飲を誤飲していた場合，重要なのは大きさである[9]。LR44（アルカリ，直径11.6mm，厚さ5.4mm，最も汎用），CR2032（リチウム，直径20mm，厚さ3.2mm，ボタンというよりコイン型で，ポケモン™GOプラスや一部のリモコンで用いる。最も危険），PR41（空気亜鉛，直径7.9mm，厚さ3.6mm，補聴器に多い）が代表的なボタン電池。

  Note Lはアルカリ，B・C・Gはリチウムである。Rは「丸い」を意味する。数字はサイズを意味し，4桁では最初の2桁が直径，最後の2桁が厚みを示す。数字がもともと2桁の場合は国際規格で，41は直径7.9mm，厚さ3.6mm，43は直径11.6mm，厚さ4.2mm，44は直径11.6mm，厚さ5.4mm，48は直径7.9mm，厚さ5.4mmを指す。

- ボタン電池誤飲に対する対応は，米国のNational Capital Poison Centerのガイドライン[10]が詳しい。
- まず胸腹部X線画像を広く（鼻から肛門まで）撮ることと，2方向撮ることが肝要である。
- 食道内にあれば，症状がなくても2時間以内に必ず除去する。

(1) 直径20mm以上

- 直径が20mm以上の電池は要注意である[9]。食道にひっかかるリスクが高く，かつ放電される電流も3Vと強い。

- 胃内にある場合でも5歳未満で食道内に2時間以上停滞した可能性があれば，緊急内視鏡検査が必要である[10]。また，6歳未満で4日後に小腸まで移動しない場合は摘出する[10]。下血，吐血，強い腹痛，嘔吐，発熱，食欲不振などの症状があればそれより早く摘出する[10]。

(2) 直径15〜19mm

- 直径15〜19mmの電池の場合は，6歳未満で4日後に胃内にあれば摘出する[10]。腹痛などの症状があればそれより早く摘出する[10]。

(3) 直径15mm未満

- 直径15mm未満であれば，症状がない限り基本的に摘出する必要はない[10]。アルカリ電池は腐食によって強アルカリ液が漏出するが，胃や小腸，大腸内であれば漏出液によって粘膜障害を来すことはまれである。
- 便として排出されなければ，10〜14日後に腹部X線検査を再度行う[10]。

(4) 注　意

- いかなるサイズであっても，小腸，大腸にまで進めば摘出する必要はないが，下血，吐血，強い腹痛，嘔吐，発熱，食欲不振などの症状があれば外科的摘出が必要になる[9]。
- ボタン電池はマグネットカテーテルが有用だが，一部の製品は磁石にくっつかない。同製品を持ってきてもらい，磁石にくっつくか試すことも重要。

検査をする基準

- おもちゃや電池では，胸腹部X線画像を広く（鼻から肛門まで）撮ることと，2方向撮ることが肝要である。

帰宅とする基準

- おもちゃや電池で，食道に停滞していない場合。
- タバコや薬剤の誤飲では外来で2時間観察し，循環器・呼吸器に症状を来さない場合は帰宅。

処方例

外来処置

- 胃洗浄
  - 24Frの胃管を使用し[11]，噛む場合はバイトブロック（10mLまたは20mLのディスポシリンジを半分に切ったものでもよい[4]）を併用する
  - 左側臥位にし，加温した生食を1回10mL/kg（ただし1回300mLを超えない）注入し[11]，排出させる。排液がきれいになるまで繰り返す[11]。総洗浄量は1～2Lを推奨[11]
- 活性炭
  - 活性炭1g/kg＋生食10mL/kg　内服[11]
    Note 胃洗浄後の場合は，胃洗浄に使用した胃管を使用してよい。
  - ＜内服できず，胃洗浄を試みていない場合＞12～16Frの胃管を鼻から挿入。筆者の経験では10Fr以下だと詰まりやすい
- ＜食道内に玩具や硬化が引っかかっている場合＞12Frの尿道バルーンを食道内に挿入し，ガストログラフイン®でバルーンを膨らませた後，透視下で引っ張り上げる方法がある[4]
- ＜ボタン電池の場合＞マグネットカテーテルで回収できる場合があるが，製品によっては磁石にくっつかない。前もって同製品で磁石にくっつくかどうか試すべきである

処方の解説

- 食道内に停滞した異物を引き上げる際，穿孔の危険があるため，必ず外科と相談して処置を行う。

再診のタイミング

- 帰宅後も嘔吐を繰り返す場合。

第8章 外因

保護者への説明例

1歳。タバコを食べたらしい。口の中のタバコの葉は母親が可能な限り取り除いた。食べて1時間経過

タバコにはニコチンが含まれており，2cm以上食べるとニコチン中毒の症状が出現します。お子さんがタバコを食べてから1時間経過しており，いまのところ嘔吐症状がないところをみると，それほど食べていないのかもしれません。念のため活性炭を飲んで，もう1時間外来で様子をみます。

入院とする基準

- おもちゃや電池で，食道に停滞しており，尿道バルーンやマグネットカテーテルでは除去できない場合。
- タバコや薬剤の誤飲で，循環器・呼吸器に症状を来す場合。
- 5歳未満で直径20mm以上の電池を飲んだ場合は，たとえ胃内にあっても食道に2時間以上停滞した可能性があるなら，入院のうえ消化器内科に相談する。

引用文献
1) 北澤克彦：小児科診療，77：1699-1704，2014
2) Robert M. Kliegman，他・著，衛藤義勝・監訳：ネルソン小児科学 原著第19版．エルゼビア・ジャパン，pp302-303，2015
3) 天本正乃：小児科診療，77（増刊）：78-79，2014
4) 畑澤千秋：小児内科，44：417-419，2012
5) 日本小児科学会こどもの生活環境改善委員会：日本小児科学会雑誌，102：613，1998
6) 奥村 徹，他：小児内科，44：446-448，2008
7) Juurlink DN：Br J Clin Pharmacol，81：482-487，2016
8) Eddleston M, et al：Lancet，371：579-587，2008
9) Litovitz T, et al：Pediatrics，125：1168-1177，2010
10) National Capital Poison Center：Button Battery Ingestion Triage and Treatment Guideline（https://www.poison.org/battery/guideline）
11) 金子忠弘，他：小児科診療，75（増刊）：354-359，2012

第 9 章

その他

第9章　その他

57 ★★★★ 川崎病

ファーストタッチ

1 診　断

- 川崎病の診断基準を以下に示す。「主要症状5つ以上」，または「主要症状4つ以上かつ心エコー所見（冠動脈瘤もしくは拡大）」で診断となる[1]。川崎病全国調査では，前者を確実A，後者を確実Bと分類している[2]。

> ①発熱5日以上（ただし，治療により5日未満で解熱した場合も含む）
> ②両側の眼球結膜充血
> ③口唇の紅潮，苺舌，口腔咽頭粘膜のびまん性発赤
> ④不定形発疹
> ⑤手足の硬性浮腫，手掌・足底・指趾の紅斑
> ⑥頸部リンパ節腫脹（約65％に認めるのみである）

〔柳川　洋，他；厚生労働省川崎病研究班：川崎病診断の手引き 改訂5版（http://www.jskd.jp/e/info/pdf/tebiki.pdf）より〕

- 川崎病は通常発熱から始まる[3]。38.5℃以上の高熱であることが多い[3]。乳児では非常に機嫌が悪く，年長児では倦怠，不穏，関節痛などを伴い，体動が少ない[3]。いずれにしても，あまり体を動かさず，耐えている印象を受ける[3]。
- 抗菌薬が無効で，5日以上続く，4歳以下の原因不明の発熱の場合，川崎病を強く疑わせる[2]。BCG痕の発赤も特異度が高い。
- 発熱が続いていることが大前提で，診断基準②〜⑥のうち3つ以上認めれば心エコー検査で冠動脈径を求める。冠動脈拡大はZスコアで評価し，Zスコア2.0以上で拡大とする。

  Note　Zスコアは川崎病Z Score ProjectのZ Score計算アプリ（http://ped.if.tv/）で求められる[4]。

- なお，後述するが，②〜⑥のうち2つしか認めなくても，発熱が5日以上続く場合は不全型川崎病を考え，筆者は心エコー検査をするようにしている。

354

2 不全型川崎病と若年性特発性関節炎

(1) 不全型川崎病

- 診断基準を満たさない場合であっても，不全型川崎病の可能性はある。不全型川崎病は川崎病の約10％に存在する[1]。
- 発熱が5日以上続けば，川崎病徴候について再度詳細な問診を行う。発熱5日以上に加え，「診断基準②～⑥のうち3つ認め，冠動脈所見がない場合」や「②～⑥のうち2つしか認めないが，冠動脈所見がある場合」は，特に不全型川崎病に注意する。
- 抗菌薬に対する反応がない（十分量の抗菌薬点滴を48時間行っても解熱しない），CRP高値，D-ダイマー高値，Na低値，AST高値，アルブミン低値など，総合的に判断して"川崎病らしさ"を判定する。
- 不全型川崎病の冠動脈予後は決して良好ではなく，診断したら速やかにガンマグロブリンを投与する。

(2) 若年性特発性関節炎

- 川崎病と酷似した疾患に若年性特発性関節炎がある。全身のリンパ節腫脹や，肝脾腫，関節痛がある場合は若年性特発性関節炎を疑う。しかし小児科専門医でも鑑別は極めて困難である。サイトカインプロファイルが診断の一助となる。

検査をする基準

1 血液検査

- "発熱＋頸部腫脹"があれば全例血液検査。検査項目は全血算（CBC），CRP，電解質，AST，ALT，LDH，BUN，Cre，血液ガス，血液培養。
- 頸部腫脹がなければ，重症と認識した場合や，発熱が72時間以上続く場合に血液検査を行う（1 p11）。検査項目は全血算（CBC），CRP，電解質，AST，ALT，LDH，BUN，Cre，血液ガス，血液培養。
- 余談だが，川崎病患者のルート確保は非常に難しい。手背の硬性浮腫により血管が目視できなくなり，かつ血管炎の影響で血

第9章　その他

管が脆弱になっているためである。一度失敗したら小児科専門医に委ねたほうがよい。

2 その他

- 熱源が不明であるため，尿検査や髄液検査が追加されることもある。
- 施設によってはインフリキシマブ（レミケード®）を第二選択として使用するため，HBs抗原，HBe抗原，HCV抗体検査を追加する。

帰宅とする基準

- 川崎病は入院である。

処方例

> 2歳，体重12kg。発熱5日目で，発熱を入れて主要症状を5つ満たす
>
> 🔖 **入院のうえ，処方**
>
> - ガンマグロブリン（献血ヴェノグロブリン®IH）静注 2.5g/50mL
>   9瓶　最初の1時間は10mL/時，以降20mL/時　点滴静注
> - アスピリン
>   1日500mg　分3　しっかり解熱して2〜3日経過するまで

処方の解説

（1）ガンマグロブリン

- 主要症状に"発熱5日"とあるが，治療によって解熱した場合も主要症状に加えてよいので，発熱5日を待つ必要はない。発熱した日を第1病日とすると，川崎病患者でガンマグロブリン投与が最も行われているのは第5病日（34.2％）であり[2]，川崎病の多くが発熱5日を待たずに治療されているのが現実である。

- ガンマグロブリン(献血ベニロン®-I,献血ヴェノグロブリン®IH,献血グロベニン®-I,献血ポリグロビン®N)は2,000mg/kgを投与。投与速度は製剤によって異なるので注意。

  Note 献血ポリグロビン®N10%であれば,約6時間で投与することも可能。

(2) アスピリン

- アスピリンは1日30〜50mg/kg,分3で開始し,しっかり解熱して2〜3日経過すれば1日3〜5mg/kg,分1を6〜8週間続ける。

(3) その他

- ガンマグロブリン不応予測スコア(**表57-1**)が陽性の場合,施設によってはステロイドを併用する。

再診のタイミング

(1) 冠動脈のフォロー

- 冠動脈病変がない場合や,あっても発症1カ月時点で正常化している場合は,少なくとも発症1カ月,6カ月,1年,5年で心エコーフォローをする[5]。

表57-1 ガンマグロブリン不応予測スコア

治療開始日が第4病日以内	2点
生後12カ月以下	1点
好中球比率80%以上	2点
血小板30×10⁴以下	1点
Na 133以下	2点
AST 100以上	2点
CRP 10以上	1点

5点以上でガンマグロブリン不応と予測される
(感度76%,特異度80%)
〔日本小児循環器学会 川崎病急性期治療のガイドライン作成委員会:川崎病急性期治療のガイドライン(平成24年改訂版),2012より〕

第9章 その他

> **Note** フォローアップ間隔は地域や施設によって異なる。筆者は発症1カ月，3カ月，6カ月，1年，以降1年に1回，5年後まで心エコーフォローしている。

- 発症1カ月の時点で冠動脈病変がある場合は，小児循環器科に相談する。

(2) 川崎病急性期カード
- 川崎病は発症5年以降のフォローがガイドラインに明記されていないため，遠隔期の予後は不明である。川崎病急性期カードの運用は遠隔期の予後を明らかにする手段として期待されているが，普及率は10〜11％程度である[3]。川崎病と診断したら必ず急性期カードを手渡し，母子手帳に挟んでもらうようにする。

(3) その他の注意
- ガンマグロブリン投与後の予防接種は，不活化ワクチン，BCG，ロタウイルスワクチンは2カ月空けて接種[6]。麻疹・風疹，水痘，ムンプスは最低6カ月以上，非流行期であれば11カ月以上空けて接種[2]（特に麻疹・風疹ワクチンは11カ月以上空ける[7]）。麻疹・風疹，水痘，ムンプスの接種から2週間以内にガンマグロブリン投与された場合，免疫は獲得されないと考え，再接種する[6]。

- アスピリン内服中のインフルエンザや水痘は，ライ症候群のリスクがあり，疑わしいときは1週間中止する[8]。

保護者への説明例

 2歳。化膿性リンパ節炎として発熱3日目から入院し，抗菌薬点滴していたが解熱せず，発熱5日目に結膜充血や発疹，苺舌を認めた

　化膿性リンパ節炎として治療していましたが，抗菌薬への反応はなく，今日になっていくつかの所見が出てきました。これは川崎病という状態です。この疾患にはガンマグロブリンという薬が効果的です。川崎病は97％が後遺症なく回復し

ますが，3%が冠動脈という心臓の血管にコブを作るという後遺症を残します。これは心筋梗塞のリスクになります。ガンマグロブリン治療は後遺症を減らす効果もあります。この薬は血液製剤であり注意点もありますので，後で詳しく説明します。入院期間はガンマグロブリンの反応次第でもありますが，おおよそいまから1週間は入院です。入院中には心エコー検査で冠動脈の太さを計測します。

入院とする基準

- 主要症状が4つ以上あれば，注意深い心エコーフォローが必要であり入院とする。
- 他にも化膿性リンパ節炎として入院となるケースや，発熱（1 p2）で記載されているようにCRP 4mg/dL以上かつ熱源が不明で入院となるケースも多い。

引用文献
1) 柳川　洋，他；厚生労働省川崎病研究班：川崎病診断の手引き 改訂5版（http://www.jskd.jp/e/info/pdf/tebiki.pdf）
2) 日本川崎病研究センター：第24回川崎病全国調査成績．p4，2017（http://www.jichi.ac.jp/dph/kawasakibyou/20170928/mcls24report.pdf）
3) 川崎富作・総監修：川崎病の基本 2015．協和企画，pp31-38，2015
4) 三浦　大，他；日本川崎病学会：内径のZスコアによる川崎病冠動脈瘤の重症度の評価（http://raise.umin.jp/zsp2/）
5) 日本川崎病研究会運営委員会・編：川崎病の管理基準（http://www.jskd.jp/info/pdf/kawakijun.pdf）
6) 森川和彦，他：小児科診療，78：385-390，2015
7) 岡部信彦，他・監：予防接種に関するQ&A集 2016．日本ワクチン産業協会，p26，2016
8) 三浦　大：小児科診療，78：341-345，2015

第9章　その他

58 ★★ 熱源不明熱

ファーストタッチ

1 定　義

- 症状が発熱のみで，身体所見から熱源を絞り込めない場合をfever without a source（FWS）またはfever without localizing signsとよぶ。通常これらは発熱が1週間以内である[1]。
- 一方，2～3週間持続する発熱で，1週間の入院原因調査でも熱源がわからない病態をfever of unknown origin（FUO, 不明熱）とよぶ[1]。
- FWSは感染性が多く，FUOは非感染性が多い[1]。

- 本項では，FWSとFUOの間を埋める熱源不明熱について述べる。すなわち，診断努力にもかかわらず8日以上持続する発熱を熱源不明熱とする。これはシンプルな定義であるが，感染性疾患も非感染性疾患も両方考えられ，臨床的に極めて難解な状況である。鑑別疾患は多岐に渡る。
- 本項を通じて，小児が8日以上持続する発熱でどのような疾患と検査があるのかを理解してほしい。

2 原因疾患

①感染症
- 膿瘍（歯根部，肝臓，腎臓周囲，骨盤内，脳など）
- 感染性心内膜炎
- 結核
- EBウイルス感染症
- サイトメガロウイルス感染症
- つつが虫病
- ネコひっかき病
- エルシニア感染症

②膠原病，血管炎症候群
- 若年性特発性関節炎

- 全身性エリテマトーデス（SLE）
- 若年性皮膚筋炎
- 川崎病（特に年少児，年長児）
- 大動脈炎症候群

③白血病，悪性腫瘍，キャッスルマン病，筋線維腫症

④炎症性腸疾患
- クローン病
- 潰瘍性大腸炎

⑤亜急性壊死性リンパ節炎，血球貪食性リンパ組織球症，マクロファージ活性化症候群

⑥自己炎症性症候群
- 慢性乳児神経皮膚関節（CINCA）症候群
- 高IgD症候群
- 家族性地中海熱
- TNF受容体関連周期性症候群（TRAPS）

⑦薬剤性発熱

⑧心因性発熱

⑨詐病

〔笠井正志，他・編著：HAPPY！こどものみかた 第2版．日本医事新報社，pp140-147，2016を参考に作成〕

検査をする基準

- 熱源不明熱では以下の検査を行う。

①CBC（白血球像目視）

②生化学一般
- 肝障害ではAST≒ALTで，LDHが軽度上昇するが，CKは不変
- 全身の細胞障害時では，AST≫ALTで，LDHも著しく上昇し，CKも著しく上昇する

③赤沈値，CRP，アミロイドA（SAA），プロカルシトニン

④尿一般，尿沈渣，尿中β_2MG，便潜血

⑤PT/APTT
- APTTの単独上昇では抗リン脂質抗体の検査が必要

⑥D-ダイマー
- 上昇したら血管内皮細胞の破壊，血管炎の存在を疑う

⑦ANA，各種自己抗体，免疫グロブリン，補体
⑧血中β-D-グルカン
⑨腹部エコー検査，心エコー検査，頸動脈エコー検査
⑩耳鼻咽喉科，口腔外科受診
⑪ツベルクリン反応，T-スポット
⑫胸部X線（正側面），胸部CT，腹部CT，頭部CT・MRI（必要時造影も）
⑬髄液検査
⑭骨髄検査
⑮ガリウムシンチグラフィ
⑯リンパ節腫脹がある場合は，リンパ節生検

〔笠井正志，他・編著：HAPPY！こどものみかた 第2版．日本医事新報社，pp140-147，2016を参考に作成〕

帰宅とする基準

- 熱源不明熱はすでに入院していることが多い。
- 外来フォローしていた場合は入院とする。

処方例

- 原因疾患がはっきりするまでは原則的に解熱薬を使用せず，熱型を観察する。
- 血液培養（2セット）を含め各種培養検査を提出のうえ，抗菌薬を投与しながら上記検査を進めていく。
- 抗菌薬を投与中であれば，いったん中止してから血液培養を採取することもある。

再診のタイミング

- 熱源不明熱は入院である。

保護者への説明例

6歳。発熱が8日間持続したものの元気である。尿検査，X線検査に異常がなく，血液検査では軽度の炎症反応上昇を認めるのみ

風邪が長引いている可能性が最も高いと考えていましたが，発熱が8日以上続くのは珍しい感染症か，感染症以外の病気の可能性があります。入院して精査をしましょう。

入院とする基準

- 熱源不明熱は入院して精査する。

引用文献
1) 笠井正志，他：小児内科，46：343-347，2014

59 特発性血小板減少性紫斑病（ITP）

第9章　その他

ファーストタッチ

1 診　断

- 以下のすべてを満たす場合，特発性血小板減少性紫斑病（ITP）と診断する。

①出血症状と血小板減少（10万/μL以下）を認める
②肝脾腫を認めず，赤血球，白血球，凝固系，自己抗体，補体に異常がない
③血小板減少を来す他の病気がない

〔日本小児血液学会ITP委員会：日本小児血液学会雑誌，18：210-218, 2004を参考に作成〕

- ③の代表は薬剤，ウイルス感染，重症感染，再生不良性貧血，白血病，血球貪食症候群，全身性エリテマトーデス（SLE），先天性血小板減少症である[1]。③を満たすためには骨髄検査が必要であるが，赤血球数，白血球数に異常がなく，また後述する治療に反応する場合，骨髄検査は不要である[1]。
- 先天性血小板減少症では，出生時からの易出血症状の有無や家族歴の確認が重要である[2]。
- 再生不良性貧血，白血病，骨髄異形成症候群では肝脾腫に注意[3]。
- ネルソン小児科学では，青年期ではSLEを念頭に抗核抗体（ANA）を，説明がつかない貧血を伴う場合はEvans症候群を念頭に直接クームス試験を，明らかに全身状態が悪いときは播種性血管内凝固症候群（DIC）や溶血性尿毒症症候群（HUS）を，血小板サイズが小型で湿疹や感染反復のエピソードがある場合はウィスコット・アルドリッチ症候群を検討するように記載されている[4]。

2 疫　学

- わが国の小児では年間1,000人発症[5]。好発年齢は2〜5歳[5]。成人とは異なり，ヘリコバクター・ピロリ菌との関連はまれ[3]。

- 風疹感染，または麻疹・風疹ワクチン予防接種との関連がいわれている（ただし極めてまれ）[6), 7)]。
- 80％の小児ITPが6カ月以内に，そのうちの半数は1～2カ月以内に血小板数15万/μL以上に回復する[1)]。
- 頭蓋内出血を合併する頻度は0.1～0.5％[3)]。

3 血小板数と日常生活

- 血小板数は5万/μLあれば日常生活に支障がないとされている[3), 5)]。ガイドライン上でも小児ITPのQOL調査成績からも，5万/μL以下では格闘技や接触の可能性があるスポーツは制限し[1), 3), 5)]，2万/μL以下ではあらゆるスポーツを禁止としているが[1), 3), 5)]，ITPは低年齢児が多く，現実に運動制限をするのは極めて難しい。筆者は血小板数3万/μL以上であれば運動制限は不要とし[2)]，1万～3万/μLであっても発症6カ月を過ぎれば強い制限は不要としている[2)]。

検査をする基準

1 診断前

- 膝や下腿前面など，ぶつけやすいところに点状出血や出血斑を認める場合は，CBC（血液像目視，網赤血球），血液凝固系，一般生化学，IgGAM，自己抗体（ANA，生後4カ月未満は抗SS-A抗体，抗SS-B抗体も），補体価を検査する。抗血小板抗体，PAIgGは不要。

  Note 抗血小板抗体は同種抗体であって自己抗体ではなく，PAIgGは特異度が低い[2)]。

2 診断後

- 頭部打撲後，不機嫌や頭痛の訴えがわずかでもあれば頭部CT検査で頭蓋内出血を除外する。
- 年長児（6歳以上），経口ステロイド療法やガンマグロブリン大量療法の反応不良，慢性型ではヘリコバクター・ピロリ菌を検索。筆者はまずは便中抗原検査でスクリーニングし，陽性なら尿素

呼気試験を行っている。慢性型や治療に反応がない場合では，本当にITPと診断してよいのか小児血液専門医に相談する。

Note　国際標準化基準では診断から12カ月で慢性型というが，ここでは従来の基準である発症6カ月とする。また，ステロイドやガンマグロブリン大量療法に対する治療反応の定義は，国際標準化基準では「血小板数3万/μL以上」かつ「血小板数が治療前の2倍以上」かつ「粘膜出血症状の改善」を認めた場合である[8]。

帰宅とする基準

- 初診時，診断から3カ月未満の再診時，診断から3カ月以上の再診時で対応が異なる。

1 初診時

(1) 粘膜出血がある場合
- 血小板数2万/μL未満であれば入院し，ガンマグロブリン療法[3]。
- 血小板数2万/μL以上なら入院し，経口ステロイド療法[3]。

(2) 粘膜出血がない場合
- 血小板数1万/μL未満であれば入院し，経口ステロイド療法[3]。
- 血小板数1万〜3万/μLなら入院し，無治療経過観察。
- 血小板数3万/μL以上なら外来で無治療経過観察。

2 診断から3カ月未満の再診時

(1) 粘膜出血がある場合
- 血小板数2万/μL未満であれば入院し，ガンマグロブリン療法[3]。
- 血小板数2万/μL以上なら外来で経口ステロイド療法[3]。

(2) 粘膜出血がない場合
- 血小板数1万/μL未満であれば外来で経口ステロイド療法[3]。
- 血小板数1万/μL以上なら外来で無治療経過観察[3]。

3 診断から3カ月以上の再診時

(1) 粘膜出血がある場合
- 血小板数1万/μL未満であれば入院し，ガンマグロブリン療法[3]。

- 血小板数1万/μL以上なら外来で経口ステロイド療法[3]。

（2）粘膜出血がない場合

- 無治療経過観察[3]。

処方例

初診時，粘膜出血がない場合

処　方

- ＜血小板数3万/μL以上の場合＞外来で無治療経過観察
- ＜血小板数1万〜3万/μLの場合＞入院のうえ，無治療経過観察
  - ＜4日後血小板数2万/μL以上＞無治療のまま帰宅
  - ＜4日後血小板数2万/μL未満＞プレドニゾロン（プレドニン®）
    1日2mg/kg　7日分　内服
- ＜血小板数1万/μL未満＞入院のうえ，プレドニゾロン（プレドニン®）
  1日2mg/kg　7日分[3]　内服

初診時，粘膜出血がある場合

処　方

- ＜血小板数2万/μL以上の場合＞入院のうえ，プレドニゾロン（プレドニン®）
  1日2mg/kg　7日分[3]　内服
- ＜血小板数2万未満未満の場合＞入院のうえ，ガンマグロブリン（献血ベニロン®-Iまたは献血ヴェノグロブリン®IH，献血グロベニン®-I，献血ポリグロビン®N）
  1,000mg/kg　12時間かけて点滴静注[3]

頭蓋内出血がある場合[3]

🔖 ICU入院のうえ，処方

- ステロイドパルス
  - メチルプレドニゾロン（ソル・メドロール®）静注用
    1日30mg/kg　2時間かけて点滴静注　3日間連続（ただし1日1,000mgを超えない）
- ガンマグロブリン（献血ベニロン®-Iまたは献血ヴェノグロブリン®IH，献血グロベニン®-I，献血ポリグロビン®N）
  1,000mg/kg　12時間かけて点滴静注
- ＜上記2つを投与後＞血小板輸血10単位
  Note 小児科診療ガイドラインでは通常の2～3倍量とある[3]。
- 麻酔科，脳外科にも連絡

処方の解説

(1) 経口ステロイド療法，ガンマグロブリン大量療法

- 自然寛解傾向のある疾患と認識する。薬物治療の目的は極端な血小板減少の期間を短縮することである。
- 経口ステロイド療法やガンマグロブリン大量療法への反応は診断的な意味もある。
- ガンマグロブリンは製剤によって投与速度が異なる。献血ポリグロビン®Nであれば，約3時間で投与することも可能。

(2) 血小板輸血

- 血小板輸血は血小板数にかかわらず頭蓋内出血以外適応なし。

再診のタイミング

- 初診時に無治療経過観察を選択した場合，筆者は4日後に血小板数を測定している。
- 初めて経口ステロイド療法またはガンマグロブリン大量療法を行った場合は，48時間後に血小板数を測定し，治療の反応不良（「血小板数3万/μL未満」または「血小板数が治療前の2倍未満」，「粘膜出血症状が改善しない」）であれば，まだ試していないほうの治療を行う。その48時間後でも反応不良のままであ

れば，治療抵抗性として，ヘリコバクター・ピロリ菌を検索しつつ小児血液専門医に相談する。
- 治療の有無や血小板数にかかわらず，粘膜出血がない状態を維持できるのであれば，とりあえず安心である。粘膜出血が出現しない限り，最初の1カ月は毎週フォローし，診断1カ月からは毎月フォローと間隔を広げる[2]。
- 粘膜出血が出現すれば，その都度再診が必要。
- 発症6カ月で血小板数が回復しない場合は，慢性型としてヘリコバクター・ピロリ菌を検索しつつ，小児血液専門医に相談する。

保護者への説明例

 4歳。下腿や膝に青あざが多いため来院。口腔内に粘膜出血はない

　血液検査の結果，血小板数が1万5千と非常に少ないです。その他の検査に異常がないことから，特発性血小板減少性紫斑病という病気を第一に考えます。血小板は出血を止める役割があり，これが減ると血が出やすくなります。何らかの感染が引き金となって，血小板に対する抗体ができてしまうことが原因といわれています。80％の子どもは数週間から数カ月で自然に治ります。ステロイドやガンマグロブリンは一時的に血小板を回復させる力がありますが，病気の回復を早める力はありません。まずは入院し，安静な状態で血小板がどうなるかを観察します。4日後に採血し，血小板数が2万以上に増えていない場合は，診断の意味をこめてステロイドを試します。

第9章　その他

入院とする基準

- 初診時，血小板数3万/μL未満または粘膜出血がある場合。
- 診断後3カ月未満では，血小板数2万/μL未満かつ粘膜出血がある場合。
- 診断後3カ月以降では，血小板数1万/μL未満かつ粘膜出血がある場合。
- 頭蓋内出血がある場合。

引用文献
1) 日本小児血液学会ITP委員会：日本小児血液学会雑誌，18：210-218，2004
2) 中舘尚也：小児科診療，80（増刊）: 302-304，2017
3) 五十嵐　隆・編：小児科診療ガイドライン；最新の診療指針 第3版．総合医学社，pp333-338，2016
4) Robert M. Kliegman，他・著，衞藤義勝・監訳：ネルソン小児科学 原著第19版．エルゼビア・ジャパン，pp1989-1994，2015
5) 前川貴伸，他：小児科診療，77：1669-1674，2014
6) 多屋馨子：日本小児科医会会報，(49): 37-43，2015
7) 片岡　正：小児内科，45（増刊): 421-422，2013
8) Rodeghiero F, et al：Blood, 113：2386-2393, 2009

第9章 その他

60 ★★ IgA血管炎

ファーストタッチ

1 基本姿勢

- 紫斑，関節症状，腹痛，腎炎を4主徴という[1]。IgA血管炎の診療は，この4主徴のいずれか1つから本症を疑うところから始まる。

> #### IgA血管炎の症状と頻度
>
> **①紫斑（100%）**
> - 下腿から臀部にかけて触知可能な丘疹状紫斑（palpable purpura）が出現。紫斑であり圧迫しても色が消退しない
> - 血液検査では血小板や凝固系に異常を認めず，D-ダイマーとCRPは上昇する
>
> **②関節症状（60〜75%）**
> - 発赤や熱感はないが，足や膝の疼痛・腫脹を認め，最初に整形外科を受診することもある
> - 関節部以外にも頭部や顔面，会陰部に限局性の浮腫を認める場合，これをクインケ浮腫とよぶ。クインケ浮腫も関節症状と同様，発赤や掻痒感はないものの，疼痛を伴う
>
> **③腹痛（50〜65%）**
> - 腹痛は激烈な痛みで自制できない。血便を伴うこともあり，腸重積症を合併することもあるので要注意である
> - エコー上は十二指腸の炎症が強く，胆汁性嘔吐を来すこともある
>
> **④腎炎（20〜55%）**
> - 血尿を認める
> - ほかの症状より遅れて出現する。通常は1〜3週間以内に出現するが，約10%は2カ月以上経過してから出現するため，発症6カ月後まで尿検査を行う
> - 予後は腎炎によって決まる

〔日本皮膚科学血管炎・血管障害診療ガイドライン改訂版作成委員会：日本皮膚科学会雑誌，127：332-340，2017より〕

2 原　因

- 上気道炎を主体とした感染症がIgA血管炎の発症と関連する[2]。小児の症例の50％で，IgA血管炎発症1〜2週間前に先行感染として上気道炎の既往がある[3]。溶連菌が原因のこともある[2]。

3 診　断

- 小児のIgA血管炎の診断に皮膚生検は不要である[1]。典型的なpalpable purpuraを認めればIgA血管炎と診断できる[2]。ただし，血小板数が低下している場合は特発性血小板減少性紫斑病（ITP，59 p364）を，APTTが延長すれば血友病を考えなければならない。
- 70％の症例が下腿から臀部にかけて触知可能な丘疹状紫斑が出現することで発症するため，その場合診断は容易である[4]。
- 30％の症例では腹痛や関節痛，クインケ浮腫（顔面，足背，手背，陰嚢にみられる限局性の血管浮腫）から始まるため，診断に苦慮する[4]。
- 腹痛や関節痛，クインケ浮腫で始まった場合も，最終的には紫斑が出現することが欧州リウマチ学会・欧州小児リウマチ学会診断基準において必須とされている。

4 予　後

- 約30％が発症から4〜6カ月以内に1回以上再発する[2]。年余の経過で持続する症例も5％未満で認められる[3]。通常は，再発ごとに初発時よりも軽症になる[2]。
- 血尿を認め，IgA血管炎腎炎と診断した児の8％が慢性腎炎に至る[2]。逆に腎炎症状さえなければ，予後は良好である。

検査をする基準

1 典型的なpalpable purpuraを認める場合

- 典型的なpalpable purpuraを認めれば，全血算（CBC），一般生化学，凝固系検査（D-ダイマー，XIII因子も），ASO，一般

検尿，尿沈渣（連日），A群溶連菌迅速検査。
- 消化器症状があれば便潜血を追加。
- 便潜血が陽性ならば腹部エコー，腸重積症があれば整復する。

2 典型的なpalpable purpuraがない場合

- 典型的なpalpable purpuraがない場合は診断も検査するタイミングも難しい。腹痛，関節症状からIgA血管炎を疑って，凝固系XIII因子の低下が診断の決め手となった症例報告はある[5), 6)]。

帰宅とする基準

- 腹痛がない場合。

処方例

6歳，体重20kg。下肢の紫斑と腹痛，溶連菌陽性

入院のうえ，以下を指示・処方

- ベッド上安静を指示
- アセトアミノフェン（カロナール®）細粒
  1回200mg　5回分　痛いときに（6時間以上空ける）
- プレドニゾロン散
  1日20mg　分2　14日分（その後14日間かけて漸減）
- 溶連菌陽性に対し以下を処方[4)]
  - アモキシシリン（パセトシン®またはサワシリン®）
    1日800mg　分3　10日分　内服
- 紫斑が強い場合に考慮[7)]
  - カルバゾクロム（アドナ®）
    1日30mg　分3　14日分　内服
  - ビタミンC（シナール®配合錠）
    1日400mg　分3　14日分　内服
- 凝固第XIII因子90%以下の場合に考慮
  - 乾燥濃縮ヒト血液凝固第XIII因子（フィブロガミンP®）
    1回12〜20mL　1日1回　静注

処方の解説

- 紫斑や関節痛に対しては安静が有効である。

(1) 痛みのコントロール

- 腹痛や関節痛に対しては鎮痛薬で対処するのが基本である。アセトアミノフェンを1回10〜15mg/kg。ただし1回500mgを超えない。
- 強い腹痛で，鎮痛薬が無効なケースでは，ステロイドが推奨されている[1]。筆者はRonkainenらと同様に，経口ステロイド（プレドニゾロン）を1日1mg/kg，分2，14日分（ただし1日30mgを超えない）投与し，その後14日間かけて漸減終了している[8]。
- どうしても腹痛がコントロールできない場合は，絶飲食，維持輸液とし，ステロイドを水溶性プレドニン®，1回0.5mg/kg，1日2回投与に変更する。ただし1回15mgを超えない。

(2) 抗ヒスタミン薬

- 血管炎症候群の診療ガイドラインでは，皮膚の有痛性浮腫や掻痒感には抗ヒスタミン薬の使用を妥当としているが，筆者はIgA血管炎の病態上，ヒスタミンが関与しているとは思えないので，投与していない。

(3) 抗菌薬

- 血管炎症候群の診療ガイドラインには記載されていないが，咽頭A群溶連菌陽性の場合は除菌する[4]。アモキシシリンを1日40mg/kg，分3，10日分。ただし1日1,000mgを超えない。

(4) 紫斑がある場合

- 同様に，血管炎症候群の診療ガイドラインには記載されていないが，紫斑が強い場合はカルバゾクロム（アドナ®）を1日1.5mg/kg，分3（ただし1日90mgを超えない），ビタミンC（シナール®配合錠）を1日20mg/kg，分3（ただし1日600mgを超えない）[7]。
- シナール®がない場合，筆者はハイシー®を1日50mg/kg，

分3で処方している。ただし1日2,000mgを超えない。

(5) 血液凝固第XIII因子製剤

- 凝固第XIII因子90％以下では，乾燥濃縮人血液凝固第XIII因子（フィブロガミン®P）の適応はあるが[3]，血液製剤という点で安易な使用は慎みたい[4]。投与する場合は1回12～20mL，1日1回。

再診のタイミング

- 発症から6カ月後まで月1回は尿検査[1]。
- 血尿を認める場合は，血尿が消失するまでフォローを継続する。
- 尿蛋白/Cre比が「6～12カ月間0.2～0.4g/gCrを持続」，「3～6カ月0.5～0.9g/gCrを持続」，「1～3カ月間1.0～1.9g/gCrを持続」，「2.0g/gCr以上」の場合は，腎生検の適応がある[9]。
- 尿蛋白/Cre比0.2g/gCr未満であれば，血尿が続いても腎生検を急ぐ必要はない。ただしこの場合も小児科専門医に必ず相談する。

Note 筆者はまず1カ月おきにフォローし，徐々に間隔を広げ，最終的に血尿消失まで1年に1回フォローする。途中で尿蛋白/Cre比0.2g/gCr以上となった場合は毎月フォローする。ジピリダモール（ペルサンチン®錠，1日5mg/kg，分3）を開始する施設もある[4]。尿蛋白/Cre比0.2～0.4g/gCr程度と軽度であっても，1年間持続した場合は腎生検が可能な専門施設に紹介する[10]。肉眼的血尿やCre 1mg/dL以上，高血圧がある場合は，速やかに小児腎臓専門医に紹介する[10]。

保護者への説明例

 6歳，体重20kg。下肢の紫斑と腹痛

特徴的な紫斑を認めます。血液検査で血小板やAPTTに異常がないことから，IgA血管炎を第一に考えます。これは3～

> 10歳に多い病気で，血管に炎症が起きることで血液が血管から漏れ出します．腹痛や関節痛を伴うこともあり，3人に1人は腎炎を合併することもあります．腎炎さえなければ予後は良好です．紫斑自体は怖いものではありませんが，腹痛はかなり強く，しんどそうです．腹痛を和らげる薬がありますので，入院したうえでそれを使いましょう．腎炎になるかどうかは現時点ではわかりません．入院中は毎日，退院後は毎月尿検査をしていきましょう．

入院とする基準

- 腹痛を伴う場合は入院．

引用文献
1) 日本皮膚科学血管炎・血管障害診療ガイドライン改訂版作成委員会：日本皮膚科学会雑誌，127：332-340，2017
2) Robert M. Kliegman, 他・著, 衞藤義勝・監訳：ネルソン小児科学 原著第19版．エルゼビア・ジャパン，pp1012-1015，2015
3) 日本循環器学会, 他・編：血管炎症候群の診療ガイドライン（2017年改訂版）．pp78-83，2018
4) 五十嵐　隆・編：小児科診療ガイドライン；最新の診療指針 第3版．総合医学社，pp550-552，2016
5) 清益功浩, 他：小児科臨床，68：1247-1251，2015
6) 松本由佳子, 他：松江市立病院医学雑誌，18：69-72，2014
7) 松原知代：小児内科，42（増刊）：726-729，2010
8) Ronkainen J, et al：J Pediatr, 149：241-247, 2006
9) 血尿診断ガイドライン編集委員会・編：ライフサイエンス出版，pp37-39，2013
10) 五十嵐　隆・編：小児科診療ガイドライン；最新の診療指針 第3版．総合医学社，pp377-380，2016

61 糖尿病性ケトアシドーシス

第9章 その他

ファーストタッチ

1 基本姿勢

- 小児1型糖尿病の多くは急性発症し，その15～70％が糖尿病性ケトアシドーシスを伴って発症する[1]。
- 輸液をするとき，必ず血液ガスを検査する習慣さえあれば，糖尿病性ケトアシドーシスを見逃すことはない。特に嘔吐，腹痛，多飲多尿にもかかわらず，脱水，四肢末梢冷感，循環不全，意識レベル低下（傾眠傾向），クスマウル呼吸，ケトン臭の症状がある場合には注意し，他院で輸液したがこれらの症状が改善されないという理由で紹介を受けたときは，必ず血液ガスをみる。
- 意識レベルが安定するまで，血糖値，血液ガス，電解質を2～3時間ごとにチェックする。

2 診 断

- 糖尿病性ケトアシドーシスの診断基準を以下に示す。すべて満たせば診断となる。

①高血糖：250mg/dL以上（一般的には500mg/dL以上[1]）
②高ケトン血症[*1]：β-ヒドロキシ酪酸の増加
③アシドーシス：動脈血液ガスpH 7.30以下[*2]，HCO_3^- 18mEq/L未満

*1 尿中ケトン体はアセト酢酸のみ検出するので，尿検査で正確に高ケトン血症を把握できるわけではないが，ここでは簡易的に尿中ケトン陽性で高ケトン血症としてもよいと筆者は考える。
*2 動脈と静脈のpH差は0.033という報告があるため[2]，静脈血液ガスpH 7.267以下でもよいと考える。

〔日本糖尿病学会・編著：糖尿病診療ガイドライン 2016．南江堂，pp449-450，2016を参考に作成〕

3 脳浮腫

- 糖尿病性ケトアシドーシスの主な死亡原因は脳浮腫である。特に初めの4～12時間に注意[1]。急な血糖値の降下（100mg/dL/時以上）と過剰な輸液に注意。
- アシドーシスは充分な輸液とインスリンで回復するので、メイロン補正は行わない。
- 意識状態の急変、瞳孔の変化、けいれんに注意。

検査をする基準

- 全血算（CBC）、一般生化学、インスリン（IRI）、電解質、血液ガス、HbA1c、血中ケトン体、抗GAD抗体、抗IA-2抗体、検尿、頭部CT検査を行う。

帰宅とする基準

- 帰宅できない。

処方例

1 ルート1：輸液

(1) 治療開始0～2時間：初期輸液

- 生食7.5～10mL/kg/時。通常、体重の5～10％の脱水がある[1]。利尿があるまでを目安に。

(2) 治療開始2～10時間：移行期輸液

- 血糖値が300mg/dL前後になれば、2号輸液（ソリタ®-T2号）を3～5mL/kg/時、Pの補充、Kの補充（20～40mEq/L）を行い、Kが3.4mEq/L以上になるように調節する。血糖値によって糖濃度2.5～5.0%を目安に調節。

(3) 治療開始10～24時間：維持期輸液

- 3号維持液（アセテート維持液3Gなど）を3～4mL/kg/時。K、糖濃度を適宜調節。

(4) 治療開始24～48時間：輸液中止

- 完全に覚醒し，経口摂取可能になれば輸液中止。

2 ルート2：インスリン

(1) 初期治療

- 速効型インスリン（ヒューマリン®R）を0.1U/kg/時（5歳未満：0.05U/kg/時），点滴静注。

  Note 血糖値の低下は50～100mg/dL/時を目指す。これ以上速くならないように。

(2) 移行期治療

- 血糖値が300mg/dL前後になれば，速効型インスリン（ヒューマリン®R）を0.05U/kg/時を目安に減量。

(3) 維持期治療

- 速効型インスリン（ヒューマリン®R）を0.01～0.05U/kg/時，血糖値100～200mg/dLを目安に適宜増減。

(4) インスリン皮下注射

- インスリン皮下注開始時の目安は0.5U/kgを4等分し，毎食前に超速効型（ノボラピッド®），眠前に持効型（トレシーバ®またはランタス®）を皮下注する。血糖値をみながら適宜増減する。

処方の解説

- 治療はルート2本で行う。すぐに2本とれなければまずはルート1から開始。

再診のタイミング

- 入院後は1型糖尿病としての管理が始まる。退院後も月に1回は糖尿病管理で再診することになる。

保護者への説明例

 9歳。嘔吐と傾眠で救急車来院。高血糖とアシドーシスを認める

　血糖値が高いことと血液が強い酸性を示していることが気がかりです。糖尿病性ケトアシドーシスを疑います。この病気では体の中のインスリンが足りないことで，筋肉や細胞がブドウ糖をうまく取り入れることができなくなり，その結果ブドウ糖の代替品であるケトン体が合成されていき，体の血液が酸性に傾いていきます。本当に糖尿病かどうかはこれから精査しますが，まずは血糖値をコントロールする治療を開始します。

入院とする基準

- 入院が必要。

引用文献
1) 古宮　圭, 他：小児内科, 44（増刊）: 176-177, 2012
2) Bloom BM, et al：Eur J Emerg Med, 21：81-88, 2014

第9章 その他

62 心筋炎

ファーストタッチ

- ウイルス性の感冒様症状に引き続いて起こる,頻脈,不整脈,多呼吸,四肢冷感,不機嫌・活気不良(心不全症状),心音減弱,ギャロップリズムに注意。
- 腹痛や嘔吐が主訴であることも多く,初診でウイルス性胃腸炎と診断されていることもある。

  Note 腹痛児には必ず心音を聴取し,同時に右季肋部を触る習慣をもったことで,腹痛,頻脈,肝腫大から急性心筋炎を2例早期診断できた経験をもつ医師もいる[1]。

- 心原性ショックに至れば,血圧低下,CRT(capillary refill time)延長,肝腫大,頸静脈怒張(乳児ではわからない)がみられる。また,うっ血性心不全から努力呼吸,cracklesの聴取,SpO_2低下など肺水腫の所見を得られる。
- 心筋炎では末梢静脈ライン確保が不自然なほどに困難となるが,これは末梢循環不全,虚脱によるものである。
- 一方で,小児の胸痛の原因が心筋炎である可能性は2%未満である[2]。

  Note もちろん無視できる確率ではないので,胸痛患者では必ず胸部X線画像,心電図を撮る。

検査をする基準

- 非特異的な症状から心筋炎を疑えるかどうかがすべてである。疑ったら以下の血液検査,胸部X線検査,心電図,心エコー検査を行う。

- 血液検査：AST，ALT，LDH，CK，CK-MB，心筋トロポニンなど逸脱酵素の上昇。BNPの上昇
- 胸部X線検査：心拡大や肺水腫
- 心電図：low voltage，ST変化，房室ブロック，wide QRS。感度は高い[3]
- 心エコー検査：心嚢液貯留，EF低下，左室腔拡大，MR

帰宅とする基準

- 帰宅できない。死亡または心臓移植を要する率は20～30％である[4]。

処方例

- 入院し，循環器専門医に相談したうえで，以下の治療を行う[5], [6]。

1 全般的な対処

処 置

- 安静：ベッド上安静。無理なら鎮静薬使用
- 心拍呼吸モニター，SpO$_2$モニター装着
- 酸素投与。全身状態が悪ければ人工換気（呼吸筋を使わないことで体の酸素需要を減らせる）
- 急変に対する準備：除細動器，蘇生薬
- 原因が判明すればその治療：抗菌薬，抗ウイルス薬，ガンマグロブリン（1日2,000mg/kg，24時間以上かけて。ただしエビデンスは乏しい）など

2 心不全に対する治療

処　方

- 血圧が維持され，左室駆出率の低下も軽度の場合
  - フロセミド（ラシックス®）細粒
    1日2mg/kg　分2
  - スピロノラクトン（アルダクトン®A）細粒
    1日2mg/kg　分2
  - エナラプリル（レニベース®）錠
    1日0.2mg/kg　分2
  - 低K血症に注意（4.0mEq/Lを目安に）
- 血圧低下および頻脈がある場合
  - ミルリノン（ミルリーラ®）　　　0.5μg/kg/分　点滴静注
  - ドパミン（イノバン®）　　　　　5μg/kg/分　点滴静注
  - ドブタミン（ドブトレックス®）　5μg/kg/分　点滴静注
  - バイタルサインに注意し，特に不整脈の出現に注意
- 輸液は少なめに。尿量をみながら，維持量の7割程度を目安に
- ＜心拡大著明，心収縮力低下例＞血栓予防に，アスピリン
  1日5mg/kg　分1　内服

3 不整脈（期外収縮が最も多い）に対する治療

処　方

- ＜完全房室ブロック＞イソプレナリン（プロタノール®L）
  0.01μg/kg/分　点滴静注
- ＜頻発する心室性期外収縮＞リドカイン（キシロカイン®）
  1回1mg/kg　5分以上かけて静注（その後，15～30μg/kg/分で維持）

処方の解説

- 全身状態不良，治療に反応しない心不全，高度房室ブロック合併例では，特に速やかな対応をとる。

第9章 その他

再診のタイミング

- 退院後も循環器専門医とともに経過をフォローする。

保護者への説明例

6歳。風邪症状の翌日から腹痛，嘔吐が出現。さらに翌日には嘔吐が続き，顔色不良，頻脈を認めた。心拍数150回/分，呼吸数40回/分，SpO_2 93%，血圧68/43，CRT 4秒

レントゲン画像で蝶形陰影があり，血液検査でトロポニンT陽性，BNP 1,463pg/mLと異常高値で，心エコー検査でも心臓の左室の動きが鈍いです。心電図ではQRSの幅が広く，心室性期外収縮も認めます。急性心筋炎と考えられます。非常に危険な状態ですのですぐに入院しましょう。

入院とする基準

- 心筋炎のすべてが重症化するわけではないが，診断が確定した時点でICU入院を念頭に置く。

引用文献
1) 田端祐一：小児内科，48：1755-1758，2016
2) 土橋隆俊：小児科診療，80：27-33，2017
3) 五十嵐 隆・編：小児科診療ガイドライン；最新の診療指針 第3版．総合医学社，pp209-213，2016
4) 小野 博：小児内科，49：1621-1624，2017
5) 賀藤 均：小児内科，44（増刊）：514-515，2012
6) Robert M. Kliegman，他・著，衞藤義勝・監訳：ネルソン小児科学 原著第19版．エルゼビア・ジャパン，pp1896-1898，2015

第9章 その他

63 小児二次救命処置（PALS）

ファーストタッチ

- 米国心臓協会は，小児の二次救命処置（PALS）のためのシミュレーション教育を行っている。PALS講習会で学ぶ疾患のうち，本書に記載があるものはクループ（13 p141），アナフィラキシー（48 p310），気管支喘息（50 p320），細気管支炎（12 p137），肺炎（11 p129），心筋炎（62 p381）である。また薬物中毒や頭部外傷，けいれんによる呼吸調節の障害や，胃腸炎からの循環血漿量減少性ショックにも対応できる。

- PALS講習会では，小児科医よりも救急医や総合診療医にこそ必要となる知識・技術を習得できる。筆者はPALSインストラクターであるため，自戒を込めてあえていうが，もし救急医や総合診療医にとってPALSが退屈なものであったとすれば，それはPALSインストラクターの責任である。

- 本項では，小児の一次救命処置（BLS）からPALSへの流れを確認する。ただし，小児の院外心停止の生存退院率は8％，院内心停止の生存退院率は43％で，予後は悪い[1]。

- PALSの神髄はいかに心停止を防ぐかであることを付記しておく[1]。

検査をする基準

- 心停止において除細動やアドレナリンが奏効しない場合，治療可能な6H5Tを確認する[2]。すなわち血液量減少（hypovolemia），低酸素症（hypoxia），水素イオンによるアシドーシス（hydrogen ion），低血糖（hypoglycemia），低/高カリウム血症（hypo-/hyperkalemia），低体温症（hypothermia），緊張性気胸（tension pneumothorax），心タンポナーデ（tamponade），毒物（toxins），肺塞栓（thrombosis pulmonary），冠動脈狭窄

385

第9章　その他

（thrombosis coronary）である。
- 血液ガス，胸部X線検査は，6H5Tのうち低血糖，低/高カリウム血症，緊張性気胸を見つけるのに有用である。

帰宅とする基準

- 蘇生に成功しても，帰宅できない。

処方例

1 BLS

(1) 意識の確認[3]
- 乳児では足底を刺激し反応をみる。1歳以降は成人と同じで肩を叩く。

(2) 助けを呼ぶ
- 児に意識がない場合，救急蘇生チームを要請し，AEDと救急カートを持ってきてもらう。

(3) 呼吸と脈拍チェック
- 呼吸は胸郭の運動を見て確認。同時に脈拍をチェックする。
- 死戦期呼吸は無呼吸である。
- 乳児は上腕動脈で脈拍確認。1歳以降は成人と同じで頸動脈で脈拍確認。

(4) CPR
- 呼吸・脈拍がなければ迷わず胸骨圧迫と酸素換気を行う。
- 一人で行う場合，1歳未満では2本指法で30対2。1歳以上では片手または両手による圧迫で30対2。
- 二人で行う場合，1歳未満では胸郭包み込み両母指圧迫法で15対2。1歳以上では片手または両手による圧迫で15対2。

(5) AED
- 8歳未満は小児用パッドがよいが，なければ成人用でもよい。
- 乳児はAEDではなく手動式除細動器の乳児パドルがよいが，なければ小児用パッドでもよく，小児用パッドもなければ成人用でもよい。ただし2枚のパッドが接触しないように貼る。場

合によっては胸と背中に貼ることもありうる。
(6) BLSの終了
- 児が動きだすか，PALSが始まるまではBLSを終了させない。
- BLS中は，脈拍の再確認は不要。除細動の適応がなくてもAEDは剥がさない（2分おきに再解析してくれる）。

2 PALS

(1) PALSの開始[4]
- 救急蘇生チームが到着すればPALSが始まる。このときからは脈拍の再確認を行う。心電図モニターを装着する。

(2) 心静止（asystole），無脈性電気活動（PEA）の場合
- 小児の8割以上がこのパターンである。

> **処置・処方**
> - アドレナリン（以下から1つ選択）
>   - アドレナリン（ボスミン®）10倍希釈液
>   0.01mg（0.1mL）/kg　3〜5分ごとに静注
>   - アドレナリン（ボスミン®）原液
>   0.1mg（0.1mL）/kg　3〜5分ごとに気管内投与
> - 不整脈の解析や心拍の確認　2分ごと

(3) 心室細動（VF），脈なし心室頻拍（VT）の場合

> **処置・処方（順に行う）**
> ① 除細動　2〜4J/kg
> ② ＜2分後もVF，脈なしVTの場合＞除細動　4J/kg
> ③ ＜②の後に＞アドレナリン（以下から1つ選択）
>   - アドレナリン（ボスミン®）10倍希釈液
>   0.01mg（0.1mL）/kg　3〜5分ごとに静注
>   - アドレナリン（ボスミン®）原液
>   0.1mg（0.1mL）/kg　3〜5分ごとに気管内
> ④ ＜②から2分後もVF，脈なしVTの場合＞
>   除細動　4〜10J/kg
> ⑤ ＜④の後に＞アミオダロン（アンカロン®）
>   5mg/kg　静注

処方の解説

- 蘇生を成功させるには知識・技術も大切だが，チームダイナミクスも大切である。クローズドループコミュニケーション，明確な指示，相互尊重について常に意識を払うこと。これらはPALS講習会で習う。

再診のタイミング

- 上手く蘇生でき，蘇生後の管理も上手くいった場合でも，発達フォローは必要。

保護者への説明例

- 蘇生の場に保護者を付き添わせるかどうかも重要な事項である。PALS講習会ではこれについても学習する。さらには，残念なことに児を助けることができなかったケースでも，保護者にどのように説明するかについてPALS講習会で学習する。

入院とする基準

- 蘇生に成功した場合，酸素濃度を下げ，SpO_2 94〜99％になるようにする。低体温療法を行う。

引用文献
1) American Heart Association：PALSプロバイダーマニュアル 2015（日本語版）．シナジー，p69，2015
2) American Heart Association：PALSプロバイダーマニュアル 2015（日本語版）．シナジー，p75，2015
3) American Heart Association：PALSプロバイダーマニュアル 2015（日本語版）．シナジー，pp15-27，2015
4) American Heart Association：PALSプロバイダーマニュアル 2015（日本語版）．シナジー，p89，2015

索 引

特に詳しく記載しているページは**太字**で示す

【薬剤索引】

英字
L-カルボシステイン
27, 69, 126, 132, 138, 144, 164, 168, 187, 210

あ
アシクロビル 82, 192, 195, 203
アジスロマイシン
133, 187, 207, 223, 331
アズノール 102
アスピリン 356, 383
アセテート維持液3G 378
アセトアミノフェン
12, 39, 195, 210, 289, 348
アダラート 303
アドソルビン 51, 229
アドナ 91, 373
アドレナリン 138, 143, 312, 387
　——吸入 26, 138, 144
　——筋注 78, 313
アミオダロン 387
アモキシシリン
65, 69, 132, 149, 210
　高用量—— 69
　——・クラブラン酸配合剤 65
アラセナ-A 83, 195
アルダクトンA 383
アルピニー
12, 126, 144, 158, 172, 179, 195
アルメタ 328
アレグラ 79, 313, 317, 330

アレジオン 79, 313, 317, 336
アレロック
79, 313, 317, 331, 336
アンカロン 387
アンピシリン 254, 296
アンヒバ
12, 126, 144, 158, 172, 179, 195

い
イソプレナリン 383
イナビル 159
イノバン 383
イブプロフェン 289
インスリン 379
インタール
27, 132, 164, 168, 313, 322
インフリキシマブ 356

え
エナラプリル 383
エピナスチン 79, 313, 317
エピペン 317
エペリゾン 349
エンペシド 104

お
オイラックス 79, 330, 336
オゼックス 134, 188
オセルタミビル 158
オラペネム 211
オロパタジン
79, 313, 317, 331, 336

か
ガスター 255

389

ガストログラフイン 236, 351
カルバゾクロム 91, 373
カルバマゼピン 116, 272
カロナール
　39, 58, 69, 75, 154, 168, 182,
　200, 210, 233, 250, 373
乾燥濃縮ヒト血液凝固第XIII
　因子 92, 373
ガンマグロブリン
　255, 356, 367, 382
　——大量療法 66, 248, 366
　——投与後の予防接種 358
　——不応予測スコア 357

き

キシロカイン 383
キズパワーパッド 342
強力ポステリザン 58
キンダベート 102, 328

く

クラバモックス 65
クラフォラン 296
クラリス 133, 187
クラリスロマイシン
　133, 187, 206, 329
クラリチン 79, 313
グリセオール 255
グリセリン浣腸 39, 58, 244
クリンダマイシン 223
クロタミトン 79, 330, 336
クロトリマゾール 104
クロモグリク酸
　27, 132, 164, 168, 313, 322

け

ケイ酸アルミニウム 51, 229
ケフラール 86, 215, 223
ケフレックス 85, 215, 223
献血ヴェノグロブリンIH
　255, 356, 367
ゲンタマイシン 342

こ

コデイン 28
五苓散 50, 175, 228
コロネル 241

さ

ザイザル 79, 313, 317, 330, 336
ザナミビル 159
サルブタモール
　27, 132, 164, 168, 313, 322
サワシリン
　69, 132, 149, 210, 214, 297,
　303, 332, 373
酸化マグネシウム 58, 241, 245

し

ジアゼパム 115, 262, 268
　——予防投与 259
ジスロマック
　133, 187, 207, 223, 331
シナール 91, 373
シナジスの適応条件 162
ジピリダモール 375
ジフェンヒドラミン
　79, 330, 336
ジメチコン 241
ジメチルイソプロピルアズレン
　102
十全大補湯 218

す

水溶性プレドニン 374
スタデルム 90
スピロノラクトン 383

せ

セファクロル 86, 215, 223
セファレキシン 85, 215, 223
セフォタキシム 254, 296

な・に

セフォタックス 296
セフカペン 86, 214, 222
セフジトレン 86, 211, 214, 223
セフジニル 86, 214, 222
セフゾン 86, 222
セフポドキシム 297
セルシン 115, 268

そ

ゾビラックス 82, 195, 203
ゾフルーザ 159
ソリタ-T2号 378
ソル・メドロール 368

た

ダイアップ 262
タミフル 158
タンニン酸アルブミン 51, 229

ち・つ

チオペンタール 274
ツロブテロール 27, 132, 164, 168, 322

て

テオフィリンによるけいれん 274
デカドロン 144, 254
デキサメタゾン 144, 254, 323
テグレトール 116, 272
テビペネム 211
デュオアクティブ 341

と

トスフロキサシン 134, 188
ドパミン 383
ドブタミン 383
ドブトレックス 383
ドルミカム 115, 236, 268
トレシーバ 379
ドンペリドン 50, 175, 228

な・に

ナウゼリン 50, 175, 228
ニカルジピン 303
ニフェジピン 303

の

濃グリセリン・果糖 255
ノーベルバール 116, 272
ノボラピッド 379

は

ハイシー 92, 374
ハイドロサイト 341
排膿散及湯 218
白色ワセリン 102
麦門冬湯 20
パセトシン 69, 132, 149, 210, 214, 297, 303, 332, 373
バナン 297
バラシクロビル 82, 195, 203
パリビズマブの適応条件 162
バルトレックス 82, 195, 203
バロキサビル 159
バンコマイシン 255

ひ

ビーソフテン 327
ビオスリー 39, 50, 58, 175, 228, 233, 241, 245
ビオフェルミン 39, 50, 58, 175, 228, 233, 241, 245
ビオフェルミンR 40
ビクシリン 296
ピコスルファート 245
ビタミンC 91, 373
ビダラビン 83, 195
ヒドロコルチゾン 323, 327
ヒューマリンR 379
ヒルドイド 327

ふ

- ファモチジン 255
- ファロペネム 86, 214
- ファロム 86, 214
- フィブロガミンP 92, 373
- フェキソフェナジン
  79, 313, 317, 330, 337
- フェノール・亜鉛華リニメント
  82, 203
- フェノバルビタール 116, 272
- ブチルスコポラミン 241
- ブルフェン 289
- プレドニゾロン
  91, 307, 313, 322, 323, 331,
  367, 373
- プレドニン
  307, 313, 322, 331, 367
  - 水溶性—— 374
- プロカテロール
  27, 132, 164, 168, 313, 322
- フロセミド 303, 383
- プロタノールL 383
- プロプラノロール 99
- フロモックス 86, 214, 222

へ

- ベタメタゾン 342
- ベナパスタ 79, 330, 336
- ベネトリン
  27, 132, 164, 168, 313, 322
- ヘマンジオル 99
- ペラミビル 160
- ペルサンチン 375
- ベンゾジアゼピンの離脱 274

ほ

- ボアラ 214
- ホクナリン
  27, 132, 164, 168, 322
- ホストイン 115, 268
- ホスフェニトイン 115, 268
- ホスホマイシン
  39, 50, 58, 86, 214, 233
- ホスミシン
  39, 50, 58, 86, 214, 233
- ボスミン 138, 143, 387
- ポリカルボフィル 241
- ポリフル 241

ま・み

- マグミット 58
- ミオナール 349
- ミダゾラム 115, 236, 268
  - ——点鼻 116, 268
- ミダフレッサ 115, 268
- ミドドリン 284
- ミノサイクリン 134, 188, 213
- ミノマイシン 134, 188
- ミヤBM
  39, 50, 58, 175, 228, 233, 241,
  245
- ミルリーラ 383
- ミルリノン 383

む・め

- ムコダイン
  27, 69, 126, 132, 138, 144, 164,
  168, 187, 210
- メイアクトMS
  86, 211, 214, 223
- メチルプレドニゾロン 323, 368
- メトリジン 284
- メプチン
  27, 132, 164, 168, 313, 322
- メロペネム 254

よ

- ヨクイニン 94

ら

ラキソベロン 245
ラシックス 303, 383
ラックビー 39, 50, 58, 175, 228, 233, 241, 245
ラニナミビル 159
ラピアクタ 160
ラボナール 274

り

リステリア 252
リドカイン 383
リドメックス 328
リレンザ 159
リンデロン-V 214
リンデロン-VG 341

れ

レスタミンコーワ 79, 330, 336
レニベース 383
レボセチリジン 79, 313, 317, 330, 336
レミケード 356

ろ

ロコイド 102, 327
ロタテック 175
ロタリックス 175
ロペミン 51, 229
ロペラミド 51, 229
ロラタジン 79, 313

わ

ワセリン 102

【用語索引】

欧文

数字・記号
1型糖尿病　377
2号輸液　378
3号維持液　378
5の法則　341
Ⅰ型アレルギー　78, 334
　——検査を蕁麻疹に対して行う基準　334
Ⅰ度熱傷　340
Ⅱ度熱傷　340
Ⅲ度熱傷　340
Ⅳ型アレルギー　316
β_2刺激薬吸入　26
β-ラクタム系薬　186

A
active-infectious cough　18
acute disseminated encephalomyelitis（ADEM）　66, 111, 261
acute encephalopathy with biphasic seizures and late reduced diffusion（AESD）　112, 265
　——予測スコア　113
acute focal bacterial nephritis（AFBN）　292
ADH分泌過剰症　255
AED　386
Alb　305
Alvarado Score　35
asystole　387
A群溶連菌　2, 80, 122, **148**, 193, 202, 213, 220, 329, 372

B
BCG痕の発赤　**89**, 354
benign childhood epilepsy with centrotemporal spikes（BECT）　275
BLS（basic life support）　386
B型肝炎ウイルス　96
B群溶連菌　252

C
cardiopulmonary resuscitation（CPR）　386
complex partial seizure（CPS）　276
crackles　3, 21, 23, 129
CRT延長　381

D
delayed repeat enema（DRE）　237
disseminated intravascular coagulation（DIC）　253, 364

E
EBウイルス　3, 96, 122, **181**, 360
　——の抗体結果　182
EM major　81
Evans症候群　364
Evansの診断基準　181

F
fever of unknown origin（FUO）　360
fever without a source（FWS）　360
fever without localizing signs　360
FTU（finger tip unit）　327

G

GBS (group B streptococcus) 252
GCS (Glasgow Coma Scale) 344

H

H$_2$ブロッカー 56, 337
hemolytic uremic syndrome (HUS) 231, 364

I

IgA血管炎 36, 91, **371**
IgA腎症 **300**, 306
IgE抗体検査 23, **49**, 316, 326, **334**
ILAE分類 276
instantaneous orthostatic hypotension (INOH) 283
idiopathic thrombocytopenic purpura (ITP) 364
　慢性型—— 366

J・K

JCS (Japan Coma Scale) 109
KOH直接鏡検法 103

L

LAMP **10**, 22, 74, 81, 131, 185, 193, 205, 330
LDH 134, 188
　——の有用性 18

M

MRI・MRA検査 68
　——を頭痛に対して行う基準 67
MRSA (methicillin-resistant *Staphylococcus aureus*) 86, 213

N

neonatal TSS-like exanthematous disease (NTED) 5, **98**
not doing well 6, 252

O

O157 231
OS-1 46

P

PaCO$_2$ 25
palpable purpura 91, 371
PALS (pediatric advanced life support) 385
Panayiotopoulos症候群 275
PEA (pulseless electrical activity) 387
PECARNの頭部CT基準 344
Pediatric Appendicitis Score 35
pencil sign 143
PFAPA症候群 5, 152, 221
post lumbar puncture headache (PLPHA) 249
posterior reversible encephalopathy syndrome (PRES) 299
post-infectious cough **19**, 123
PvCO$_2$ 25

Q・R

QT延長症候群 276
rhonchi 3, 21, 320
RSウイルス 19, 122, 137, 141, **162**, 167

S

SFU分類 296
simple partial seizure (SPS) 276

staphylococcal scalded skin syndrome (SSSS) **86**, 216
syndrome of inappropriate secretion of ADH (SIADH) 139, 255
systemic lupus erythematosus (SLE) 361, 364
ST合剤 213

T
TARC値 326
thumb sign 143
toxic epidermal necrolysis (TEN) **81**, 330

V
VF (ventricular fibrillation) 387
VT (ventricular tachycardia) 387

W
wheezes 3, 21, 320
whooping 206

X・Z
X線検査
　顔面―― 26, 65, 68
　胸腹部―― 347
　胸部―― 6, 10, 23, 74, 80, 122, 129, 167, 185, 381
　喉頭―― 143
　腹部―― 235, 240
Zスコア 354

和　文

あ
亜鉛欠乏 102
亜急性壊死性リンパ節炎 5, 221, 361
アクアライト 46
悪性黒色腫 101
悪性腫瘍 5, 221, 361
アシデミア 36
アシドーシス 44, 377, 385
アシネトバクター属菌 252
アセトン血性嘔吐症 4, **44**, 63, 227
アデノウイルス 3, 4, 34, 43, 66, 122, **152**, 226
　――咽頭扁桃炎 152
アトピー性皮膚炎 84, 88, 96, 191, 196, 213, 316, **325**
アトピー素因 325
アナフィラキシー 78, **310**, 317
　――症状を伴わない蕁麻疹 78
　――ショック 312
　――の重症度評価 311
　食物依存性運動誘発―― 316
　二相性―― 314
アミラーゼ 5, 68, 199, 220
アルブミン 305
アレルギー
　――検査を蕁麻疹に対して行う基準 334
　――症状 310
　――性蕁麻疹 335
　――性鼻炎 20, **23**, 28, 326
　――マーチ 326
　Ⅰ型―― 78, 334
　Ⅳ型―― 316
　鶏卵―― 325
　消化管―― 33, 243, 316
　食物―― 88, **316**, 326, 334

新生児-乳児消化管——
　　44, 54, 316
　ミルク—— 54
アレルギー検査 78, 317, 334
　Ⅰ型—— 334
アレルゲン 23, 310

い

異型リンパ球 181
意識障害 67, 252
意識評価 109
胃軸捻転 44
胃十二指腸潰瘍 56
胃食道逆流症 20, 123
異所性蒙古斑 100
胃洗浄 351
苺舌 **88**, 148, 232, 354
一次救命処置 386
一次性頭痛 286
胃腸炎
　——関連けいれん 113, **271**
　——関連けいれんの診断基準 271
　ウイルス性——
　　4, 34, 43, 174, **226**, 381
　感染性——
　　4, 33, 43, 51, 56, 174, **226**,
　　231, 271, 381
　細菌性——
　　4, 33, 51, 56, **231**, 271
　ノロウイルス—— **174**, 272
　ロタウイルス—— **174**, 273
一点凝視 109, 259
溢乳 44, 227
遺伝性球状赤血球症 94
井戸水 232
異物誤飲 347

咽後膿瘍 220
咽頭
　——結膜熱 152
　——痛 2, 13, 124, 186
　——扁桃炎 152
　——発赤 2, 149, 152
咽頭炎 181, 300
　細菌性—— 148
インフルエンザ 3, 66, **156**
　——B型 34
　——ウイルス 122, 141, **156**
　——菌 252
　——脳症の診断基準 112
　隠れ—— 158

う

ウィスコット・アルドリッチ
　症候群 364
ウイルス
　——血症 85, 196
　——性胃腸炎
　　4, 34, 43, **226**, 381
　——性上気道炎 2, 18, **124**
　——性の中毒疹 5, **97**
ウエストレークループスコア 142
ウォーターズ法 65
うっ血性心不全 48, 299, 381
うつ熱 8
運動制限 365
運動発作 276
ウンナ母斑 97

え

エビ 314, 316
エルシニア **232**, 360
嚥下困難 141
エンテロウイルス
　4, 34, 43, 65, **95**, 122, 124, **171**,
　226, 248

エンテロコッカス・フェカリス　296

お

黄色痂皮　213
黄色膿　217
黄色ブドウ球菌　5, 84, 99, 191, 202, **213**, 220, 252
黄疸　252
嘔吐　43
　　——下痢症　226
　　咳き込み——　**20**, 205, 324
　　発熱+——　4
太田母斑　100
おたふくかぜ　5, 66, **198**, 220, 248
オットセイの鳴き声　141
音過敏　287
おむつ皮膚炎　102
おもちゃ　347

か

開口障害　220
外傷機転　344
外傷性脳損傷　345
咳嗽　18
　　乾性——　19, 123, 186
　　感染後——　**19**, 123
　　急性——　**18**, 123
　　犬吠様——　141, 310
　　湿性——　19, **21**, 123, 133, 144, 162
　　心因性——　20, 123
　　スタッカート様——　206
　　遷延性——　19, 123
　　発熱+——　3, 21
　　発熱を伴わない——　18
　　慢性——　**20**, 123

海綿状小水疱　90
潰瘍　82, 190
　　——性大腸炎　37, 57, 361
　　胃十二指腸——　57
解離性大動脈瘤　73
下顎・頸部リンパ節腫脹　3, 190
下顎リンパ節炎　199
過換気　275
　　——症候群　74, 275
カキ　38, 174
下気道炎　3, 21
覚醒時大発作てんかん　276
隔離　77
隠れインフルエンザ　158
片麻痺　67, 286
顎下腺　198
学校検尿　300, 306
活性炭　349, 351
活動性感染性咳嗽　18
化膿性リンパ節炎　5, **220**, 359
痂皮　82, 202, 213
　　——性膿痂疹　215
　　黄色——　214
過敏性腸症候群　239
カフェオレ斑　275
下腹部痛　36
花粉症　316
カポジ水痘様発疹症　5, **84, 191**, 213, 326
カルバペネム系薬　223
川崎病　5, 73, 88, 134, 188, 221, 232, **354**, 361
　　——急性期カード　358
　　——の診断基準　354
　　不全型——　355
感音性難聴　253

398

感覚発作 276
眼球結膜充血 354
眼球偏位 109, 259
間欠的不機嫌 55
間欠的腹痛 43, 235
緩下薬 241
環軸椎回旋位固定 222
肝腫大 48, 181, 381
乾性咳嗽 19, 123, 186
関節炎 355, 360
関節症状 371
関節痛 354
感染後咳嗽 **19**, 123
感染性胃腸炎
　4, 33, 43, 51, 56, 174, **226**, **231**, 271, 381
感染性心内膜炎 360
完全房室ブロック 383
間代性運動 110, 259
間代発作 277
浣腸 33, 235, 244
　グリセリン―― 39, 58, 244
　高圧―― 55, 57
冠動脈
　――拡大 354
　――狭窄 385
　――疾患 73
　――病変 357
肝脾腫 355, 364
カンピロバクター属菌
　4, 34, 56, **231**
感冒後の鼻汁の遷延 23
陥没呼吸 6, 24, 142, 321
ガンマグロブリン
　――大量療法 66, 248, 366
　――投与後の予防接種 358
　――不応予測スコア 357

顔面X線検査 26, 65, 68
顔面蒼白 235
寒冷蕁麻疹 335

き

気管支炎 3, **129**, 162, 209, 320
　遷延性細菌性―― 20, 123
　喘息性――
　　3, 20, 129, 137, **320**
気管支喘息 123, 129, 157, 326
気管支喘息発作
　3, 20, 20, 74, **320**
気管支肺異形成症 163
気胸 74
　緊張性―― 385
機嫌不良 235
キズパワーパッド 342
気道異物 20
気道感染症 18
気道抵抗 143
機能性ディスペプシア 239
機能性腹痛 37, **239**
機能性便秘症 33
キャッスルマン病 361
ギャロップリズム 381
吸気性喘鳴 3, 21, 22, 141
吸気性笛声 206
丘疹 90, 96, 97, 103, 181
　――状紅斑 98
　――状紫斑 371
　紅色漿液性―― 186, 329
　充実性―― 94
　白色―― 95
急性
　――咳嗽 **18**, 123
　――喉頭蓋炎 141
　――散在性脳脊髄炎
　　66, 111, 261

用語索引

──糸球体腎炎　151, **300**
　　　──腎炎
　　　66, 150, 274, **299**, 305
　　　──心筋炎　381
　　　──巣状細菌性腎炎　292
　　　──声門下喉頭炎　141
　　　──中耳炎
　　　3, 63, 69, 130, **209**
　　　──虫垂炎　**35**, 199, 232
　　　──特発性蕁麻疹　78, **334**
　　　──脳症　**111**, 259
　　　──副鼻腔炎
　　　21, 23, **64**, 69, 286
　　溶連菌感染後──糸球体腎炎
　　　の診断基準　300
胸骨圧迫　386
強直発作　277
胸痛　73, 381
　心因性──　74
　特発性──　73
胸部X線検査　10, 74
胸膜炎　74
局所的なcrackles　3, 21, 23
巨大結腸症　33, 243
巨大色素性母斑　101
ギラン・バレー症候群　231
起立試験　282, 288
起立性調節障害　66, 74, 281
起立直後性低血圧　283
筋緊張低下　192
菌血症　14
筋線維腫症　361
緊張型頭痛　285
緊張性気胸　385
銀杏中毒　274

く

クインケ浮腫　371

空気感染　93, 202
クスマウル呼吸　377
くも膜下出血　66, 285
クラミドフィラ・ニューモニエ
　3, 19, 123, **130**, 185
クリッペル・トレノネー・
　ウェーバー症候群　98
クループ　3, 22, **141**
　　　──スコア　142
クレアチニンの基準値　295
クローン病　37, 57, 361

け

経口
　　　──ステロイド療法　366
　　　──負荷試験　54, **316**, 336
　　　──補水療法　46
頸静脈怒張　381
頸部腫脹　221
　発熱＋──　5, 221
頸部腫瘤　220
頸部リンパ節腫脹　5, 181, 354
傾眠　192, 344
鶏卵アレルギー　325
　　　──と予防接種　316
　　　──発症予防に関する提言
　　　325
けいれん　108
　　　──重積　112, **265**
　　　──重積型急性脳症予測
　　　スコア　113
　　　──予防　117
　胃腸炎関連──　113, **271**
　全身強直性──　277
　全身性間代性──　268
　単純型熱性──　261
　テオフィリンによる──　274
　発熱＋──　5

複雑型熱性—— 111
憤怒 114, 275
無熱性—— 113, 271, **274**
良性乳児—— 271
下血 56, 350
血液ガス 25, 372
　静脈—— 25, 44, 372
　動脈—— 24, 372
血液検査
　11, 37, 49, 57, 68, 74, 110
結核 360
血管炎症候群 360
血管腫
　単純性—— 98
　乳児—— 99
血球貪食症候群 364
血腫 344
血小板数と日常生活 365
欠神発作 277
血清TARC値 326
血清クレアチニンの基準値 295
血栓 383
結腸症 33, 243
血尿 299, 305, 371, 375
　糸球体性—— 301
　非糸球体性—— 301
血便 54
結膜炎 153
結膜充血
　88, 134, 152, 188, 232, 354
　——と眼脂 153
　眼球—— 354
ケトアシドーシス 36, 44, **372**
ケトン
　——臭 36, 44, 377
　——性低血糖 44
　尿中—— 44, 63, 377

解熱薬 13, 118
　——の使用方法 15
下痢 43
　抗菌薬関連—— 226
　発熱+—— 4
検査前確率 156
倦怠 354
犬吠様咳嗽 141, 310
顕微鏡的血尿 299

こ

誤飲 347
高圧浣腸 55, 57
抗インフルエンザ薬 157
硬貨 347
高カルシウム尿症 301
抗菌薬
　——関連下痢 226
　中耳炎に対する——の選択
　209
口腔アレルギー症候群 316
高血圧 299
　——性脳症 274, **299**
　——の定義 299
高血糖 36, 44, 377
高ケトン血症 44, 63, 377
膠原病 5, 221, 360
抗コリン薬 241
虹彩小結節 102
高サイトカイン血症 134, 188
甲状腺機能低下症 33, 243
紅色漿液性丘疹 186, 329
口唇ヘルペス **83**, 191, 329
硬性浮腫 **88**, 354
抗体検査 10, 26
喉頭X線検査 143
喉頭蓋炎 141
後頭部痛 67, 286

後頭葉てんかん 288
高熱
　3, 148, 153, 167, 171, 181, 190, 354
紅斑
　80, 82, 94, 97, 103, 148, 202, 354
　　丘疹状―― 98
　　新生児中毒性―― 98
　　多形滲出性――
　　　4, 80, 186, 193, **329**
　　蝶形―― 94
　　伝染性―― 94
　　乳児寄生菌性―― 103
　　レース様―― 94
抗ヒスタミン薬 28, 314, 374
後鼻漏 21
　　――症候群 20, 123
項部硬直 66, 200, 248
興奮 344, 348
肛門周囲膿瘍 217
高用量アモキシシリンの上限
　69
高流量酸素投与 108
抗ロイコトリエン受容体拮抗薬
　337
コールドウェル法 65
呼気性喘鳴 10, 25, 163, 323
呼気性の局所的なcrackles 129
呼吸
　　――困難 137, 311
　　――不整 109, 259
　　――不全
　　　24, 26, 131, 137, 321
　　アナフィラキシーによる――
　　　困難感 310
　　急性腎炎による――障害 299
　　タバコ誤飲による――促拍
　　　348

　　タバコ誤飲による――停止
　　　348
コクサッキーウイルスA6型
　172
黒色便 56
骨髄異形成症候群 364
骨折 344
粉ミルク 54
コプリック斑 5, **92**
鼓膜 3, 63, 209

さ

細気管支炎 3, 124, **137**, 162
細菌
　　――感染症 2
　　――性咽頭炎 148
　　――性髄膜炎
　　　4, 111, 122, **252**, 261
　　――性腸炎
　　　4, 33, 51, 56, **231**, 271
　　――性肺炎 133, 185
採血時の注意 11
再生不良性貧血 364
サイトメガロウイルス
　3, 96, 123, 181, 360
催吐薬 347
採尿バッグ 8, 294
魚の骨 20
鎖肛 33, 243
坐剤の切り方 13
嗄声 22, 141, 310
詐病 361
サポウイルス 226
サモンパッチ 97
サルモネラ属菌 4, 34, 56, **231**
酸素投与 26, 108, 115
産道感染 193

し

ジアノッティ症候群　96, 181
視覚障害　287
耳下腺　198
耳下腺炎
　反復性——　5, **199**, 220
　流行性——　5, 66, **198**, 220, 248
耳下腺腫脹　198
色素性母斑　101
糸球体腎炎　151, **300**
　溶連菌感染後急性——の
　　診断基準　300
糸球体性血尿　301
持効型インスリン　379
四肢（末梢）冷感
　36, 44, **372**, 381
四肢筋緊張亢進　110, 259
磁石　347
止瀉薬　51
市中肺炎　185
弛張熱　152, 162
歯痛　220
湿潤療法　342
失神　310
湿疹　88, 94, 148, 213, 325
湿性咳嗽
　19, **21**, 123, 133, 144, 162
自動症　277
紫斑　**91**, 371
　丘疹状——　371
　腹痛+下腿の発疹（——）　36
若年性
　——特発性関節炎　355, 360
　——皮膚筋炎　361
　——ポリープ　56
　——ミオクロニーてんかん　275
雀卵斑様色素斑　102

斜頸　220
周囲の流行状況　2
充実性丘疹　94
腫脹
　頸部——　221
　頸部リンパ節——　5, 181, 354
　耳下腺——　198
　リンパ節——　83, 84, 88
出血
　——斑　365
　点状——　148, 365
　粘膜——　366
腫瘤　220
循環血漿量減少性ショック　385
消化管アレルギー　33, 243, 316
上気道炎
　3, 21, **122**, 148, 158, 178, 185,
　209, 372
　ウイルス性——　2, 18, **124**
猩紅熱　**87**, 148
小水疱　103
　海綿状——　90
焦点起始発作　277
小児喘息　29
小児二次救命処置　385
小膿疱　103
上部尿路感染症　292
小発作　24, 321
静脈血液ガス　25, 44, 377
食塩制限　303
食物
　——アレルギー
　　88, **316**, 326, 334
　——依存性運動誘発アナフィ
　　ラキシー　316
　——経口負荷試験　316, 336
除細動　387

ショック　235, 312, 385
　　循環血漿量減少性――　385
　　心原性――　381
自律神経発作　276
痔瘻　217
耳漏　209
シロップ　28
　　吐根――　347
　　ドライ――　28
心因性
　　――咳嗽　20, 123
　　――胸痛　74
　　――発熱　361
　　――発作　275
腎盂腎炎　292
心エコー検査　74
腎炎　299, 305, 371
　　急性糸球体――　151, **300**
　　急性――
　　　66, 150, 274, **299**, 305
　　急性巣状細菌性――　292
　　腎盂――　292
　　膜性増殖性糸球体――　300
　　慢性――　372
　　ループス――　300
新型手足口病　172
心筋炎　74, 381
心筋梗塞　74
神経線維腫症1型　102
神経皮膚黒色症　101
心原性ショック　381
人工換気　115, 349
人工呼吸管理　139
人工破膜　340
心室
　　――細動　387
　　――性期外収縮　383

　　脈なし――頻拍　387
滲出液　342
浸潤影　130
心静止　387
腎生検　301, 306, 375
新生児
　　――TSS様発疹症　5, 98
　　――ざ瘡　99
　　――中毒性紅斑　98
　　――－乳児消化管アレルギー
　　　44, 54, 316
　　――の発熱　12, **99**
　　――ヘルペス　192
振戦　348
迅速検査　9, 26, 37, 48
身体症状項目　283
深達性Ⅱ度熱傷　340
心タンポナーデ　385
心停止　385
心内膜炎　360
腎尿路結石　301
腎膿瘍　292
心不全　48, 299, 381
蕁麻疹　**78**, 310, 329, **334**
　　アレルギー性――　335
　　寒冷――　335
　　急性特発性――　78, **334**
　　慢性――　78, **335**

す

髄液検査
　6, 12, 68, 110, 248, 253
　　――禁忌　253
髄液糖/血糖比　254
水腎症　296
水痘　4, **82**, 172, **202**, 213
　　ブレークスルー――　202
水頭症　253

水疱
　2, **82**, 123, 171, 190, 202, 340
　——性膿痂疹　214
　——の人工破膜　340
髄膜炎
　細菌性——
　　4, 111, 122, **252**, 261
　無菌性——
　　85, 171, 192, 199, **248**
　ムンプス——　200
髄膜刺激症状　252
スキンケア　325
　——指導　327
スキンタグ　244
スタージ・ウェーバー症候群
　98
スタッカート様咳嗽　206
頭痛　63
　緊張型——　285
　慢性連日性——　287
スティーブンス・ジョンソン
　症候群　**81**, 330
ステロイド　322
　——外用薬　342
　——パルス　368
　——療法　322
擦り傷　213

せ

性器ヘルペス　193
生後3カ月未満の発熱　7
精神発作　276
精巣炎　199
精巣捻転　35
整腸薬　39
整復　236
生理的溢乳　44, 227
咳き込み嘔吐　**20**, 205, 324

咳喘息　20, 123
舌下腺　198
赤血球
　——症　94
　尿中——　302
　変形——　301
　有棘——　301
絶食　56
接触皮膚炎　102
セフェム系薬　86, 215
遷延性咳嗽　19, 123
遷延性細菌性気管支炎　20, 123
閃輝暗点　287
鮮血便　57
潜在性菌血症　14
潜在性肺炎　7
穿刺吸引　221
全身強直性けいれん　277
全身性エリテマトーデス
　361, 364
全身性間代性けいれん　268
喘息　20, 65, 123, 320
　——性気管支炎
　　3, 20, 129, 137, **320**
　気管支——
　　123, 129, 157, 326
　小児——　29
　咳——　20, 123
　乳幼児——　25, 323
浅達性Ⅱ度熱傷　340
先天性血小板減少症　364
前頭葉てんかん　275
全般発作　277
喘鳴　18, **23**
　吸気性——　3, 21, 22, 141

そ

造影検査　295

側頭葉てんかん　66, 276, 285
鼠経ヘルニア嵌頓　32
速効型インスリン　379

た

タール便　56
第三世代経口セフェム系薬　215
代謝異常　274
体重増加不良　243
苔癬化　90
大泉門陥凹　9, 45
大泉門膨隆　4, 44, 66, 248, 252
大腸炎　37, 57, 361
大腸がん　54
大腸菌　61, 252, **231**
　　腸管出血性——　61, **231**
大動脈炎症候群　361
大動脈解離　73
大動脈瘤　73
大脳浮腫性病変　112, 260
胎便排泄遅延　243
大発作　24
ダウン症候群　163
多形滲出性紅斑
　　4, 80, 186, 193, **329**
　　溶連菌感染症に伴う——　80
多呼吸　6, 381
　　——の定義　45
脱水
　　4, **9, 45**, 125, 153, 173, 175,
　　182, 227
　　——の評価　9, 45
脱力発作　277
ダニ　23, 25
タバコ　348
卵アレルギー　325
　　——と予防接種　316

　　——発症予防に関する提言
　　325
痰　28
淡褐色斑　101
胆汁性嘔吐　371
単純型熱性けいれん　261
単純性血管腫　98
単純部分発作　276
単純ヘルペス
　　——ウイルス　3, 81, 171, **190**
　　——脳炎　111, **192**, 248, 259
蛋白尿　300, 303, 306

ち

チアノーゼ　6, 110, 142, 259
チェーンストークス呼吸　253
チック　275
知的障害　253
中間尿　292
中耳炎　3, 63, 69, 130, **209**
　　——の重症度　209
虫垂炎　**35**, 199, 232
　　——のスコア　35
注腸造影　235
中毒
　　——性表皮壊死症　**81**, 330
　　ウイルス性の——疹　5, **97**
　　銀杏——　274
　　薬物——　385
中発作　24
腸炎　4, 33, 51, 56, **231**, 271
腸回転異常　44
腸管出血性大腸菌　61, **231**
腸管遊離ガス　236
蝶形紅斑　94
腸重積症
　　34, 43, 55, 227, **235**, 371
　　——の診断基準　235

406

超速効型インスリン 379
治療可能な6H5T 385
治療可能な発疹 78
治療不可能な発疹 92
鎮咳薬 28

つ

ツァンク試験 194
通年性アレルギー性鼻炎 22
つつが虫病 360

て

手足口病
　43, 65, **95**, 122, **171**, 248
　新型―― 172
低温増菌法 232
啼泣 34, 131, 141, 143, 271
低血圧
　――の定義 45
　起立直後性―― 283
低血糖 44, 48, 271, 274, 385
　――の定義 48
　ケトン性―― 44
低酸素症 385
低体温症 385
ディック毒素 150
低ナトリウム血症 139, 255
低熱性けいれん 271
低補体血症 305
笛声 206
電解質異常 271, 274
てんかん 253, 258, 271, 275
　――発症予測因子 111
　覚醒時大発作―― 276
　後頭葉―― 288
　若年性ミオクロニー―― 275
　前頭葉―― 275
　側頭葉―― 66, 276, 285
　内側側頭葉―― 276

　乳児重症ミオクロニー――
　　275
　良性小児―― 275
　良性新生児家族性―― 275
　良性乳児家族性―― 275
点状出血 148, 365
伝染性
　――紅斑 94
　――単核球症 96, 122, **181**, 221
　――単核球症の診断基準 181
　――軟属腫 94, 326
　――膿痂疹
　　85, 191, 203, **213**, 300, 326
電池 349
臀部ヘルペス 193

と

頭蓋内圧亢進 253
　――症 4, 44, 227
頭蓋内占拠病変 253
瞳孔固定 253
瞳孔散大 109, 253, 259
糖尿病 377
糖尿病性ケトアシドーシス
　36, 44, **377**
　――の診断基準 377
頭部CT検査 111
　頭部打撲に対して――を行う
　　基準 344
頭部MRI・MRA検査 68
　頭痛に対して――を行う基準
　　67
頭部外傷 385
洞不全症候群 274
頭部打撲 **344**, 365
動脈血液ガス 24, 377
特異的IgE抗体検査
　23, **49**, 316, 326, **334**

特発性
　　——胸痛　73
　　——蕁麻疹　334
　　——ネフローゼ症候群　305
特発性血小板減少性紫斑病　364
　慢性型——　366
吐血　350
吐根シロップ　347
突発性発疹　5, 93, 123, **178**
とびひ
　85, 191, 203, **213**, 300, 326
ドライシロップ　28
ドラベ症候群　275
鶏肉　231
努力呼吸　381
ドレッシング材　341

な

内視鏡的摘出　347
内側側頭葉てんかん　276
永山斑　178
泣き入りひきつけ　114
夏風邪　171
ナットクラッカー現象　301
生野菜　231
難聴　199
　感音性——　253
なんとなく元気がない　6, 252

に

肉眼的血尿　299, 375
ニコチンの幼児致死量　348
ニコルスキー現象　**81**, 330
二次感染　202
二次性頭痛　66, 285
二次性全般化発作　277
二相性アナフィラキシー　314
二分脊椎　33, 243

乳酸菌・ビフィズス菌製剤
　39, 50, 58, 175, 228, 233, 241, 245
乳児
　——寄生菌性紅斑　103
　——けいれん　271
　——血管腫　99
　——重症ミオクロニー
　　てんかん　275
　——痔瘻　217
　——脂漏性皮膚炎　**100**, 325
乳幼児喘息　25, 323
乳幼児用JCS　109
尿管拡張　295
尿検査　11, 49, 68
尿蛋白　305
尿蛋白/Cre比　301, 305, 375
尿中
　——亜硝酸塩　293
　——ケトン　44, 63, 372
　——赤血球　302
　——白血球　293
尿培養　292
尿量　9, 45
　——低下　299
尿路感染症　4, 43, 122, **292**
妊娠　36
妊婦への接触　93

ね

ネコひっかき病　5, **221**, 360
熱
　うつ——　8
　熱源不明——　360
　プール——　152
　不明——　360
　リウマチ——　150
熱源
　生後3カ月未満の——　5

——推定 2
　　——不明熱 360
熱傷 340
　　——面積 341
熱性けいれん
　5, 110, 161, 167, 171, 179, 192, **258**, 265
　　——プラス 258
　　——予防 14
熱中症 9
熱の華 84
ネフローゼ症候群 300, **305**
　　——の診断基準 305
粘膜
　　——出血 366
　　——障害 350
　　——疹 81

の

脳炎 111, 192, 259
脳血管障害 276
脳梗塞 275
脳腫瘍 66, 276, 285, 344
脳症 **111**, 259
　　——の診断基準 112
　高血圧性—— 274, **299**
脳震盪 345
膿性鼻漏 64
脳損傷 345
脳動静脈奇形 275
脳動脈瘤 66
脳波検査 261, 286
脳浮腫 378
膿瘍 221, 360
　咽後—— 220
　肛門周囲—— 217
喉のチクチク感 124

ノロウイルス
　4, 34, 43, **174**, 226
　　——胃腸炎 **174**, 272

は

肺炎
　3, 65, 122, **129**, 161, 162, 185, 209, 320
　　——球菌 252
　　——像 6, 167
　　——のスコアリング項目 186
　クラミドフィラ・
　　ニューモニエ—— 3, **130**
　細菌性—— 133, 185
　市中—— 185
　非定型—— 130, 185
　ヒトメタニューモウイルス——
　　26, 130, 170, 185
　マイコプラズマ——
　　74, 80, 122, 130, 134, **185**
排ガス薬 241
肺塞栓 385
バイトブロック 351
排尿時膀胱尿道造影検査 295
排便時痛 246
排便障害 243
ハウスダスト 23
白色丘疹 95
白苔 3, **97**, 125, 149, 152, 181
播種性血管内凝固症候群 364
バソプレシン分泌過剰症 139
ハチ毒 310
白血球 293
白血病 361, 364
発熱 2
　　——＋嘔吐 4
　　——＋咳嗽 3, 21
　　——＋頸部腫脹 5, 221

409

——＋けいれん　5
　　——＋下痢　4
　　——＋鼻汁　3
　　——＋発疹　4
　　——の重症度項目　6
　　——を伴わない咳嗽　18
　心因性——　361
　新生児の——　12, 99
　生後3カ月未満の——　7
　薬剤性——　361
　予防接種後の——　8
鼻吸引
　14, 18, 70, 132, 137, 164, 169
鼻水吸引ドットコム　14
パニック障害　74
パラインフルエンザウイルス
　122, 141
バルトネラ抗体検査　221
パルボウイルス　226
反復性緊張型頭痛の特徴と
　診断基準　287
反復性耳下腺炎　5, **199**, 220

ひ

非アレルギー性鼻炎　19
ピークフロー検査　320
鼻炎　20, **23**, 28, 326
　通年性アレルギー性——　22
　非アレルギー性——　19
光過敏　287
ひきつけ　114
非けいれん性発作重積　109, 259
非糸球体性血尿　301
脾腫　181
鼻汁　18, **22**
　——好酸球検査　23
　感冒後の——　23
　発熱＋——　3

非ステロイド系外用薬　90
非定型肺炎　130, 185
鼻道検査　26, 65, 68
ヒト–ヒト感染　231
ヒトヘルペスウイルス　93, 178
ヒトボカウイルス　124
ヒトメタニューモウイルス
　122, **167**
　——肺炎　26, 130, 170, 185
菲薄基底膜病　301
皮膚炎
　アトピー性——
　　84, 88, 96, 191, 196, 213,
　　316, **325**
　おむつ——　102
　接触——　102
　乳児脂漏性——　**100**, 325
皮膚カンジダ症　103
皮膚試験　23
鼻閉　124
びまん性発赤　354
百日咳　20, 22, **205**
　——菌　19, 123
　——毒素　206
　——の診断基準　206
標的状病変　186
表皮ブドウ球菌　252
びらん　84, 191, 213, 331
ヒルシュスプルング病　33, 243
鼻漏　21, 124, 286
　膿性——　64
貧血　114, 275
　再生不良性——　364
頻脈　109, 259, 381
　——の定義　45

ふ

風疹　4, **93**, 365

プール熱 152
不穏 354
負荷試験 54, 316, 336
不感蒸泄 303
不機嫌 43
　間欠的―― 55
複雑型熱性けいれん 111
複雑部分発作 276
腹痛 32
　――＋下腿の発疹（紫斑） 36
　間欠的―― 43, 235
　機能性―― 37, **239**
　繰り返す―― 239
　小児機能性―― 240
副反応 8
副鼻腔炎 21, 23, **64**, 69, 286
　――の診断基準 64
腹部
　――CT検査 38
　――エコー検査 38, 49, 57
　――腫瘤 55, 235
　便秘症の――膨満 243
腹膜炎 236
浮腫 299, 306
　クインケ―― 371
　硬性―― **88**, 354
　脳―― 373
　有痛性―― 374
不整脈 74, 274, 381, 383, 387
不全型川崎病 355
豚肉 231
不定形発疹 354
ブドウ球菌性熱傷様皮膚症候群 86, 216
不登校 282
ブドウ糖液 48
部分発作 276

不明熱 360
プリックテスト 326
ブレークスルー水痘 202
憤怒けいれん 114, 275
糞便感染 171

へ

ペニシリン系薬 181
ヘノッホ・シェーンライン紫斑病 91
ヘパリン類似物質 327
ヘリコバクター・ピロリ菌 57, 364
ヘルパンギーナ
　2, 43, 65, 122, **171**, 248
ヘルペス
　――ウイルス 190
　――性歯肉口内炎
　　3, **82**, 190, 329
　――性ひょう疽 191
　新生児―― 192
　性器―― 193
　臀部―― 193
ベロ毒素 231
変形赤血球 301
便失禁 311
片頭痛 285
　――の家族歴 70
　――の特徴と診断基準 286
便潜血 12, 38, 49
扁桃炎 9, 181, 300
　アデノウイルス咽頭―― 152
　溶連菌性―― 150
扁桃に白苔
　3, **96**, 125, 149, 152, 181
便培養 12, 38, 49
便秘症 32, 55, **243**
　機能性―― 33
　母乳性―― 243

慢性—— 33, **243**
扁平母斑 101

ほ
膀胱尿管逆流症 294
膨疹 334
乏尿 300
　—— 期 303
ポケモンGOプラス 349
保湿剤 326
保湿療法 342
母子手帳 9, 45, 358
補水療法 46
ボタン電池 349
発作 321
　—— 強度 24
　感覚—— 276
　間代—— 277
　気管支喘息——
　　3, 20, 20, 74, **320**
　強直間代—— 277
　強直—— 277
　焦点起始—— 277
　自律神経—— 276
　心因性—— 275
　精神—— 276
　全般—— 277
　脱力—— 277
　単純部分—— 276
　二次性全般化—— 277
　複雑部分—— 276
　ミオクロニー—— 277
　無呼吸——
　　26, 124, 139, 165, 206
発疹 77
　治療可能な—— 78
　治療不可能な—— 92
　突発性—— 5, 93, 123, **178**

発熱+—— 4
　川崎病の不定形—— 354
発赤
　BCG痕の—— 89
　咽頭—— 2, 149, 152
　川崎病の口腔咽頭粘膜の
　　びまん性—— 354
母乳栄養 54
　—— に伴う便減少 33
母乳性便秘 243
哺乳不良 192, 252
哺乳量 9, 46
母斑
　ウンナ—— 97
　太田—— 100
　巨大色素性—— 101
　色素性—— 101
　扁平—— 101

ま
マイコプラズマ
　3, 19, 80, 123, 130, **185**, 193, 329
　—— 肺炎
　　74, 80, 122, 130, 134, **185**
膜性増殖性糸球体腎炎 300
マグネットカテーテル 347
マクロライド系抗菌薬 187
麻疹 4, **92**, 275
末梢循環不全 36, 44
マルファン症候群 73
慢性
　—— 咳嗽 **20**, 123
　—— 型特発性血小板減少性
　　紫斑病 366
　—— 腎炎 372
　—— 蕁麻疹 78, **335**
　—— 特発性蕁麻疹 335
　—— 便秘症 33, **243**

412

――連日性頭痛　287

み
ミオクロニー発作　277
みずいぼ　94
ミドリガメ　231
見張りイボ　244
脈なし心室頻拍　387
ミルクアレルギー　54

む
無菌性髄膜炎
　85, 171, 192, 199, **248**
無呼吸発作
　26, 124, 139, 165, 206
虫刺され　213
無熱性けいれん　113, 271, **274**
無脈性電気活動　387
ムンプスウイルス　65, **198**, 248
ムンプス髄膜炎　200

め
メッケル憩室　56
綿棒刺激　244

も
蒙古斑　100
もやもや病　66, 275, 285

や
薬剤性発熱　361
薬疹　334
薬物中毒　385

ゆ
有棘赤血球　301
有痛性浮腫　374
輸液　48, 139, 378
　2号――　378
　3号維持――　378
指しゃぶり　191

よ
溶血性尿毒症症候群　231, 364

腰椎穿刺　249
　――禁忌　253
　――痛　249
腰痛　249
溶連菌
　2, 80, 122, **148**, 193, 202, 213, 220, 329, 372
　――感染後急性糸球体腎炎　300
　――感染症　87, 148
　――感染症に伴う多形滲出性紅斑　80
　――性扁桃炎　150
予防接種
　4, 11, 22, 66, 91, 156, 163, 198, 205, 316, 365
　――後の発熱　8
　ガンマグロブリン
　　投与後の――　358
四種混合ワクチン　22, 205

ら
ライ症候群　358
ライノウイルス
　19, **122**, 123, 130, 137
酪酸菌製剤
　39, 50, 58, 175, 228, 233, 241, 245
落屑　148
ラスムッセン症候群　276
卵巣
　――炎　199
　――捻転　36
　――嚢腫　36
　――ヘルニア　38

り
リウマチ熱　150
離乳食　28, 244

利尿期 303
流行性耳下腺炎
　5, 66, **198**, 220, 248
流涎 141
良性小児てんかん 275
良性新生児家族性てんかん 275
良性乳児家族性てんかん 275
良性乳児けいれん 271
両側性化膿性リンパ節炎 220
緑膿菌 252
りんごジュース 46
りんご病 94
鱗屑 325
リンパ管炎 191
リンパ節炎
　亜急性壊死性――
　　5, 221, 361
　両側性化膿性―― 220
リンパ節腫脹 83, 84, 88
　下顎・頸部―― 3, 190
リンパ濾胞 156
リンパ濾胞過形成 54

る
ループス腎炎 300
ルンバール痛 249

れ
レーザー治療 97
レース状紅斑 94
裂肛 55, 217

ろ
瘻孔 217
　――切除術 219
肋軟骨炎 73
ロタウイルス
　4, 34, 43, 152, **174**, 226
　――胃腸炎 **174**, 273

わ
ワクチン
　――接種していても除外できない3疾患 156, 198, 202
　――の副反応 8
　――予防接種
　　4, 11, 22, 66, 91, 156, 163, 198, 205, 316, 365

Profile

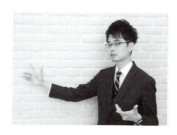

岡本　光宏
Mitsuhiro Okamoto

兵庫県立丹波医療センター
小児科 医長

- 略　歴

1982年生まれ。甲陽学院高等学校，奈良県立医科大学医学部医学科卒業後，神戸大学大学院医学研究科小児科学分野に入局。姫路赤十字病院，明石医療センター，兵庫県立柏原病院勤務を経て，2019年から現職。

- 主な資格認定

日本小児科学会 小児科専門医・認定小児科指導医，日本アレルギー学会 アレルギー専門医，医師臨床研修指導医，日本周産期・新生児医学会 新生児蘇生法「専門」コースインストラクター，米国心臓協会 PALS（小児二次救命処置）インストラクター

- 連絡先

Twitter　https://twitter.com/pediatrics_jp
Facebook　https://www.facebook.com/okamoto.pediatrics
ブログ（笑顔が好き。）　http://pediatrics.bz/

- メッセージ

兵庫県立柏原病院は2019年7月に丹波医療センターとして生まれ変わりました。子どもを診ることができる医師になりたい方，大歓迎です。

初期研修医・総合診療医のための
小児科ファーストタッチ

定価　本体4,000円（税別）

2019年 3月25日	発　行
2019年 5月10日	第2刷発行
2019年 9月10日	第3刷発行
2020年 4月15日	第4刷発行
2021年 1月25日	第5刷発行
2021年 6月30日	第6刷発行
2022年 5月30日	第7刷発行
2023年 2月25日	第8刷発行

著　者　　岡本　光宏
　　　　　おかもと　みつひろ

発行人　　武田　信

発行所　　株式会社　じ　ほ　う

　　　　　101-8421　東京都千代田区神田猿楽町1-5-15（猿楽町SSビル）
　　　　　振替　00190-0-900481
　　　　　＜大阪支局＞
　　　　　541-0044　大阪市中央区伏見町2-1-1（三井住友銀行高麗橋ビル）
　　　　　お問い合わせ　https://www.jiho.co.jp/contact/

©2019　　　　装丁　田渕正敏　　組版　UNISON　　印刷　シナノ印刷（株
Printed in Japan

本書の複写にかかる複製，上映，譲渡，公衆送信（送信可能化を含む）の各権利は
株式会社じほうが管理の委託を受けています。

JCOPY ＜出版者著作権管理機構　委託出版物＞
本書の無断複製は著作権法上での例外を除き禁じられています。
複製される場合は，そのつど事前に，出版者著作権管理機構（電話 03-5244-5088，F
03-5244-5089，e-mail：info@jcopy.or.jp）の許諾を得てください。

万一落丁，乱丁の場合は，お取替えいたします。
ISBN 978-4-8407-5176-6

拒薬されやすい薬と服薬のヒント

●混ぜると飲みやすくなるもの　✕混ぜないほうがよいもの

一般名	商品名	剤形/色	味/におい	ヒント
アシクロビル	ゾビラックス	顆粒/白色～微黄白色	味 強い苦味	●チョコレートアイス。乳児は単シロップもよい
アジスロマイシン	ジスロマック	細粒/淡い橙色	味 甘い。強い苦味 匂 特異な芳香	●バニラアイス，チョコレートアイスやペースト，ココア，プリン，ウーロン茶，牛乳，ピーナッツバター，服薬ゼリー，潰したバナナ ✕オレンジジュース，リンゴジュース，ヨーグルト，スポーツドリンクなど酸性の飲食物（苦みが増強）
アスピリン	アスピリン「バイエル」	末/白色の結晶，粒または粉末	味 わずかな酸味。苦味，特有の風味 匂 なし	●チョコレートやバニラアイス，単シロップ，服薬ゼリー，ヨーグルト ✕水（溶けにくく，ざらつく）
アセトアミノフェン	カロナール	細粒/淡橙色	味 甘く，のち苦い 匂 わずかにオレンジ風味	●単シロップ，市販のゼリー，ヨーグルト，粘り気のあるジャム，練乳，バニラアイス
	コカール	DS/淡橙色	味 甘い 匂 わずかにオレンジ風味	拒薬されることは少ない
アモキシシリン	サワシリン	細粒/薄い橙色	味 甘い 匂 オレンジ風味	●口中に長時間残ると味に変化が起きるため，適量の水分を用意し，速やかに内服させる
	パセトシン	細粒/橙色	味 甘い 匂 パイナップル風味	●バニラアイスに少量ずつ混ぜる
オセルタミビル	タミフル	DS/白色～淡黄色	味 強い苦味。ミックスフルーツ風味	●チョコレートアイスやペースト，ココア，オレンジジュース，味の濃いピーチジュース ✕リンゴジュース，バニラアイス，乳酸飲料，スポーツドリンク（苦味が増強）
カルバマゼピン	テグレトール	細粒/白色	味 初めなし，後にわずかに苦味 匂 なし	●バニラアイス，白湯 ✕グレープフルーツジュース（血中濃度上昇）
L-カルボシステイン	C-チステン	細粒/白色	味 わずかに甘酸っぱい 匂 なし	●服薬ゼリー，チョコレートアイス，ジュース，ごく少量の水 ✕クラリスロマイシン（同時服用で苦味増強）
	ムコダイン	シロップ/褐色	味 甘い（レモンライム味） 匂 特異な芳香（柑橘系）	拒薬されることは少ない ✕クラリスロマイシン（同時服用で苦味増強）
		DS/白色	味 わずかな酸味。ピーチ味	拒薬されることは少ない ✕クラリスロマイシン（同時服用で苦味増強）